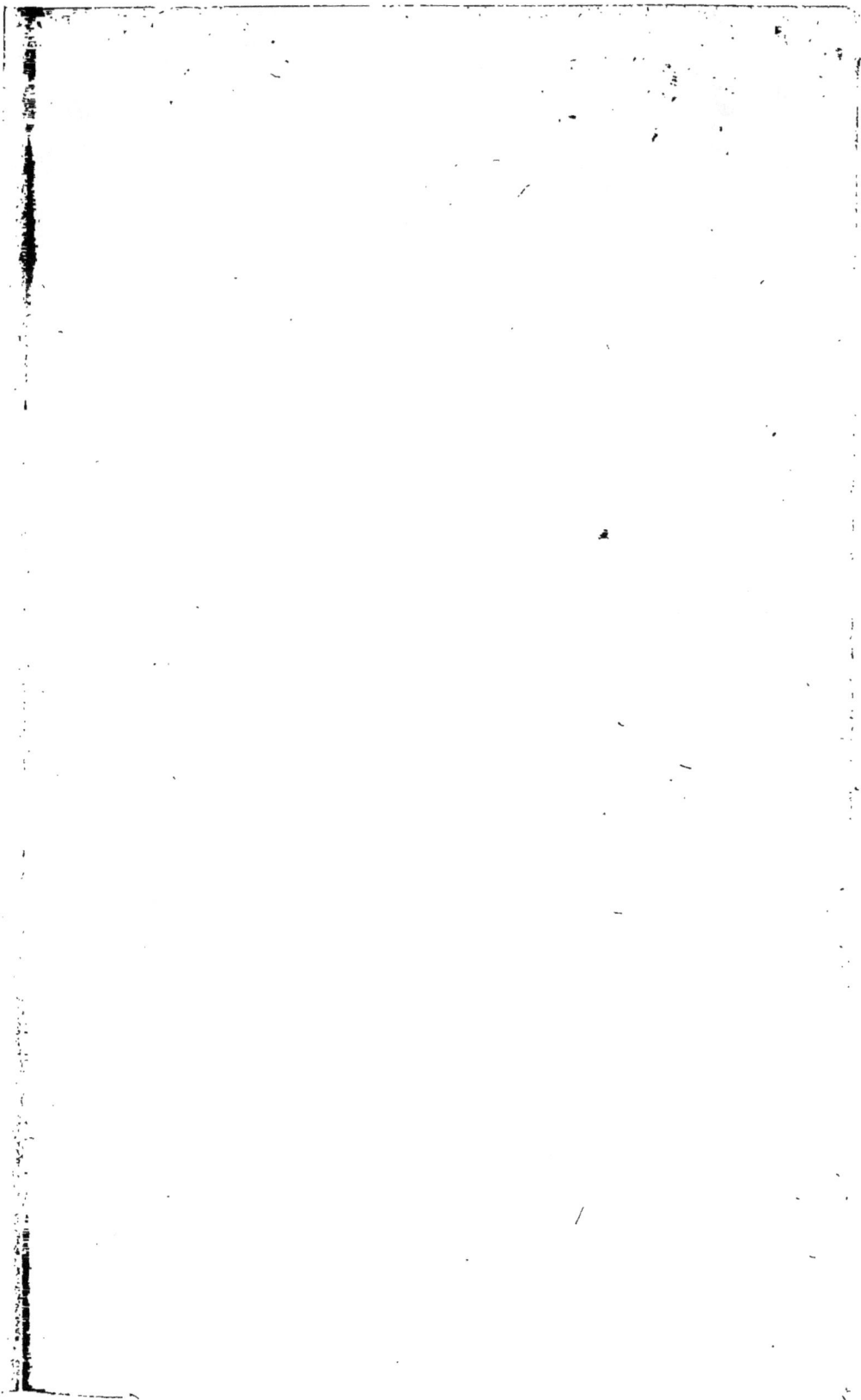

T^{a}_{a} 96
C

T 3302.

ЛИМ-20МС

L'ANATOMIE FRANCOISE,

EN FORME D'ABBREGE';

RECVEILLIE

DES MEILLEVRS AVTHEVRS
qui ont efcrit de cefte fcience.

Par *Maiftre* THEOPHILE GELEE,
Medecin ordinaire de la ville de Dieppe.

Reueuë, corrigée & augmentée dans tout le cours
du Liure, & outre le Traicté des Valuules, *pag. 570,*
& d'vn autre, des Veines lactées, *qui fe*
Voit en la page 164.
Par M. GVILLAVME SAVVAGEON, D. M.
Aggregé au College des Medecins à Lyon.

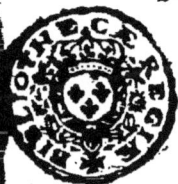

❧

A PARIS,

Chez

IEAN BESSIN, ruë de Reims, prés la
grande porte du College.
&
SALOMON DE LA FOSSE, ruë S.
Iacques, à la Sireine.

M. DC. XLV.

AVEC PRIVILEGE DV ROY.

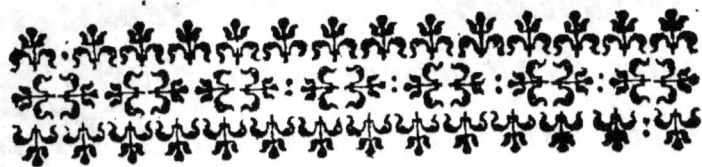

AV LECTEVR.

I'Oſe me promettre, que ceſte impreſſion ſera plus agreable, &
plus vtile que toutes les prece-
dentes. Plus agreable, dautant que le ſub-
ject de ce Liure eſtant le Portraict de
l'Hõme, s'il ſe recõnoiſt qu'il y aye moins
de faux traicts, & vn plus naif coloris, il
ne ſe peut faire qu'il ne ſoit ſuiuy de plus
d'agréement, n'y ayant celuy qui ne ſoit
bien aiſe de ſe voir tiré à plus pres du
naturel. Plus vtile, parce que la doctrine
qu'il contient a eſté non ſeulement eſ-
claircie & illuſtree, mais auſſi repurgee de
grand nombre de defauts & d'erreurs
qui s'y eſtoient coulez, tant dés la premiere production, que par le vice des
diuerſes impreſſions; & qui des copies
pouuoient paſſer à l'original, eſtant auſſi

facile que dangereux de les prendre pour
regles. C'est pourquoy l'on pourra auec
plus de certitude se préoccuper de ses preceptes, qui sont les premiers principes
& fondemens de la Medecine, & d'vn
art, auquel il n'est que trop aisé de faillir, sans y adiouster l'ayde d'vne vitieu-
se & deprauee instruction. L'addition

A la fin du
3. chap. du
4. Liure.

d'vn petit Discours des Veines lactees
(seruans à transporter des intestins dans
le foye le chyle, ceste precieuse liqueur,
ce premier elixir & quintessence de l'aliment) incognues à tous les anciens, &
descouuertes seulement depuis enuiron
vne vingtaine d'annees, la rendra encore
plus recommandable. Ie laisse à préjuger
de l'vtilité, par la comparaison de l'inuention & descouuerte de quelque seur
& bref trajet, pour abbreger vn long
voyage ou nauigation, necessaire ou vtile
au commerce, ou plustost de celuy d'vn
connoy de viures pour l'auictaillement
& subsistence de quelque ville affamée

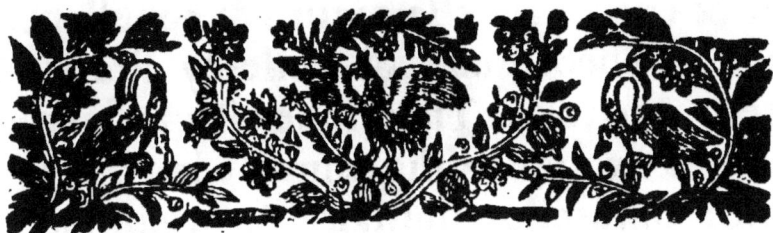

LE PREMIER LIVRE DE L'ANATOMIE,

EXPLIQVE LES PRE-CEPTES GENERAVX DE L'ART Anatomique.

La definition d'Anatomie.

CHAPITRE PREMIER.

ANATOMIE est vne diction Grecque, qui signifie autant que section exacte, ou section reiterée. Les Autheurs la prennent ou pour vne habitude de l'ame & vne operation tres-parfaicte de l'entendement, ou bien pour vne action, qui se

L'Anatomie est ou

A

fait & exerce auec la main : & appellent celle-là Theorique, & celle-cy Practique. L'Anatomie Theorique eſt vne ſcience, qui explique diligemment la conſtitution naturelle, ſimilaire & organique de toutes les parties du corps humain, & qui en chaque partie conſidere curieuſement les ſubſtances dont elle eſt compoſée. Elle eſt dicte ſcience, parce qu'elle a des theoremes vniuerſels & des notions communes, deſquelles, comme premieres, vrayes, immediates & plus cognuës, elle tire ſes demonſtrations. L'Anatomie practique eſt celle qui s'exerce en diſſequant auec la main, pour cognoiſtre exactement la nature des parties. Mais eſtant impoſſible de paruenir à quelque cognoiſſance certaine de l'vne, ſans que l'autre nous ſerue de guide fidele, pour nous y conduire comme par la main, à cette cauſe nous les comprendrons toutes deux, en faueur des ieunes eſtudians, ſous cette deſcription.

L'Anatomie eſt vne diſſection ou diuiſion artificielle du corps humain, faicte auec ordre, par operation de la main, pour acquerir la cognoiſſance de la nature des parties, dont il eſt compoſé.

L'Anatomie eſt vne diſſection ou di

(marginalia):
Theorique, ou
Practique.
Definitiõ d'Anatomie.

uifion, comme porte l'etymologie & fignification du mot : & eft ainfi dite par
excellence, parce qu'elle fe practique
principalement en diffequant & feparant
les parties les vnes d'auec les autres.

Cette diffection s'entend du corps
humain. Car bien que l'Anatomifte ne
doiue point ignorer la compofition des
corps des animaux, fi eft-ce toutesfois
qu'il doit principalement s'efforcer de
recognoiftre les proprietez & accidens du
fujet qu'il traicte, qui eft le corps humain.
Telle diffection fe doit faire auec art, ordre & iugement: car l'ordre eft le flam-
beau, qui efclaire dans les tenebres des
fciences, & le fil qui tire les eftudians du
labyrinthe des doubtes. Et encores qu'il
arriue quelquefois en la diffection for-
tuite (Galien l'appelle *vulneraire*) qu'on
puiffe en quelque façon remarquer és
grandes playes la figure, la grandeur, la
fituation & la compofition des parties : fi
eft-ce qu'il faut confeffer que c'eft fort
confufément, & qu'on n'y fçauroit voir
exactement tous les rameaux des veines
& des arteres, ny les diftributions des
nerfs. Or pour les chofes requifes à ce que
la diffection foit artificielle & faite auec
ordre & iugemét: nous le dirons cy-apres. *Au 6. ch.*

A ij

La diſſection donc ſe fait par operation manuelle, c'eſt à dire, par les main
induſtrieuſes des Anatomiſtes & de leur
ſeruiteurs, garnis d'inſtrumens propre
& neceſſaires pour dextrement ſeparer le
parties. La fin pour laquelle elle ſe fait
c'eſt pour acquerir la connoiſſance de l
nature des parties, à celle fin de les con
ſeruer en leur diſpoſition naturelle. O
quelles ſont les choſes qu'il faut icy et
tendre ſous le nom de *Nature* : nous le
expliquerons au long au dernier chap
tre de ce premier liure.

Quand on appelle l'Anatomie ſcience
il faut entendre le mot de ſcience non pr
prement, mais largement pour Art. Ca
ſi la Medecine, ſelon Hippocrate & Ga
lien, n'eſt point ſcience, ſinon que l
terme de ſcience ſoit pris largement : i
ne void point comme l'Anatomie, qu
n'eſt qu'vne partie de la Phyſiologie, pui
ſe meriter ce nom. Car ſi les Sciences &
les Arts ſont diſtinguez par leur fin,
ayant ſeulement trois fins, *ſçauoir*, *agir*
faire : la ſcience ayant pour fin *ſçauoir*, &
ne cherchant rien dauantage : & l'Art ou
tre le *ſçauoir*, ayant pour but *agir* ou *fai*
quelque choſe : on trouuera que l'Anatomi
qui a pour fin, non le *ſçauoir* ſeulement

mais vn *ſçauoir* qui regarde le moyen d'o-
perer, ne peut eſtre ſcience proprement
dicte, ains vn Art, & iceluy *factif*, parce qu'elle laiſſe apres ſon trauail quelque
ouurage qui ſe peut voir.

La Theorique & la Practique eſtans
deux habitudes diſtinctes, deſquelles la
premiere nous apprend *à ſçauoir* ſeulement, & la derniere *à faire* ou *operer*: Il
s'enſuit que l'Anatomie, qui eſt de ceſte
derniere ſorte, eſt tout à faict practique,
& nullement theorique. Et partant nous
la definirons plus exactement; *vn art qui*
enſeigne la maniere de dextrement & nette-
ment diuiſer & ſeparer toutes les parties du
corps humain, pour en icelles remarquer leur con-
formation, actions & vſages, afin de les con-
ſeruer ou reſtablir.

La diuiſion d'Anatomie en ſes eſpeces
ou parties.

CHAPITRE II.

LE docte Riolan propoſe pluſieurs diuiſions d'Anatomie, leſquelles le lecteur curieux pourra voir dans ſes œuures.
Nous dirons ſeulement icy, que l'Anatomie eſt ou *generale*, ou *particuliere*. La ge-

1. *Diui-*
ſion d'A-
natomie
en gene-
rale, &
en parti-
culiere.

A iij

nerale eſt celle qui fait la diſſection de tout le corps. Et la particuliere celle qui fait la diſſection de quelque partie ſeparée de ſon tout, comme de l'œil ou de la main. Derechef en conſideration des parties du corps, qui ſont ou molles ou dures, l'Anatomie peut eſtre generalement diuiſée en l'*Oſteologie*, & en la *Sarcologie*. L'Oſteologie traicte des os & des cartilages, parties qui en dureté approchent fort des os. Et la Sarcologie traicte des chairs & des autres parties molles, & comprend ſous ſoy *la Myologie, l'Angeiologie, & la Splanchnologie.*

2 Diui-
ſion.

Il y en a d'autres qui aiment mieux departir l'Anatomie en quatre parties principales, en l'*Oſteologie, Angeiologie, Myologie, & Splanchnologie*, qui n'eſt touſiours qu'vne meſme choſe. Car l'Oſteologie (qui traicte l'Anatomie des os) comprend auſſi la doctrine des cartilages : L'Angeiologie (qui eſt l'Anatomie des vaiſſeaux) explique tout ce qui concerne les veines, les arteres & les nerfs : La Myologie (outre la doctrine des muſcles) traicte auſſi des autres eſpeces de chairs : & la Splanchnologie donne l'hiſtoire des viſceres & de toutes les autres parties internes.

3. Diui-
ſion.

On peut encore icy apporter vne autre diuiſion d'Anatomie, qu'il y en a vne vtile, & l'autre ſuperfluë.

Galien appelle vtile celle qui recherche ſeulement les parties, dont la cognoiſſance eſt neceſſaire en la Medecine: & ſuperfluë, celle qui par curioſité, plutoſt que par vtilité pourſuit toutes les parties ſi menuës qu'elles puiſſent eſtre. Comme ſi quelqu'vn vouloit ſçauoir le nombre, la figure, la ſituation, connexion & compoſition des muſcles de la langue ou du larynx. Ou bien s'il y a quelque choſe d'oſſeux ou cartilagineux dans le cerueau. Il appelle cette derniere Sophiſtique. Parce qu'elle s occupe toute en queſtions & controuerſes, bien ſouuent inutiles. Neantmoins il ne veut pas qu'on la neglige, afin d'auoir dequoy refrener l'arrogance des Sophiſtes.

Quant à la diuiſion en Theorique & Practique, nous en auons dict noſtre ſentiment cy deſſus.

Du ſubjet de l'Anatomie.

CHAPITRE III.

LE ſubjet de l'Anatomie eſt ou propre, ou commun; l'vn & l'autre, ou *Le ſujet de l'A-*

A iiij

viuant, ou mort. Le subjet propre & special de l'Anatomie, tant theorique que pratique (qu'on nomme subjet d'attribution) est le corps humain, & iceluy mort seulement. Car c'est vne chose impie, du tout inhumaine, & nullement necessaire, que de disséquer des hommes vifs, comme du Laurens & Riolan prouuent bien au long. Le subjet de l'Anatomie generale c'est le corps humain tout entier: & de la particuliere, la partie du corps humain qu'elle anatomise; car la dissection est, ou de tout le corps, ou d'vne partie separée du tout.

Le subjet commun c'est le corps de quelque beste que ce soit, & iceluy ou viuant, ou mort: car l'Anatomiste, à faute de cadauers d'hommes, se peut exercer sur ceux des animaux, mais principalement ceux qui approchent le plus de la fabrique & composition du corps humain. Galien & les Anatomistes apres luy en proposent de six sortes. La premiere est des singes: la deuxiesme est des animaux, qui en ressemblance approchent des singes, tels qu'on dit estre les Lynces, les Satyres, & les Cynocephales: la troisiesme est des bestes qui ont les dents en forme de scies, comme sont les chiens, les loups & les lions: la quatriesme des pour-

natomie est ou propre.

Et iceluy & general & particulier: ou commun.

6. sortes de bestes proposées à l'Anatomiste.

ceaux : la cinquiefme, des beftes qui ont la corne du pied folide & tout d'vne piece, comme font les cheuaux, les afnes & les mulets : la fixiefme & derniere de celles qui ruminent & remafchent leur mangeaille, comme font les bœufs & les moutons. Mais auiourd'huy au lieu de ces diuerfes fortes d'animaux, nous prenons des chiens, d'autant qu'ils font & plus faciles à trouuer, & moins difficiles à diffequer.

Auiourd'huy pourquoy on se fert principalement des chiẽs.

Des fins & vtilitez de l'Anatomie.

CHAPITRE IIII.

LEs vtilitez de l'Anatomie font trois principales, defquelles les deux premieres font communes à toutes fortes d'hommes : & la derniere particuliere aux Medecins, Chirurgiens & Apothicaires. La premiere, fert pour nous faire connoiftre & admirer en Dieu fa puiffance, fa fageffe & fa bonté. Sa puiffance, en ce que d'vne fort petite quantité de femence & de fang menftruel, matieres viles, il en eft creé & fait vn fubjet fi beau, fi excellent & fi parfait, comme eft le corps humain, luy donnant pour l'informer vne ame immortelle & diuine, à raifon de la-

Les vtilitez de l'Anatomie font trois.

La premiere nous fait admirer en Dieu fa puiffance.

quelle, eſt dit auoir eſté creé à la reſſem-
blance de ſon Createur. Sa ſageſſe ſe demonſtre clairement en la diuerſité grande & en l'artifice admirable des parties
de ce corps, ayant donné à chacune d'i-
celles vne figure, ſituation, nombre,
grandeur, ſubſtance & temperature telles
que requeroient les actions & les vſages,
auſquels il la deſtinoit. Finalement ſa
bonté reluit en ce qu'il a ſi bien pourueu
à ce qui leur eſtoit neceſſaire, qu'il n'y en
a pas vne à qui rien defaille de ce qui luy
eſtoit de beſoin pour ſa conſeruation.
Elles font auſſi leurs actions en telle ſorte, qu'elles ne ſe donnent aucun empeſchement les vnes aux autres, ains elles
s'entre-ſecourent & conſpirent d'vn commun accord au bien de tout le corps.

La ſeconde vtilité, eſt que par icelle,
l'homme acquiert la connoiſſance de ſoy,
& par la connoiſſance de ſoy, celle de
toutes les choſes de l'vniuers: car eſtant
l'abregé du grand monde, & renfermant
dans ſoy les ſemences de toutes les choſes
qui ſont contenuës dans l'enceinte d'iceluy, comme des Aſtres, des Meteores,
des Plantes, des Metaux, des Animaux
& des Eſprits: il s'enſuit que celuy qui ſe
connoit bien, connoit auſſi toutes les cho-

ſa ſageſſe,

& ſa bonté.

*La deux-
ieſme fait
que l'hõ-
me en ſe
cognoiſ-
ſant con-
noit tou-
tes les
choſes de
l'vniuers.*

fes. Il connoit premierement Dieu, parce
qu'il eſt creé à ſon image : puis les Anges,
parce qu'il ſymboliſe d'intelligence auec
eux : en apres les animaux, parce que
les facultez ſenſitiue & appetitiue leur
ſont communes. Il a l'ame vegetatiue
auec les plantes, & l'eſtre auec les pierres & les metaux. Or c'eſt par le moyen
de l'Anatomie qu'il acquiert la connoiſſance de ſoy. Car comme eſcrit le diuin
Platon, l'homme ne ſe peut connoiſtre,
qu'il ne connoiſſe premierement ſon ame,
par laquelle il eſt homme ; or il ne peut
connoiſtre ſon ame, qu'il ne connoiſſe
la compoſition de ſon corps : parce que
l'ame detenuë dans la priſon du corps,
ne peut manifeſter ſes puiſſances, ny faire
ſes fonctions ſans l'aide & miniſtere des
organes corporels. Et c'eſt ce qui a fait
dire à Ariſtote, que ceux qui meſpriſent
l'Anatomie, ſont indignes du nom de
Philoſophes. Et ces deux vtilitez ſont
communes à tous les hommes.

La troiſieſme eſt particuliere aux Medecins, aux Chirurgiens & aux Apothicaires : car ils recherchent curieuſement
la nature des parties pour trois fins, ou
pour connoiſtre les maladies, ou pour preuoir &
predire quelle en doit eſtre l'iſſuë, ou finale-

La 3. par-
ticuliere
au Mede-
tin, pour
connoiſtre
les mala-
dies.

ment pour les guarir. Il est impossible de connoistre parfaitement la maladie, si on ne connoit premierement la partie malade. Les signes pour reconnoistre la partie malade, se tirent principalement de la situation & de l'action blessée. Celuy qui connoit l'action du ventricule estre la chylification, s'il arriue qu'elle soit offensée, il iuge aussi-tost que c'est le ventricule qui est indisposé. S'il sçait que le foye est situé en l'hypochondre dextre, & que le malade se pleigne de douleur ou de tumeur audit hypochondre, il asseure aussi-tost que la maladie occupe non la rate, mais le foye. Or c'est l'Anatomie, qui nous enseigne & la situation, & les actions des parties.

Pour en predire les issues. Le prognostic, selon Hippocrate, se prend de trois choses, *des excremens, de l'action blessée & de l'habitude du corps; en la couleur, en la figure & en la masse ou grosseur,* qui sont choses qui ne peuuent se reconnoistre que par la seule Anatomie.

Et pour les guarir. Or combien la connoissance des parties est necessaire à la curation des maladies, Galien l'exprime fort bien quand il dit, *que toutes les choses qu'on considere en la curation, ont pour intention ce qui est selom nature, ce qui est contre nature, ayant*

pour fin la reduction en son estat naturel.
Hippocrate prescrit au Medecin de considerer premierement les choses semblables, & puis apres celles qui sont dissemblables. *Le droict* (selon Aristote) *sert de
regle à soy-mesme & à l'oblique.* Car comment pourra le Medecin remettre les os
disloquez ou rompus, s'il ignore leur situation, figure ou composition naturelle ?

Nous concluons de ces choses, que
la connoissance de l'Anatomie est necessaire au Medecin Physicien. Elle l'est
aussi au Chirurgien, estant totalement *Au chi-*
necessaire qu'il connoisse les parties exter *rurgien.*
nes, comme les muscles, nerfs, veines,
arteres, ligamens, tendons, &c. afin
qu'en ses operations il ne prenne vn ligament large pour vne membrane, ou
vn ligament rond pour vn nerf. De peur
aussi qu'il n'ouure vne artere au lieu d'vne
veine. Car celuy qui ignore ces choses, est
tousiours en doute, craintif aux operations seures, & hardy en celles où il y a du
peril.

Il sert aussi beaucoup au Pharmacien *& à l'A-*
de connoistre la situation & la figure des *pothicai-*
parties, pour l'application des remedes. *re.*
car aux maladies du foye, il appliquera
les medicamens topiques (comme fo-

mentations, linimens & emplaftres) fur l'hypochondre droit : fi la ratte eft affe-ctée, fur le gauche: fi c'eft la veffie ou la matrice, fur l'hypogaftre: fi c'eft le cœur, fur la mamelle feneftre. Il donnera auffi la figure aux remedes topiques femblable à celle de la partie malade , de peur qu'il ne couure auec iceux les parties voifines, qui font en fanté & bonne difpofition.

Quel ordre il conuient tenir pour appren-dre ou enfeigner l'Anatomie.

CHAPITRE V.

L'Anato-mie s'ap-prend par la doctri-ne.

L'Anatomie s'apprend ou par la doctrine, ou par l'infpection, ou par l'operation. La doctrine s'acquiert ou par la lecture des bons Autheurs qui ont eſ-crit de cette fcience, ou par la viue voix des profeffeurs, en affiftant aux leçons & difcours qui fe font aux efcholes. La le-cture particuliere s'efcoule affez prompte-ment, & ce qu'on retient de la viue voix des Maiftres ne demeure gueres auffi d'or-dinaire plus longuement. Et partant cet-te façon d'apprendre l'Anatomie par la doctrine, bien qu'elle foit la plus noble, doit neantmoins eltre tenuë pour la moins affeurée.

L'infpection ou veuë, que les Grecs *Par l'in-* nomment *autopfie*, eft reputée plus cer- *fpection,* taine que la lecture & les leçons. A cette *qui eft* caufe celuy qui defire paruenir à la connoiffance de l'Anatomie, doit curieufement regarder & remarquer l'Anatomifte qui fait la diffection, & croire plus à fes yeux qu'à fes liures. Ceux qui fe fient aux leçons ou lectures, fans l'infpection oculaire des chofes, fe trompent bien fouuent, & embraffent ordinairement l'opinion & l'ombre, au lieu de la verité & du corps. Or cette infpection eft ou des fi- *ou des fi-* gures feulement, ou des corps. L'infpe- *gures, ou* ction des figures eft rejettée de plufieurs, *des corps.* & de fait elle profite fort peu aux apprentifs: car foit qu'elles foient fimples ou rehauffées de couleurs, elles font grandement trompeufes, ne pouuant reprefenter que la fuperficie des corps, quelque diligence qu'on apportaft en la iuftéffe des lineamens externes, ou en l'appropriation des couleurs.

L'infpection des corps eft ou des corps d'hommes, ou des corps d'animaux. L'Anatomifte fe doit exercer principalement fur le corps humain, d'autant que c'eft le

16 *Des preceptes gener. de l'Anatomie,*
sujet de la Medecine ; & toutesfois à
faute de corps d'hommes, il aura recours
à ceux des animaux , & nommément
des chiens : sur lesquels il s'exercera souuent, afin de pouuoir en diuers sujets remarquer plus parfaitement les parties , &
ainsi fortifier sa memoire, & s'asseurer en
la connoissance de cet art ; car la veuë
d'vne mesme chose souuent reiterée s'imprime plus profondément en l'esprit.

Et par l'opera-tion.

Or encore que l'inspection soit vn moyen excellent pour nous faire paruenir à
la connoissance de l'Anatomie , si est ce
que qui desire s'y perfectionner, ne s'en
doit pas tenir là , ains venir de plus à l'o-
peration , en mettant la main à la beso-
gne , & en faisant soy-mesme la dissection : car par ce moyen on remarque
exactement les moindres parties , on acquiert peu à peu l'asseurance, & par vne
longue & assiduë exercitation , vne habitude : en sorte qu'on se met hors de la
necessité de dependre des yeux & des
mains d'autruy. Et partant combien que
l'operation soit en apparence le moins
noble moyen pour apprendre l'Anatomie , si est il le plus necessaire & le plus
profitable.

La me-thode d'ē-

Au reste la methode d'enseigner ou
de

de traitter de l'Anatomie eſt double, l'vne *ſeigner* nommée *Analytique* ou *reſolutiue*:& l'autre *l'Anato-* appellée *Synthetique ou compoſitiue.* *mie eſt ou Reſoluti- ue, ou*

La methode *Analytique* departit tout le corps en ſes parties compoſées: qui ſont la teſte, la poictrine, le ventre infe- rieur & les extremitez: chacune deſquel- les elle diuiſe par apres en d'autres moins compoſées, iuſques à ce qu'elle ſoit par- uenuë aux tres ſimples: Et c'eſt la metho- de qu'on obſerue ordinairement aux diſ- ſections publiques.

La methode *Compoſitiue* ou *de genera- tion*, procede tout au contraire: car com- mençant par les parties tres-ſimples & ſi- milaires, elle en compoſe les diſſimilaires, & de ces diſſimilaires le tout. Le docte Du Laurens ſuit l'yne & l'autre methode en ſes œuures Anatomiques. Car aux deux, trois, quatre & cinquieſme liures, il tient la methode compoſitiue, & deſcrit en iceux toutes les parties ſimples & ſimi- laires, deſquelles par apres il compoſe vn tout. Or ce tout il le detaille par la me- thode analytique aux ſept liures ſuiuans, en trois ventres & aux extremitez: en la deſcription deſquels il ſuit par tout l'ordre de diſſection. Et d'autant qu'en ces diſ- cours Anatomiques nous nous ſommes

Compoſi- tiue.

Deſſein de l'Au- theur.

B

proposez d'imiter au plus prés qu'il nous
fera possible ledit Du Laurens, c'est pourquoy en marchant apres luy nous expliquerons premierement la nature de toutes
les parties similaires, & puis apres nous
donnerons l'histoire des dissimilaires &
organiques.

De l'administration Anatomique, ou maniere d'operer.

CHAPITRE VI.

L A maniere d'operer (qu'on appelle
administration Anatomique) consi-
ste en quatre choses, *à choisir le sujet, à faire
la dissection, aux instrumens, & à l'ordre qu'il
faut garder en faisant la dissection.*

6. *condi-
tions re-
quises au
sujet.*

Les Autheurs requierent six conditions pour choisir le sujet. La premiere,
si c'est vn corps humain, qu'il soit mort &
non viuant: d'autant que c'est vne chose
impie, inhumaine & non necessaire d'a-
natomiser des hommes vifs: veu que les
actions qu'on veut remarquer aux anatomies viues, se peuuent aussi bien voir és
animaux viuans comme aux hommes. La
deuxiesme, qu'il soit entier & non mu-
tilé: parce qu'on ne pourroit remarquer

1.

2.

la compofition, l'action, ny l'vfage en la partie qui manqueroit. La troifiefme, qu'il ait efté fuffoqué ou noyé, plutoft que pendu. Galien le faifoit fuffoquer en l'eau, de peur qu'en l'eftranglant on ne froiffaft & rompift les parties du corps. Toutesfois Riolan n'approuue point cette façon de faire mourir l'animal qu'on veut anatomifer, parce qu'eftant noyé en l'eau, cela en accelere la corruption. La quatriefme, qu'il ne foit point décharné ny confommé par langueur & maladie. Toutesfois Galien prefere en l'Anatomie des mufcles & des nerfs vn fujet maigre & vieil : parce que les nerfs & les fibres des mufcles s'y voyent mieux qu'en vn corps ieune & gras, auquel ils font remplis d'humidité, de chair & de graiffe. La cinquiefme, qu'il foit moyen en habitude & grandeur, parce qu'il y a de l'apparence qu'en vn tel fujet la proportion naturelle des parties y eft mieux gardée. Et la fixiefme & derniere, qu'il foit laué & rafé. Toutesfois Riolan n'approuue point la lotion, fi ce n'eft afin de luy ofter le poil plus aifément : parce que la lotion difpofe le cadavre à vne plus prompte corruption.

L'Anatomifte ayant choifi fon fujet, fi *Quand* c'eft vn homme, il doit attendre qu'il foit *l'Ana-*

B ij

tomiste doit commencer à dissequer. refroidi, & qu'en iceluy n'apparoisse plus aucun vestige de vie, de chaleur & d'esprit : lors il se hastera d'en faire la dissection, pour euiter la reprehension que Galien fait de ceux qui anatomisent des cadavres morts de plusieurs iours, qui ont desia les parties toutes desseichées & retirées, qui fait qu'elles ne se laissent point separer aisément les vnes d'auec les autres, ains se rompent & deschirent.

Quel têps est le plus commode pour la dissectiõ. En Esté comment on pourra conseruer le cadavre. Le temps le plus commode pour la dissection, c'est l'hiuer lors qu'il gele : parce que le froid empesche que le cadavre ne se corrompe si promptement. Riolan conseille si durant l'esté on veut dissequer vn cadavre de femme (parce qu'il se rencontre plus rarement, & partant qu'il le faut prendre en quelque saison qu'il se presente) pour empescher qu'il ne se gaste si tost, qu'il en faut faire la dissection sur le scordium, la laureole, la peruanche & semblables herbes. Et cependant le lauer par dedans auec de l'eau de vie, du vinaigre & de la saumure, & le tenir iour & nuict dans vn lieu froid & sec, comme en quelque caue & lieu sousterrain.

La maniere de faire la dissection se doit plustost apprendre par la veuë, l'vsage & la dissection mesme, que par les leçons, les

lectures & les preceptes. Toutesfois Fallope, Du Laurens & Riolan proposent
quelques enseignemens à cette fin, &
veulent en premier lieu, que l'Anatomiste
separe les parties si dextrement, qu'elles
apparoissent toutes entieres & sans estre
en aucune maniere deschirées.

Secondement qu'il separe facilement
les parties qui ne sont point connées, ains *Preceptes*
sont de dissemblable nature & espece : & *qu'il faut*
au contraire qu'il ne separe ny deschire *obseruer*
point celles qui sont connées, & qui sont *la disse-*
de mesme nature & espece. Tiercement *ction.*
que d'vne partie seule, il n'en face point
plusieurs : & au rebours que de plusieurs
jointes ensemble, il n'en face point vne
seule.

Outre ces preceptes il faut en la disse- *L'ordre*
ction obseruer l'ordre Anatomique, le *Anato-*
quel est triple ; de dignité, situation & de *mique est*
durée. *triple.*

L'ordre de dignité veut qu'on com- *De digni-*
mence par le cerueau, comme estant la *té, de si-*
plus noble partie du corps : de là qu'on *tuatiõ &*
anatomise le cœur : puis le foye, & en suit- *de durée.*
te toutes les parties internes.

L'ordre de situation veut qu'on demonstre les parties qui se presentent les premieres, comme la peau, la graisse, le pan.

B iij

nicule nerueux & les mufcles:& puis apres
que l'on paffe aux parties internes & aux
vifceres.

L'ordre de durée demande qu'on commence la diffection par les parties qui font
les plus fujettes à fe corrompre. A cette
caufe requiert qu'on diffeque premierement le ventre inferieur, puis le moyen,
en apres le fuperieur, & finalement les extremitez & joinctures.

Et c'eft l'ordre que gardent tous les
Anatomiftes aux diffections publiques,
quand ils veulent faire demonftration de
toutes les parties du corps en vn mefme
fujet. C'eft auffi celuy qu'on doit tenir felon le confeil de Fernel, quand on a faute
de cadavres:mais quand on en a plufieurs,
il veut qu'on fe contente de voir en l'vn les
mufcles, en l'autre les vaiffeaux, & en
l'autre les vifceres. Et de fait pour demonftrer parfaictement toute l'Anatomie, il
conuient auoir trois ou quatre fujets, afin
que les parties qu'on ne peut voir en vn
mefme cadavre fans confufion, on les
puiffe confiderer aux autres clairement & :
diftinctement.

*Quel doit
eftre le
lieu & la
table.* Entre les inftrumens neceffaires à l'A-
natomifte, nous mettrons en tefte le lieu
où il doit faire la diffection, qui doit eftre

vne fale bien claire & bien percée, principalement aux vents de Nort & d'Eft
(c'eft à dire au Septentrion & au Leuant)
lefquels par leur froidure & feichereffe,
refiftent à la corruption. Au milieu de
cette fale il faut dreffer vne table de bois,
de longueur de fept à huict pieds, de largeur de trois à quatre, & de hauteur telle
qu'elle ne paffe pas la ceinture de celuy
qui fait la diffection. Cette table doit
eftre portée par le milieu fur vn piuot, pour
la tourner de tous coftez, & faire voir aux
affiftans en la tournant les parties qu'on
diffeque plus commodement, & percée
par les bouts de plufieurs trous propres
à paffer les courroyes neceffaires à attacher les bras & les jambes du cadavre s'il
en eft befoin.

Le cadavre fitué fur la table & ferme- *L'Ana-*
ment attaché, l'Anatomifte eftant debout *tomifte*
au cofté droit d'iceluy, commencera la *comment*
diffection, & pour ce faire fe feruira des *& où pla-*
mains & de plufieurs fortes d'inftrumens. *cé.*

Quant aux mains, il les doit auoir pro-
pres & agiles, afin d'executer toutes cho- *Quelles il*
doit auoir
fes auec viteffe & dexterité. Il fe feruira *les mains.*
de la gauche, pour tenir & fufpendre la
partie qu'il veut diffequer, & fera la diffection de la droite, laquelle doit eftre &

B iiij

forte & legere. Forte pour faire les operations où il est besoin de force. Legere,
afin qu'en operant il la tienne suspenduë,

Comment il s'en doit seruir.

de peur d'enfoncer son rasoir plus auant
qu'il ne doit ; car l'agilité de la main fait
que sans offenser les autres parties, il touche auec son ferrement celle là seulement,
qu'il se propose de separer.

Comment il doit te- nir son ferremët.

Or il doit tenir son ferrement, non à pleine main, comme font les bouchers ; mais
seulement auec les trois doigts, comme
on fait la plume en escriuant. Et en passant il faut noter, que les ongles de ces
trois doigts ne doiuent point icy, comme aux autres operations de Chirurgie,
esgaler les bouts des doigts, ains il les faut
tenir plus longuets & forts , afin d'apprehender & tenir fermement les parties qui
font courtes & menuës. Au reste Riolan

Les in- strumens sont pour la necef- sité , ou pour l'or- nement.

veut que des instrumens propres pour dif-
sequer, les vns soient pour la necessité , &
les autres pour la commodité & l'ornement.

Ceux qui sont requis pour la necessité
font trois, le rasoir, l'aiguille & le fil. Et
icy l'Anatomiste doit venir garny de trois
ou quatre bons rasoirs, parce qu'en disse-
quant le trenchant s'emousse aisément, à
raison de la grande froideur du cadavre,

ou de la viſcoſité , qui en s'attachant au
fer en rebouche le taillant.

Ceux qui ne ſeruent que pour la commodité & l'ornement, ſont les haims , les
ſondes, biſtories, cizeaux, couſteaux de
fer, de buis ou d'yuoire, crochets, canu-
les, roſeaux , ſcies , tarieres, maillets,
trepanes, eſponges & ſemblables.

La definition de l homme, du corps hu-
main, & du nom de partie.

CHAPITRE VII.

PVis que le ſujet propre de l'Anatomie
generale c'eſt le corps humain tout
entier : & de la particuliere, la partie
qu'elle Anatomiſe, ainſi que nous auons
veu cy - deſſus. Il nous faut en paſſant *Au 3.*
monſtrer que c'eſt que le corps humain, *chap.*
& donner la definition de partie , pour
puis en repreſenter toutes les differences.
Du Laurens, au commencement de ſes
œuures Anatomiques , demonſtre bien
au long l'excellence de l'homme par la dignité de ſes parties , qui ſont l'ame & le *chap. 1.*
corps : Et Riolan exalte auec beaucoup *l. 1. An-*
d'eloquence & doctrine les loüanges du *thropog.*

cadavre humain, aufquels pour briefueté ie renuoye le Lecteur. Ie diray feulement icy, que tous les Philofophes en parlant *L'homme* de l'homme, difent *que c'eft vn animal rai-* *que c'eft.* *fonnable :* qui eft autant comme s'ils di- foient, l'homme eft vn corps organique animé, ayant le fentiment, le mouuement & la raifon. Ces deux definitions font compofées de genre & de difference, ou comme d'autres difent, de matiere & de forme. Le genre en la premiere, c'eft le mot *Animal* , & la difference *Raifonnable :* Car l'homme conuient en matiere auec les beftes, entant qu'il a le fentiment & le mouuement, qui contient la nature de l'a- nimal : mais il differe d'icelles en forme, entant qu'il a la raifon , c'eft à dire l'ame raifonnable , par laquelle il eft dit auoir efté creé à l'image de fon Createur. L'au- tre definition eft auffi compofée de genre & de difference. Le genre eft contenu en ces mots, *vn corps organique animé* , & le refte eft mis pour difference : car par le fentiment & le mouuement que l homme a communs auec les beftes, il eft diftingué des plantes , qui font auffi corps organi- ques animez : & par la raifon , il differe de tous les animaux qui font irraifonnables. Mais d'autant que l'Anatomifte ne considere point l'homme, comme fait d'ame & de corps, mais seulement le corps humain, fait de parties similaires : à cette cause delaissant au Philosophe & au Theologien la consideration de l'ame & de ses facultez, nous descrirons icy le corps humain, & dirons, *que c'est vn tout construit* **Descri-** *d'vn artifice vrayement admirable, composé* **ption du** *de grand nombre de parties similaires & dissi-* **corps hu-** *milaires, lesquelles assemblees en vn, conspirent* **main.** *toutes à vne mesme fin, qui est de seruir quelque temps de domicile à l'ame raisonnable & d'organe propre à exercer ses operations.*

Or comme cette ame est la plus excellente de toutes les formes, ainsi le corps humain, qui luy sert d'organe, est le plus parfait de tous les corps, comme on pourra recueillir par la suitte de ce discours. Passons à la definition de partie.

Du Laurens, apres Fernel, la definit **Definitiõ** *vn corps adherant à son tout, iouïssant d'vne* **de partie.** *vie commune auec iceluy, & fait pour son action & vsage.* De cette definition on collige **Esclair-** deux choses estre requises pour constituer **cissement** la nature d'vne partie. La premiere qu'elle **de la defi-** soit adherante & iointe à son tout par con-**nition.** nexion de quãtité, & par participation de vie. A cette cause vne partie retranchée d'auec son tout, ne peut plus estre dite par-

tie de ce tout, sinon par equiuoque : ains
elle est vn tout de soy-mesme, ayant vne
circonscription propre. Comme vne partie gangrenée, & totalement priuée de
vie, bien qu'elle soit encor adherante
au tout, ne doit point pour cela estre dite
partie de ce tout, sinon par equiuoque,
d'autant qu'elle n'a plus la forme vniuoque
auec le tout. La seconde, qu'elle face quelque action ou vsage vtile au tout : pour cette cause vne tumeur charnuë, qui s'est engendrée sur quelque partie, encore qu'elle viue & se nourrisse, ne doit pas pourtant
estre dite partie du tout : parce qu'elle est
contre nature, & au lieu de faire quelque
action, ou rendre quelque seruice vtile au
tout, elle l'incommode & le blesse.

Par cette definition sont rejettées du
nombre des parties, les humeurs & les esprits, parce qu'ils ne sont point adherans
ny joints au tout, ains courent & vaguent
par toutes les parties. L'humeur qui s'est
épaissie & attachée à quelque membre,
n'est point pour cela partie du tout, parce
qu'elle n'a point la vie commune auec
le tout, & n'a ny action ny vsage : il en
faut dire autant des verruës, tophes,
cals & durillons. Pour pareille raison, la
moitié d'vn œil, vn fragment d'os, quel-

que portion de veine, d'artere ou de nerf,
ne doiuent point eſtre ſimplement & ab-
ſolument nom'nez parties, parce qu'ils ne
font plus aucune action, & ne preſtent nul
feruice au tout. On rejette encore pour
les meſmes raiſons le poil, les ongles, la
graiſſe & la mouelle des os.

La diuiſion de partie ſelon Hippocrate.

CHAPITRE VIII.

HIppocrate diuiſe le corps humain en *Liu.* 5.
parties *contenantes, contenuës, & im-* *epidem.*
pellentes ou qui font effort. Par les parties
contenantes il faut entendre toutes les
parties viuantes, tant ſpermatiques que
charnuës, leſquelles, à parler proprement,
font les ſeules & vrayes parties. parce qu'il *Les par-*
n'y a qu'elles qui facent des actions, & qui *ties ſont*
ſoient le ſujet des maladies. Par les parties *ou conte-*
contenuës, ſont entenduës les humeurs *nantes, ou*
contenuës dans leurs vaiſſeaux : Et par *côtenuës,*
les parties impellentes, les eſprits qui cou- *ou impel-*
rent & vaguent d'vne viteſſe incroyable *lentes.*
par toutes les parties. Au reſte tant les humeurs que les eſprits ſont nommez parties, en prenant le nom de partie large-

ment, pour tout ce qui entre en la composition du corps humain.

L'objection de ceux qui controollent la
diuision d'Hippocrate, est ridicule & im-
pertinente, soustenans que les esprits &
les humeurs peuuent estre dicts parties
contenuës. Mais tant s'en faut que ce
membre soit superflu, qu'il exprime puissamment la force des esprits, & leur reelle
distinction d'auec les humeurs : ceux-là
estans purement actifs, & par consequent
ἐςμῶντα. propres à faire effort, comme le mot Grec
le denote : & ceux-cy proprement passifs,
& par ainsi plus propres à estre contenus.
Seulement peut-on dire, que ceste diuision
est plus physiologique qu'anatomique.

La diuision des parties en nobles & en ignobles.

CHAPITRE IX.

Qui sont les parties nobles.

Combien il y a de parties nobles.

LA seconde diuision qu'on fait des
parties, est que les vnes sont nobles,
& les autres ignobles. Les nobles sont celles qui sont absolument necessaires à la
conseruation de l'indiuidu, ou qui donnent vne faculté, ou à tout le moins vne
matiere commune à tout le corps. Et sont

seulement trois, le cerueau, le cœur & le foye. Le cerueau enuoye la faculté animale auec l'esprit animal par les nerfs à tout le corps, pour luy donner le sentiment & le mouuement : Le cœur communique là faculté vitale auec l'esprit vital par les arteres à toutes les parties pour les viuifier: & le foye espand par les veines la faculté naturelle auec l'esprit naturel,& le sang à tous les membres pour les nourir.

Or bien que ces trois parties soient appellées nobles, si est-ce qu'elles ne sont *Le cerueau est le* point toutes trois en pareil degré de no-*plus noble* blesse : car le cerueau est plus noble que le *des trois.* cœur, & le cœur que le foye : d'autant que les fonctions du cerueau sont plus excellentes que celles du cœur : & celles du cœur que celles du foye. Galien adiouste *Les testicules* à ces trois les testicules, d'autant qu'ils *cules* sont les principaux instrumens de la gene-*pourquoy* ration : On respond qu'ils peuuent estre *mis entre les par-* dits parties nobles, ayant esgard à l'espe-*ties no-* ce,qui est conseruée par le moyen d'iceux: *bles.* mais ayant esgard à l'indiuidu, qu'ils ne sont point necessaires, parce qu'ils ne communiquent ny faculté, ny esprit, ny matiere à tout le corps, & que les chastrez ne laissent point de viure sans iceux.

Toutes les autres parties sont dites *Les parties igno-*

bles, pour- ignobles, d'autant qu'elles feruent aux
quoy ainsi nobles. Ainsi tous les organes des sens
dites. ont esté faits pour le cerueau : toutes les
parties encloses dans la poictrine, pour
le cœur : & celles du ventre inferieur,
pour le foye.

De com- Au reste, de ces parties ignobles, les
bien il y vnes feruent aux nobles, pour leur prepa-
en a de rer quelque matiere dont elles ont besoin:
fortes. les autres pour la leur porter : & les autres
finalement pour repurger les excremens
& les chasser dehors. Pour exemple, le
ventricule prepare au foye la matiere dont
il engẽdre le fang: les veines meseraiques
luy portent ceste matiere desia preparée:
la veine caue distribuë le fang à toutes les
parties, apres qu'il a receu sa perfection
dans le foye : les gros boyaux, la vessie du
fiel, la ratte, les reins & la vessie de l'vrine,
portent dehors les excremens & super-
fluitez qui resultent de la sanguification.

La diuision des parties en similaires &
simples ; ou en dissimilaires
& composées.

CHAPITRE X.

Que c'est **L**A troisiesme diuision fait des parties
que par- contenantes, les vnes *simples & simi-*
laires.

laires, & les autres composées & dissimilaires. tie simi=
laire.

La partie simple & similaire est celle *laire.*
qui se peut diuiser en parties, qui au sens appa-
roissent semblables & de mesme espece.

Nous auons dict *qui apparoissent semblables*
au sens. Parce que se diuiser en parties
semblables, se peut entendre, ou selon le
sens, ou selon la raison : ainsi les chairs au
rapport des sens, se diuisent en parties qui
sont semblables & à elles mesmes & à leur
tout : mais par la raison elles se diuisent
& aux quatre humeurs, & aux quatre éle=
mens dont elles sont composées, qui ne
sont point semblables ny les vns aux au=
tres, ny à tout le composé. A cette cause
Galien dit que les parties similaires sont
celles qui apparoissent semblables au sens.
D'où s'ensuit que ces parties là peuuent à
bonne raison estre dites similaires, lesquel=
les ne peuuent estre diuisées en parties qui
soient sensiblement de diuerse espece : &
partant elles sont simples quant au sens.
Car bien qu'il n'y ait que les quatre éle=
mens qui soient vrayement simples, d'au=
tant qu'ils ne sont composez que de la ma=
tiere & de la forme seulement, si est ce
que les parties des animaux sont dites sim=
ples & similaires par analogie & similitu=
de. A raison que comme les quatre éle=

C

mens (qui font vrayement corps fimples)
ne peuuent eftre diuifez en parties differentes d'efpeces, ny par le fens, ny par la
raifon : ainfi les parties des animaux qui
font feulement fimilaires au rapport des
fens, ne peuuent eftre diuifées, au rapport
des mefmes fens, en parties diffemblables.

Nous refpondons à l'objection de ceux
qui nient qu'il y ait aucune partie fimilaire, d'autant qu'elles font toutes compofées de matiere & de forme, & des quatre
elemens & des quatre humeurs ; que
quelques parties font dites fimilaires, non
point fimplement & abfolument, mais
comparatiuement &, comme on dit à l'efchole *fecundùm quid*. Dautant qu'elles ne
font point compofées de parties de diuerfes efpeces & natures, & qu'elles ne peuuent non plus auffi eftre diuifées en parties
d'efpeces & natures differentes. Ainfi les
Philofophes appellent les quatre elemens
corps fimples. Non qu'ils ne foient compofez de la matiere & de la forme. Mais
pource qu'ils ne font point compofez
d'autres corps fimples, comme font les
mixtes.

1. diffe-
rence des
parties fi-
milaires.
L'Anatomifte recueille les differences
des parties fimilaires, des principes mate-
riels & fenfibles de leur generation, lef-

quels comme ils font deux , à fçauoir *la femence & le fang menftruel ;* ainfi faict il deux
fortes de parties fimilaires, defquelles il
appelle les vnes *fpermatiques* ou *feminales,* &
les autres *fanguines* ou *charnuës.*

*en fper-
mati-
ques.*

Les fpermatiques font celles qui font
immediatement engendrées du corps de
la femence,& font felon Galien, *l'os,le cartilage, le ligament , la membrane , les fibres ,
les nerfs , les arteres ,les veines & la peau.*

Les parties charnuës font rouges & molles , & font immediatement engendrées
du fang épaiffi. Elles font de trois fortes.
L'vne eft propremét & abfolument nómée
chair , & à icelle conuiennent les conditions propofees: Car elle eft rouge, molle,
& immediatement engendrée du fang é-
paiffi : telle eft celle des mufcles , des genciues & du gland de la verge. Les deux autres font improprement & par fimilitude
feulement nommées chairs. L'vne eft particuliere aux vifceres:& eft appellee *parenchyme,*telle eft celle du foye, de la ratte, des
poulmons, du cœur & des reins. Et l'autre
eft particuliere aux glandes , & eft pour
cette raifon nommée *chair glanduleufe.*

*& en
charnuës*
*Trois for-
tes de
chairs.*

Ariftote *liure 2. des parties des Animaux
c.1.* veut que des parties fimilaires les vnes
foient exactement telles, efquelles il n'ap-

C ij

paroiſſe aucune diſſimilitude en leur ſubſtance. Les autres ſoient ſimilaires en
quelque façon, ou *ſecundùm quid.*

Des premieres il en faict les vnes molles,
& les autres dures. Les molles ſont trois,
la membrane, les fibres, & la chair; & les
dures deux, l'os & le cartilage.

Les ſecondes ſont celles qui apparoiſ-
ſent telles au ſens, encore qu'elles ſoient
faites de parties diſſemblables. Et ſont de
deux ſortes, primitiues & ſecondaires. Les
primitiues ſont les veines, les arteres & les
nerfs. Les ſecondaires, les ligamens & les
tendons. De toutes leſquelles parties il ſera traicté particulierement cy-apres.

Deuxieſ-
me diffe-
rence, en
commu-
nes & en
propres.
Il y a vne deuxieſme diuiſion des parties
ſimilaires *en communes & en propres.* Les
communes ſont celles qui ſeruent à com-
poſer pluſieurs parties diſſimilaires, comme *les os, les cartilages, les ligamens, les mem-*
branes, la chair, les nerfs, les veines, & les arte-
res. Les propres ſont celles qui ne compo-
ſent ſeulement qu'vne partie, & dont il ne
s'en trouue point de ſemblable au reſte du
corps, *telle eſt la moüelle du cerueau & celle de*
l'eſpine dorſale: & les trois humeurs de l'œil, la
cryſtalline, l'albugineuſe & la vitrée.

Les par-
ties ſimi-
Au reſte les parties ſimilaires ſont neceſſaires pour deux fins. L'vne pour compo-

ser les parties diffimilaires. Ainfi le doigt *laires,* qui eft vne partie diffimilaire, eft fait d'os, *pourquoy* de cartilages, de ligamens, de membra- *neceffai-* nes, de chair, de veines, d'arteres & de *res.* nerfs, qui font parties fimilaires: Et l'autre pour eftre le fiege des facultez fenfitiues: car c'eft par le moyen des parties fimilai- res (comme efcrit Ariftote) que les diffi- milaires ont le fentiment.

Le nombre des parties fimilaires eft en debat, & femble que Galien n'ait point *Du nom-* efté bien refolu fur iceluy: car en plufieurs *bre des* & differens paffages de fes œuures il le fait *parties fi-* diuers. Defquels on peut recueillir, que *milaires.* fous les parties fimilaires il comprend *l'os,* *le cartilage, le ligament, le tendon, la membra-* *ne, les fibres, les nerfs, les veines, les arteres, la* *chair, la peau, la graiffe, la moüelle des os, les on-* *gles & les cheueux,* Mais puis que nous auós *Au 7. ch.* rejetté *la moüelle des os, la graiffe & les che-* *ueux* de la definition de prtie, il s'enfuit auffi qu'on ne les doit point dire fimilai- res, & partant nous en reduirons le nom- bre à onze, qui font *l'os, le cartilage, le liga-* *met, le tendon, la membrane, les fibres, la chair,* *la peau, les nerfs, les veines, & les arteres.*

Si quelqu'vn objecte, qu'il n'y a point de *Objection* parties fimilaires, veu qu'elles font toutes *premiere.* compofées des humeurs, les humeurs des alimens, & les alimens des élemens: Nous

Solution. respondons derechef qu'elles sont dites vrayemēt similaires non point parce qu'elles sont telles : car nous confessons qu'elles sont toutes composées des humeurs. Mais nous les appellons similaires. 1. parce qu'elles ne peuuēt estre diuisées en parties differentes de nature & espece. 2. parce qu'elles ne sont point faictes d'autres parties plus simples. 3. parce qu'elles apparoissenttelles aux sens.

Obiection deuxiesme. Si on objecte derechef, que les nerfs, les veines, & les arteres sont au rapport mesme des sens, parties non similaires, mais composées : d'autant que les sens iugent, que la substance interne des nerfs est moüelleuse, & l'externe membraneuse. & que les veines, & les arteres sont tissuës

Solution. de plusieurs fibres & tuniques. Montanus respond, qu'il y a double Anatomie ; l'vne tres-exacte ; & l'autre grossiere, comme estoit celle d'Hippocrate, & de Diocles & que par cette derniere les nerfs, les veines, & les arteres apparoissent similaires.

Obiection troisiesme. On objecte encore, qu'il y a plus grand nombre de parties similaires, veu que la moüelle du cerueau & de l'espine, & les trois hnmeurs de l'œil sont parties vrayement similaires, lesquelles toutesfois ne peuuent eftre rapportées à aucune des onze fufdites. Dn Laurens refpond, que Galien parle feulement des parties fimi-laires, qui comme élemens communs fer-uent à compofer plufieurs parties diffimi-laires : & que la moüelle du cerueau & de l efpine,& les humeurs de l'œil ne compo-fent feulement qu'vne partie. *Solution.*

La partie diffimilaire eft celle, *qui fe peut diuifer en parties diffemblables d'efpece, fubftance & denominatiõ.* Elle eft auffi dite, organi-que ou organe, parce que fon effence cõ-fifte en vne loüable conformation (qui de-pend de la figure, du nombre, de la magni-tude & de la fituation conuenable de cha-cune des parties dont il eft compofé)à rai-fon de laquelle il fait vne action qui luy eft propre & particuliere. *Qui eft la partie diffimi-laire.* *Pourquoy dite orga-nique.*

Et pour mieux entendre cecy,il faut fçauoir que les parties fimilaires font auffi vne action, à fçauoir la nutrition : mais que cette action eft commune à toutes les parties en general, parce qu'elles fe nour-riffent toutes : là où la partie organique fait vne action qui luy eft tellement pro-pre, qu'elle ne peut eftre faite par aucune autre partie. Pour exemple, l'œil eft vne partie diffimilaire & vn organe. Son action c'eft la veuë, laquelle luy eft telle-

C iiij

ment propre, que de toutes les parties du
corps il n'y a qu'elle seule qui voye.

4. sortes
d'organes Galien fait quatre ordres d'organes. Il
met au premier les organes qui ne sont cō-
posez que des parties similaires, tels sont
les muscles, qui ne sont faits que de chair,
de nerfs, de fibres, de tendons, de veines,
d'arteres & de tuniques, toutes parties simples. Il met au deuxiesme les organes, qui
sont composez des organes du premier ordre, côme le doigt qui est fait d'os, de cartilages, de ligamens, de tendons, de veines
& d'arteres, toutes parties similaires; & en
outre de muscles qui sont parties organiques. Il rāge au troisiesme, les organes cō-
posez des organes du second ordre, côme
la main, qui outre les parties similaires est
aussi composee de muscles & des doigts.
Sous le quatriesme, il comprend ceux qui
sont composez des organes du troisiesme
ordre, comme le bras, lequel est fait de la
main, des doigts & des muscles.

En cha-
que orga-
ne parfait
4. sortes
de parties Outre plus, le mesme Galien considere
en chaque organe parfait quatre sortes de
parties. La premiere est de celles qui premierement & de soy font l'action, ausquelles il defere la principauté ou principale
essence de l'organe. La deuxiesme est de
celles, sans lesquelles l'action ne se feroit

point. La troisiesme est de celles, par lesquelles l'actiō se fait mieux. Et la quatriesme est de celles qui conseruent l'action.

Esclaircissons ces choses qui semblent
obscures, par vn exemple. L'humeur cry-
stalline en l'œil est la partie principale de
cet organe, laquelle voit premierement &
de soy : le nerf optique est la partie sans laquelle il ne verroit point : les tuniques &
les muscles rendent son action meilleure
& plus parfaite : & l'orbite & les paupieres
conseruent son action , & font qu'il agit
plus asseurement & plus longuement.

Mais sur ce que nous auons dit que la
partie dissimilaire est aussi organique, il
faut remarquer que la nature de l'organe
ne gist point en ce qu'il est cōposé de par- *En quoy*
ties dissemblables, ains en ce qu'il a vne fi- *consiste la*
gure propre à faire l'action à laquelle il est *nature de*
destiné. De là vient que plusieurs parties *l'organe.*
qui sont mises au rāg des similaires ne laissent pas de faire des actions organiques ,
comme la veine de distribuer le sang, l'artere de porter l'esprit vital, le nerf de conduire l'esprit animal : ce qu'elles font à raison qu'elles ont vne figure idoine à faire
ces fonctiōs. Ce qui se prouue aussi par l'e-
xemple des instrumens artificiels : car vn
cousteau tout de fer & partant similaire,

ayant la figure propre pour coupper, n'eſt
point moins organe & inſtrument, que s'il
eſtoit fait de fer, de bois & d'yuoire parties
diſſimilaires. A cette cauſe auſſi-toſt qu'il a
perdu cette figure, il ceſſe d'eſtre couſteau
& inſtrument, bien qu'il ſoit encore ſimilaire comme auparauant. Ainſi le nerf, la
veine & l'artere couppees, rompuës ou deſ-
chirees, ne ſont plus parties organiques ni
inſtrumens : parce qu'elles ont perdu la figure qui les rēdoit organes propres à contenir & diſtribuer le ſang & les eſprits, &
toutesfois elles ne laiſſent point d'eſtre ſimilaires. Il en eſt de meſme des organes
compoſez de parties diſſimilaires : car auſſi-toſt qu'ils ont perdu leur figure, ils ceſſent d'eſtre inſtrumens, & ne meritent plus
le nom de parties organiques, combien
qu'ils puiſſent eſtre encore dits parties diſſimilaires. Pour exemple, vn œil ietté hors
de ſon orbite ou creué, combien qu'il ſoit
encore partie diſſimilaire, ne doit point
pourtāt eſtre appellé organe, à cauſe qu'il
a perdu la figure qui le faiſoit tel : car la partie qui a perdu ſa figure, ſoit qu'elle ſoit ou
ſimilaire ou diſſimilaire, ne peut plus eſtre
dite organe ny organique, parce qu'elle a
perdu ſon action auec ſa figure. Pour reſo-
lutiō nous diſōs auec Fernel, qu'à la partie

simple & similaire, il faut opposer la partie composee & dissimilaire ; & à la partie organique & instrumentaire, opposer la partie informe, c'est à dire la partie qui n'a point de forme ny de figure.

Briefue explication de quelques autres differences des parties qui se lisent dans les Autheurs.

CHAPITRE XI.

LA quatriesme diuisiõ des parties proposée par Galien est telle: Des parties **4. Difference.** les vnes sont nobles, lesquelles tiénent lieu de principes, comme le Cerueau, le Cœur, le Foye & les Testicules: les autres naissent des nobles & leur ministrent, comme les nerfs, les arteres, les veines & les vaisseaux spermatiques. Il y a aussi des parties qui ne gouuernét point, & qui ne sont point gouuernees, ains ont seulement en elles les facultez insites ou implantes en elles mesmes, comme les os & les cartilages. Il y en a finalement d'autres, qui ont les facultez insites & les facultez influentes d'ailleurs, comme les organes du sentiment & du mouuement.

Les Arabes prennent les diuisions des

parties, 1. de leur subftance, à raifon de laquelle les vnes font dites fpermatiques, & les autres fanguines. 2. de la temperature, à raifon de laquelle elles font chaudes ou froides, feiches ou humides. 3. des chofes qui fuiuent la temperature, comme font la molleffe ou la dureté, le fentiment & le mouuemēt. A raifon de la molleffe ou dureté, la partie eft molle ou dure. A raifon du fentiment, la partie a fentiment, ou elle en eft priuee. Et à raifon du mouuement la partie a mouuement, ou elle eft fans mouuement.

Et en paffant il faut noter, que des parties qui ont le fentiment, les vnes l'ont fort vif & exquis, & les autres obtus & groffier. Celles qui l'ōt fort vif, c'eft ou pour la perfection du fentiment, cōme aux bouts des doigts: ou pource qu'elles font aifément offenfees par les caufes qui alterent le fentiment, comme l'œil: ou pour quelque office & fentiment particulier à la partie, cōme à l'orifice fuperieur du ventricule pour fentir la faim & la foif: & aux parties genitales, pour induire les animaux à la copulation pour la propagation de leur efpece.

Diocles diuifoit le corps en quatre, en la tefte, en la poictrine, au vētre & en la veffie.

L'ordinaire des Anatomiftes eft de le de-

partir en trois ventres & aux extremitez. *tomistes*
Le premier des ventres est nommé *Ventre modernes*
superieur & teste, qui comprend tout ce qui
est depuis le sommet de la teste iusques à
la premiere vertebre. Le deuxiesme est dit
ventre moyen, thorax & poictrine, qui commence par en haut aux clauicules, & finit
par em-bas au cartilage xiphoïde & au diaphragme. Le troisiesme est appellé *Ventre*
inferieur, abdomen, & par excellence *le Ven-*
tre; il est borné par en haut du cartilage xiphoïde & du diaphragme, & par em-bas des
os *pubis, ilium, & ischion.* Les extremitez ou
iointures sont ou superieures ou inferieures. Hippocrate appelle les superieures *la*
grande main, & compréd sous icelle le bras,
le coude & la main. Il appelle pareillemét
les inferieures *le grand pied*, & comprend
sous iceluy la cuisse, la iambe & le pied.

Combien de choses l'Anatomiste doit con-
siderer en chaque partie.

CHAPITRE XII.

Galien enseigne que pour acquerir la 9. *choses*
cognoissance de la nature & structu- *à conside-*
re du corps humain, il faut en chaque par- *rer en*
tie considerer neuf choses, la substance, la *chaque*
grandeur, la figure, la composition, la con- *partie.*

nexion, la ſituation, la teperature, l'action
& l'vſage: leſquelles du Laurens & Riolan
reduiſent à trois, à la compoſition, à l a-
ction & à l'vſage. Mais le tout reuiét à vn;
d'autant que ſous la compoſition ils en
comprénent ſept, auſquelles ſept ſi on ad-
iouſte l'action & l'vſage, on aura le nombre de neuf. Doncques la compoſition có-
prend ſous ſoy & la ſubſtance & la temperature, & la conformation de la partie : &
derechef la conformation comprend ſous
ſoy la figure, la magnitude, le nombre & la
ſituation. Mais expliquons toutes ces choſes plus particulierement.

La compoſition comprend la ſubſtance,
la temperature & la conformation. La ſubſtance eſt le domicile de quelque faculté
certaine & determinée ; & eſt particuliere
à chaque partie: c'eſt par icelle qu'vne partie differe d'vne autre partie, & qu'elle eſt
dite oſſeuſe, membraneuſe, nerueuſe, charneuſe, glanduleuſe, moüelleuſe. Or la partie a vne telle ou telle ſubſtance & de ſa
forme & de ſa matiere jointes enſemble,
& eſt recogneuë par les ſecondes, comme par la dureté, molleſſe, eſpaiſſeur, ten-
ureté, rarité, denſité, couleur & ſaueur.

La tem-
perature. La temperature accompagne la ſubſtā-
ce de la partie ſimilaire, eſtant comme la

forme d'icelle, par laquelle elle fait fon a-
ction qui eft la nutrition. C'eft à raifon de
cette temperature que la partie eft dicte
chaude, froide, feiche ou humide: nõ point
fimplemẽt, en faifant comparaifon d'icelle auec le medium du gẽre, qui eft la peau:
c'eft à dire qu'il n'eft pas befoin qu'elle ait
vne iufte & égale fymmetrie de qualitez,
ains vne conuenable à fon action. La temperature chaude & froide fe recognoiffent
plus par la raifon, que par le fens : car aux
corps viuans il n'y a rien qui foit actuellement fioid, & l'attouchement iuge toutes
les parties eftre chaudes, lors qu'elles font
remplies de chaleur & d'efprits. Il faut dõc
marier la raifon auec l'attouchemẽt, pour
examiner l'effence, la compofition, les a-
ctions & les effects de la partie, auant que
de prononcer ou definir fi elle eft chaude
ou froide. Mais le temperament humide &
le fec, fe iugent par le tact: d'autant que
les parties dures font feiches, & les molles
humides: & ce d'autãt plus feiches, ou plus
humides, qu'elles font, ou plus dures, ou
plus molles. Mais y ayant de trois fortes
de dureté, l'vne qui procede de feichereffe, à raifon que la terre domine par deffus
l'eau: l'autre qui fe fait par tenfion, comme
au phlegmon & aux hydropiques, à raifon

Lib. de temp.

Trois for-tes de du-reté.

des eaux, des vêts, ou des humeurs qui font distenfion à la peau. Et la troifiefme qui fe fait par concretion, comme en la glace.

Nous entendons icy par les parties dures, celles qui font telles par feichereffe, à raifon que la terre domine en leur compofition : & par les molles, celles qui font humides d'vne humidité naturelle, comme aux corps bien fains.

Comme ainfi foit donc que le froid aux corps viuans ne puiffe iamais eftre fi grād qu'il puiffe congeler quelque partie, comme il fait la glace ; ny la chaleur auffi auoir tant de puiffance qu'elle la puiffe liquefier pour la rendre molle, comme le feu fait la cire : Nous concluons que les parties que le taɛ̃t trouue dures aux corps viuans, font feiches : & celles qu'il trouue molles, font humides

La con-
formatiō. La conformation, qui n'eft rien autre chofe qu'vne proportion & naturelle conftitution de la partie, gift en la figure, en la magnitude, au nombre & en la fituation.

La figu-
re. Par la figure, la partie eft ronde, longue, quarree elle eft dite auoir vne ou plufieurs faces : auoir des cauitez grandes, petites, mediocres : auoir des meats ou conduits, ou n'en auoir point.

La ma-
gnitude. Par la magnitude la partie eft dite grāde,
moyenne

moyenne ou petite. Par le nombre elle eſt Le nom-
dite eſtre ou vnique, ou pluſieurs. bre.

Quant à la ſituation, qu'on appelle auſſi La ſitua-
connexion ou communion, elle ſe fait en tion.
quatre manieres. 1. Quand les parties ſont
jointes & attachees les vnes aux autres par
le moyen des membranes & des ligamens.
2. Quãd vne partie eſt ſuſpendue à vne autre: ainſi le foye eſt dit auoir connexion
auec le diaphragme, parce qu'il eſt ſuſpendu & attaché à iceluy par le moyen d'vn
fort ligament, nõmé ſuſpenſoire. 3. Quand
vne partie eſt appoſee & couchee ſur vne
autre. 4. Quand vne partie eſt faicte pour
la ſeureté & defêſe de quelqu'autre mẽbre.

Ie ne parle point de l'origine des parties,
de laquelle on fait ſouuent mention en
l'Anatomie, d'autant que c'eſt vne abſurdité de penſer qu'vne partie naiſſe de l'autre, veu qu'elles ſont toutes engendrees
enſemblement en la matrice, de la ſemence & du ſang : & ne faut pas penſer, parce
que le coude eſt attaché au bras, que le
coude pour cela naiſſe du bras, ains il faut
rapporter ce que l'on dit de l'origine &
naiſſance d'vne partie, à la cõnexion. Tellement que naiſtre ou prendre ſon origine
de quelque partie, & eſtre adherente &
jointe à icelle, ſont vne meſme choſe.

D

L'action. Ayant confideré la côpofition de la partie, il faut en apres examiner fon action, qui eft la fin de la côpofition : car ce qu'vne partie a & la fubftance, & la temperature, & la conformation telle, c'eft à caufe de l'action: ainfi la fubftance du cœur eft folide, fibreufe & charneufe, parce qu'il eft le fiege de la faculté vitale, qui requeroit vn organe fort & puiffant pour refifter aux efforts & aux iniures : fa temperature eft chaude & humide, parce qu'eftant la boutique & la forge, où l'efprit vital & le fang arterieux font engendrez, il falloit qu'il fuft orné d'vn tel têperament pour en promouuoir & hafter l'elaboration. Et pour le regard de fa conformation, il eft de figure ronde & longuette, & percé de deux ventricules : il eft rond afin de contenir da-

que c'eft. uantage, longuet pour attirer plus puiffáment, & troüé de deux ventricules, pour en l'vn, à fçauoir au dextre, preparer le fang, matiere future de l'efprit vital : & en l'autre, fçauoir au feneftre, luy en donner le caractere & la forme.

Au refte Galien definit l'action, vn mouuement effectif ou actif, ou bien vn mouuement des parties agiffantes. Et eft contraire à l'affection ou paffion, qui eft vn mouuement paffif, ou vn mouuement des

parties patientes. Pour exemple, le pouls &
battement naturel du cœur, est vne action
& vn mouuement actif du cœur, & se fait
par la force & la faculté du cœur. Mais la
palpitatió est vne passion ou vn mouuemēt
passif, par lequel le cœur souffre & patit, &
est fait par vne cause morbifique.

L'action est ou commune, ou propre. L'a-
ction commune, qui est aussi dite action similaire, est celle qui est commune à toutes
les parties du corps, à sçauoir la nutrition :
d'autant que toutes les parties qui viuent
se nourrissent necessairement, veu que la
vie se definit par la nutrition. L'action
propre est celle, qui est faicte par vn organe particulier, & est appellée action organique, comme la veuë est l'action de l'œil,
& l'empoigner l'action de la main.

L'action commune & similaire se fait par
la seule temperature de la partie, & se fait
entierement & parfaictement par chaque
particule de la partie, d'autāt que la moindre parcelle de la partie similaire a la mesme forme & temperature, que la partie similaire toute entiere : mais l'action organique & propre n'est point faicte entiere
ny parfaite, sinon par l'organe tout entier.

L'vsage des parties est double. L'vn
vient & procede de l'action, c'est à dire, il

De combien de sortes.

L'vsage.

suit apres l'action faite: comme de l'action
de voir, l'homme tire cet auatage, qu'il suit
ce qui est nuisible, & poursuit ce qui est
profitable. L'autre vsage deuance & precede l'action, & n'est rien autre chose
sinon vne certaine aptitude à agir.

En quoy Au reste l'action differe de l'vsage. 1. En
differe de ce que l'action est vn mouuement actif de
l'action. la partie, & l'vsage est seulement vne aptitude à agir. 2. En ce que l'action gist en l'o-
peration seulement : & l'vsage est mesme
en la partie quand elle se repose. 3. En ce
que l'action n'appartient qu'à la seule partie principale de l'organe, & l'vsage conuient à toutes les autres. 4. Finalement en
ce que plusieurs parties n'ont point d'a-
ction, comme le poil & les ongles, lesquelles ne laissent point d'auoir leurs vsages.
Voyla sommairement ce que l'Anatomiste doit considerer en chaque partie.

Fin du premier Liure.

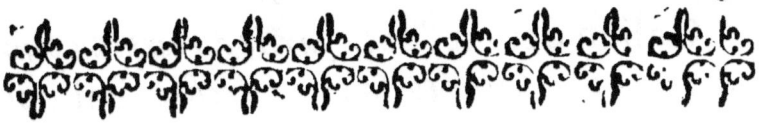

LE SECOND LIVRE
REPRESENTE L'HISTOIRE
DES OS.

La definition d'Os.

CHAPITRE PREMIER.

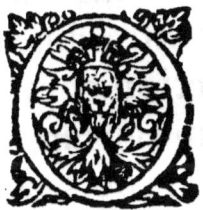

STEOLOGIE & *Scelete*, font deux dictions Grecques, qui fignifient, la premiere *difcours* ou *traicté des os* : & la derniere, *anatomie feiche* ou *corps deffeiché*: parce que pour baftir le Scelete, il faut premierement nettoyer tous les os & les deffeicher, puis les raffembler & rejoindre artificiellement en vn corps. Riolan commence l'Ofteologie par la definition d'os, laquelle il dit eftre double, l'vne qui explique la fignification du nom, & l'autre qui declare l'effence de la chofe. Mais delaiffant la recherche de l'etymologie aux Grammairiens, expliquons fon effence par fa definition.

Ofteologie scelete.

D iij

Galien definit l'os *la partie du corps la plus dure, la plus seiche & la plus terrestre.* Fallope veut que ce soit vne redite, parce que ce qui est terrestre est aussi tres-sec, comme la terre est la plus seiche de tous les élemens. Syluius & Du Laurens excusent Galien, & disét qu'il adiouste le mot *terrestre,* pour rédre la definition plus claire, & que c'est, comme s'il disoit, l'os est dur parce qu'il est sec, & sec parce qu'il est terrestre. Riolã soustient qu'elle est bonne, & que la chose est fort bien declarée par sa forme. Or la forme de l'os selon Galien c'est la dureté. Et d'autant qu'vne chose peut estre dure en trois manieres, ou par concretion, comme la glace: ou par tension, cóme vn tambour: ou par seicheresse, comme le bois; à ceste cause il adiouste à la dureté de l'os la seicheresse, pour la distinguer d'auec les autres sortes de dureté. Ioinct que ce qui est tres-dur & tres-sec est aussi terrestre. Il a donc voulu comprendre les deux premiers mots par le dernier, afin de monstrer pourquoy l'os est tres-dur & tres-sec. Que si quelqu'vn obiecte, que la temperature est la forme des parties similaires, & partant qu'il falloit definir l'os par son temperament froid & sec, plustost que par la dureté, qui est vn accident qui procede du temperament. Riolan refpond que Galien baillant cette definition aux ieunes eftudians en l'Anatomie, il s'eft eftudié de la leur rendre la plus claire qu'il luy feroit poffible. Or ce qui fe touche & qui fe void, comme la dureté, eft plus aifé à comprendre, que ce qui fe cognoit feulement par la raifon, comme eft la temperature.

Mais touchant la feichereffe de l'os, il fe prefente vne difficulté fur les paffages de Galien, qui femblent fe contrarier. Car au Liure des Os, il efcrit, que les os font les parties les plus feiches du corps. Et toutefois au 1. Liure des temperamens, il veut que le poil foit plus fec qu'aucune partie. *Obiection*

Du Laurens refpond que les os entre les parties viuantes font les parties les plus feiches, & que le poil n'eft point partie viuante, ains vn excrement. *Refponfe.*

Riolan dit, qu'examinant le texte de Galien, il ne s'y trouue aucune difficulté, d'autant qu'il porte, que l'os eft le plus fec des parties qui font couuertes de la peau ! mais que le poil eft le plus fec des chofes qui pullulent & fortent de la peau.

Du Laurens definit l'os plus exactement, *vne partie fimilaire, la plus froide & la plus feiche du corps: engendree par la faculté formatrice, à l'aide d'vne grande chaleur, de la portion* *Definitiõ de Du Laurens, l. 2. ch. 2.*

*plus graſſe & plus terreſtre de la ſemence, pour
ſeruir de fondement à tout le corps, & luy donner
la rectitude & la figure.*

Et d'autant que cette definition comprend
toutes les cauſes des os, afin de la rendre plus
intelligible, nous en expliquerons toutes les
parcelles l'vne apres l'autre briefuement.

De la forme de l'Os.

CHAPITRE II.

POur auoir vne cognoiſſance parfaite de
l'os, il eſt neceſſaire d'examiner toutes
les cauſes qui concurrent à la generation d'i-
celuy : car nous penſons alors cognoiſtre
quelque choſe, quand nous la cognoiſſons
par toutes ſes cauſes. Or pour ſuiure les parties de noſtre definition, nous commencerons par la formelle.

La forme de l'os eſt double, eſſentielle
& accidentelle. L'eſſentielle eſt celle qui donne l'eſtre à l'os, laquelle ſelon Ariſtote eſt l'a-
me, d'autant que la forme du tout & d'vne
partie n'eſt qu'vne meſme forme, autrement
vn corps auroit pluſieurs formes : or c'eſt l'a-
me raiſonnable qui eſt la forme du corps humain : à cette cauſe comme vn homme mort
n'eſt point dit hôme ſinon par homonymie,
ainſi l'os du cadavre ne doit point eſtre dit os

*La forme
de l'os eſt
ou eſſen-
tielle.*

ſinon par equiuocation, d'autant qu'il n'a plus
l'ame, qui eſtoit ſa forme quand il eſtoit viuãt,
& qu'il n'a plus d'vſage. Mais d'autant que
cette diſpute eſt obſcure & totalement phi-
loſophique, nous nous contenterons de re-
chercher ici auec les Medecins, la forme de
l'os qui eſt euidente & qui ſe peut recognoi-
ſtre au ſens. Les Medecins mettent la temperature pour la forme des parties ſimilaires,
c'eſt pourquoy ils ne recognoiſſent point
d'autre forme en l'os, que le temperament
froid & ſec : ou bien la dureté, la peſanteur &
la blancheur : qualitez qui ſuiuent ce temperament. Or l'os eſt froid, parce que la chaleur
ayant en ſa generation eſpuiſé l'humidité, elle s'eſuanoüit à faute de nourriture. Il eſt ſec,
parce que l'humidité graſſe qui eſtoit en la ſemence a eſté conſómee. Il eſt dur, parce qu'il
eſt ſec. Il eſt peſant, parce qu'il eſt terreſtre. Et
blāc, parce que c'eſt vne partie ſpermatique.

La forme accidentelle de l'os eſt diuerſe,
ſelon les diuerſes figures d'iceluy, à ſçauoir
ronde, quarrée, triangulaire, &c.

De la cauſe efficiente de l'os.

CHAP. III.

LA cauſe efficiente de l'os peut pareillement eſtre aſſignee double. L'vne pre-
mitiue, & l'autre ſubalterne. La primitiue c'eſt
ſa faculté formatrice, laquelle ſe ſert de la cha

*Les Me-
decins
mettēt la
tempera-
ture, par
laquelle
il eſt
Froid.*

Sec.

Dur.
Peſant.
Blanc.
*Ou acci-
dentelle.*

*La cauſe
efficiente
des os eſt
double.*
Primiti-

ue. Et se-
condaire. leur naturelle, & des esprits, causes subalternes, pour la generation des os, aussi bien que
des autres parties. Doncques la chaleur ayant
consommé l'humidité & la graisse de la semẽ-
ce, elle la desseiche & la durcit en os: & c'est
ce qu'Hippocrate enseigne en ces mots, *Les*
os condensez & espaissis par la chaleur s'endur-
cissent & desseichent.

Mais quelqu'vn demandera: si la chaleur
naturelle, qui est temperee & benigne, est la
cause efficiente des os, comment est-ce que
Obiectiõ. Galien dit apres Hippocrate, que les os sont
engendrez par torrefaction & adustion? On
Response. respond que la chaleur naturelle qui est en la
semence, est veritablement temperee: mais
à raison de la longue demeure qu'elle fait en
vne matiere dense, pour reduire l'os à vne
parfaite seicheresse & dureté, qu'elle produit
les mesmes effects qu'vne chaleur tres-inten-
se & tres-grande, tellement qu'elle semble
brusler: & ainsi en espuisant l'humidité grasse & onctueuse, elle espaissit & condense la
semence, en telle sorte qu'elle la change en
vne substance tres-dure & tres-seiche, qu'on
nomme os.

De la matiere des Os.
CHAP. IV.

La matie-
re des os L A cause materielle des os peut aussi estre
consideree double, l'vne de leur genera-

tion, & l'autre de leur nutrition. Celle de *est double.*
laquelle ils sont engendrez, c'est la semen- *L'vne de*
ce : laquelle encore qu'aux sens elle appa- *leur gene-*
roisse similaire, elle contient toutesfois en *ration.*
soy des substances diuerses, l'vne plus humide, plus aëree & plus subtile : & l'autre
plus terrestre, plus seiche & plus grossiere :
& c'est de ceste derniere dont ils sont engendrez.

Mais on demande, sçauoir si la semence *Question.*
matiere des os, a en soy quelque matiere
grasse. Riolan respond qu'il faut conside- *Solution.*
rer l'os comme il se fait, ou comme il est
fait. Si on le considere comme il est fait, il
ne peut estre fait tres-dur d'vne portion de
semence grossiere & terrestre, sinon qu'il y
ait quelque matiere grasse parmy, qui la
rende plus ferme, plus compacte & plus
dense. Mais si on le considere desia fait, on
trouuera que sa substáce est du tout exem-
pte de graisse, parce qu'en la generation
d'iceluy elle a esté espuisee par la chaleur.

La matiere dont l'os se nourrit est double, l'vne esloignée, & l'autre prochaine.
La matiere esloignee est la partie la plus *L'autre*
grossiere & terrestre du sang. La prochai- *de leur*
ne c'est la moüelle ou vn suc moüelleux, *nutrition*
contenu dans la cauité des os, ou manife- *qui est*
ste, ou occulte. Ce qui se verifie par le tes- *aussi dou-*
ble.

moignage d'Hippocrate, quand il dit *Me-*
dulla ossium alimentum , la moüelle eſt la
noůrriture des os.

Lib. de
alim.

De la cauſe finale des Os.

C H A P. V.

LA cauſe finale des os, que Galien appelle vſage, (car d'action commune &
officiale ils n'en ont point) eſt double, generale & particuliere. La generale, c'eſt de
donner la fermeté, la rectitude & la figure
à tout le corps. La fermeté, parce qu'ils sõ
comme les colomnes & piliers qui affermiſſent tout le baſtiment: la rectitude, par
ce que ſans iceux l'homme ne ſe pourroit
tenir droict, ains il ramperoit contre terre
comme font les ſerpens: & la figure, parce
que la hauteur du corps, & la borne de l'accroiſſement dependent d'iceux. Or pour
faire ces offices il falloit qu'ils fuſſent durs
ſolides & ſans ſentiment. Durs & ſolides
parce qu'ils ſeruent d'appuy & de defenſe
au corps : & ſans ſentiment, de peur que
l'homme en trauaillant ne ſentiſt vne con
tinuelle douleur.

Au reſte les os ne ſont point priuez de
ſentiment, parce qu'ils ſont durs & terre-
ſtres , autrement les dents ne ſentiroient
point : mais pource qu'ils n'ont point de
nerfs reſpandus dans leur ſubſtance.

La cauſe
finale des
os eſt dou-
ble.
Generale.

qui eſt de
donner la
fermeté,
la recti-
tude.

Et la fi-
gure.

Durs &
ſolides.

Et ſans
ſentimẽt.

Quant aux vfages particuliers , il en fera *Et parti-*
parlé en l'hiftoire particuliere de chacun *culiere.*
d'iceux.

Des marques de la bonne & naturelle
difpofition des Os.

C H A P. VI.

LEs marques de la bonne & naturelle *Marque*
difpofition de l'os font.1.Qu'il foit dur, 1.
afin d'appuyer & affermir le corps,& comme vnctueux & graiffeux en fa fuperficie,
afin qu'il fe meuue plus facilement.2.Qu'il 2.
foit blanc, parce que c'eft vne partie fper-
matique,declinant toutesfois à rougeur, à
raifon qu'il fe nourrit du fang. 3.Qu'il foit 3.
priué de fentiment,afin que le trauail n'ex-
citaft de douleur. 4.Qu'il foit caue , ou au 4.
moins troüé comme vne efponge , pour
contenir la moüelle ou vn fuc medullaire
pour fa nourriture. 5.Qu'il foit enduit de 5.
cartilages en fes extremitez, pour rendre
le mouuement plus libre & plus facile : &
reueftu par tout du periofte, afin d'eftre
participant du fentiment.6.Qu'il foit bien 6.
figuré, & qu'il foit continu & égal en fa
fubftance.

A cefte caufe s'il eft aride & fec,il deno- *Les fignes*
te quelque intéperature:s'il eft trop blanc, *contrai-*
llefaut de chaleur : s'il eft trop rouge, in-*res.*
flammation : & s'il eft trop noir, carie &

mortification : s'il a fentiment, il cache
quelque vice en fa fubftance : s'il eft folide
& fans cauitez, il rend le corps trop pefant
& ne peut contenir la moüelle : s'il n'eft
point enduit de cartilages ny reueftu de
periofte, il fe meut plus difficilement, & eft
priué de tout fentiment : bref, s'il eft mal figuré, & s'il fouffre en fa fubftance, figure,
fracture, carie, inegalité, ou quelque autre
folution de continuité, ce font fignes qu'il
n'eft point difpofé naturellement.

Des differences des os.
CHAP. VII.

*Les diffe-
rences des
os fe pren-
nent de la
dureté.*
LEs principales differences des os fe tirent *de leur dureté, magnitude, figure, cauité, fituation, mouuement, fentiment, & ordre
de leur generation.*

De la dureté, les vns font tres-durs, comme les os petreux, & les dents : les autres
font mols, comme l'os ethmoïde & les epiphyfes : & les autres moyens en dureté &
en molleffe, comme les autres os.

*De la
quantité.*
De la quantité, les os font grands, petits,
mediocres. Et d'autant que la quantité a
trois dimenfions, la longueur, la largeur
& l'efpaiffeur : d'icelle nous tirons trois differences : car des os les vns font longs
comme le femur, & les autres courts, comme ceux des doigts. Les vns font larges

comme l'omoplate : & les autres eſtroits, comme ceux du carpe. Les vns ſont eſpais, comme l'os ſacrum : & les autres tenvres & minces, comme l'os ſquameux ou eſcaillé.

De la figure, les os ſont dits ronds, comme la rotule : quarrez, côme les parietaux : triangulaires, comme l'os occipital. L'vn reſſemble à vn marteau, à vne enclume, à vn eſtrieu, à vn cube, à vn baſteau, &c. A la figure on rapporte la cauité, la poliſſeure, & l'aſpreté : d'où on collige que des os, les vns ſont caues & les autres ſolides : les vns polis & les autres rudes. Les os caues ſont ceux qui ont vne cauité apparente pour contenir de la moüelle. Aux os caues ſont oppoſez les ſolides, deſquels les vns ſont vrayement tels, & n'ont aucuns pores qui ſoient apparens, tels ſont les trois oſſelets de l'oreille. Ou bien ils paroiſſent ſolides par dehors, mais eſtans rópus, ils ſont comme vne eſponge tous poreux, tels ſont les corps des vertebres. *De la figure.*

Par la ſituation on entend le ſiege de l'os & ſa connexion. Delà vient que d'icelle on tire vne double difference : car de la place ou du ſiege, les os ſont dits ſuperieurs ou inferieurs, anterieurs ou poſterieurs : & de la connexion, ils ſont dits auoir connexion auec les parties voiſines ou par les muſcles, ou par les cartilages, ou par les ligaments. *De la ſituation.*

Du mou-
uement.

Du mouuement, ils sont dits auoir du mou
uement, ou n'en auoir point. Ceux qui ont d
mouuement, sont ceux qui sont articulez p
diarthrose : & ceux qui n'en ont point, son
ceux qui sont ioincts par synarthrose.

Du senti-
ment.

Du sentiment, les vns en ont, comme le
dents : & les autres n'en ont point, comme l
reste des os.

De l'or-
dre de la
genera-
tion.

De l'ordre de la generation, il y en a qu
sont engendrez parfaits, comme les osselet
de l'oreille & les costes : Et d'autres qui s
voyent imparfaits à la naissance, comme le
os du crane.

De toutes les parties de l'Os.
CHAP. VIII.

ON remarque aux os leurs parties &
leurs cauitez. Les parties sont trois, l
partie plus grande & principale, la partie émi
nente, & la partie adioustee. La premiere n'a
yant point de nom propre, retient le nom d
tout l'os. La partie éminente est nommé
Apophyse. Et la partie adioustee *Epiphyse.* L
partie plus grande & principale, est l'os l
premier engendré, qui sert de fondemen
aux autres. Qui est la raison pourquoy il oc
cupe ordinairement le milieu, & qu'il est plu
dur que le reste.

La partie
principa-
le de l'os.

L'Epi-
physe.

A la partie principale en est souuent adioux
stee vne autre, dite des Grecs *Epiphysis*, & de
　　　　　　　　　　　　　　　　　Latin

Latins *Appendix* : comme fi la nature s'eſtant
oubliee,& ayant fait l'os principal trop court,
elle le vouloit allonger par le moyen de l'e-
piphyſe,laquelle eſt adherante à l'os principal
par ſymphyſe cartilagineuſe, & ſe ſepare aiſément d'auec iceluy par ebullition. Or cette
ſymphyſe ne ſe fait point par vne ſuperficie
plaine & égale , mais par vne reciproque entree de teſtes & de cauitez,comme fi elle ſe
faiſoit par ginglyme. Au reſte elle eſt rare, *La natu-*
laſche & cartilagineuſe aux enfans iuſques à *re des epi-*
trois & quatre ans,apres lequel temps elle *physes.*
degenere en os d'autant qu'elle ſe deſſeiche,à
meſure que la chaleur croiſt,par le mouuemét
& le frayement des ioinêtures en cheminant.

Ses vſages ſont en grand nombre. 1. Pour *Les vſa-*
ſeruir de couuercle aux os caues & rares , afin *ges.*
d'empeſcher que leur moüelle ne s'eſpande.
2 Pour rendre leur articulation plus ferme,
car l'epiphyſe eſt plus large que l'os, & fait
qu'il porte de bout à autre plus plainement:
ainſi on tient les baſes des pilliers plus larges.
3. Afin que de la ſymphyſe cartilagineuſe qui
ioint l'epiphyſe & l'os principal,puiſſent ſortir les ligaments qui accouplent les os, ou qui
forment les tendons des muſcles. 4. Pour
conioindre comme de la colle , les os durs les
vns auec les autres : car l'epiphyſe qui eſt plus
molle que l'os, ſert de moyen pour les ioin-

E

dre. 5. Pour arrester les fractures, & empescher qu'elles n'aduancent iusques à la iointure, laquelle ne peut estre commodément atte-
lée ny bandée : ou si elles se font en la iointure, qu'elles s'y arrestent, ou se puissent reünir
promptement, à raison de la rareté & lascheté de sa substance. 6. Pour preparer dans sa
substance la nourriture des os, & de rendre
par le moyen de son humidité leurs bouts
plus glissans, & leur mouuement plus souple
& plus facile. *L'apophyse, procez* ou *eminence*
est la partie de l'os vray, la plus allongee, qui
s'esleue en façon de bosse ou de teste hors, &
par dessus la superficie plaine & egale d'iceluy. Ses vsages sont trois. 1. Pour l'articulation
plus commode des os. 2. Pour affermir les testes & les insertions des muscles & des ligamens. 3. Et pour seruir de defense aux vaisseaux & aux visceres.

Les differences d'epiphyse & d'apophyse prennent de leur figure, & sont trois, à sça-
voir *teste, col & bec* : car si le bout de l'os s'esleue en vne bosse rode, soit qu'il soit epiphyse ou apophyse, on le nóme *teste* : que si d'vn
commencement gresle & menu, il s'eslargit
peu à peu comme vn col, on l'appelle *col* : que
s'il finit en pointe, ou fait vne éminence qui
ait le bout pointu, on le nomme *coroné*, à raison qu'il ressemble au bec d'vne corneille.

L'apo-
physe.

son vsa-
ge.

Les diffe-
rences
d'epiphy-
se & d'a-
pophyse.

Derechef la teſte eſt ou longue & groſſe, comme eſt celle du femur, & eſt nommée abſoluent *teſte* : ou elle eſt petite &
platte,& eſt appellee *condyle*. Le col eſt ſeulement d'vne ſorte,& differe de la teſte,en
ce que la teſte eſt le plus ſouuent epiphyſe,
& le col quaſi touſiours apophyſe. Le *coroné* a pluſieurs differences, priſes de la diuerſité de ſa figure, l'vne eſt dite *anchyroïde* ou *anchorale*, parce qu'elle reſſemble à
vne anchre : l'autre *graphoïde* ou *ſtyloïde*,
parce qu'elle reſſemble à vne touche dont
on eſcrit ſur des tablettes: l'autre *coracoïde*,
parce qu'elle reſſemble à vn bec de cor-
bin. *Maſtoïde*, parce qu'elle reſſemble au
bout de la mamelle. *Odontoïde* parce qu'elle reſſemble à vne dent. *Pyrenoïde*, parce
qu'elle reſſéble au noyau d'vne oliue, &c.
On rapporte aux apophyſes les ſourcils, Les ſour-
levres & bords, qui s'eſleuent autour des *cils*.
boëttes des os,afin de les agrandir, & ſont
de deux ſortes:les vns grands & profonds,
nômez des Grecs *Ambones* & *Ophruës* : &
les autres plus bas&plus plats nômés *Ituës*.

Quant aux ſieges & cauitez par leſquel- Les ſieges
les ils reçoiuent les teſtes des autres os: el- *& caui-*
les ſont ou profondes enuirônees de grâds *tez des os.*
ſourcils,& ſont nommées *Cotyles*, comme
eſt celle de l'iſchion, qui reçoit la teſte du

femur : ou bien elles font fuperficielles, &
font nōmées *Glenes* ou *Glenoides*. Au refte
ces cauitez profōdes & fuperficielles, font
ou rondes, cōme en l'ifchion : ou obliques,
comme en la premiere vertebre ; ou doubles pour receuoir des apophyfes, comme
au tibia, & aux doigts; ou en forme de poulie & de petites rouës, comme en la cauité
de l'humerus, qui reçoit le coude & le rayon : ou finalement en forme de la lettre
capitale C, comme la cauité du coude, qui
reçoit les apophyfes de l humerus.

De la compofition des Os en general.

CHAPITRE IX.

Pourquoy les os font articulez les vns auec les autres.

LES os font naturellement ioincts &
articulez les vns auec les autres pour
cinq vtilitez. 1. Pour la diuerfité des mouuemens. 2. Pour la feureté. 3. Pour la tran-
fpiratiō des vapeurs. 4. Pour la feparation
des parties. 5. Pour donner entree ou iffuë
aux vaiffeaux En cette articulatiōn on re-

Il faut remar- quer en leur arti- culation des teftes.

marque des teftes, des cauitez, des cartilages, vne humeur pituiteufe & des ligamēs.
Les teftes de leur nature font quafi toufiours epiphyfes, qui par laps de temps degenerent en apophyfes : par dedans elles
font rares & cōme fpongieufes, & par dehors couuertes comme d vne efcorce tres-
dure, qui eft enduite d'vn cartilage poly-

comme d'vne croufte. Les cauitez reçoi- *Des caui-*
uent les teftes des os. Elles font endui- *tez.*
tes & encrouftees de cartilages : & leurs
bords font quelquefois rehauffez par vn *Des four-*
bord ou fourcil cartilagineux, qui empef- *cils.*
che que les os ne fortent fi aifément de
leurs boëttes : Elles font auffi abbreuuees *vne hu-*
d'vne humeur vifqueufe & comme oleagi- *meur glu-*
neufe, qui rend le mouuement plus aifé & *tineufe.*
plus prompt. Quant aux ligamens, ils atta- *Et des li-*
chent les os enfemble, pour rendre l'arti- *gamens.*
culation plus affeuree.

Au refte l'articulation des os fe fait en *Articu-*
general en deux manieres, par *articulation,* *lation de*
ou par *fymphyfe.* *deux for-*
tes.

L'articulation eft vne naturelle compofition d'os, en laquelle les bouts des deux
os s'entre-touchent, & eft de deux fortes :
l'vne lafche, qui eft auec mouuement ma-
nifefte, nommée *diarthrofe* : & l'autre fer-
rée, en laquelle le mouuement eft, ou nul, *Diarthro-*
ou obfcur, appellée *fynarthrofe.* La diar- *fe a trois*
throfe a trois efpeces, àfçauoir enarthrofe, *efpeces.*
arthrodie & ginglyme. L'enarthrofe eft vne *Enar-*
conionction d'os auec mouuement mani- *throfe.*
fefte, en laquelle la boëtte grande & profonde reçoit vne groffe & longue tefte,
comme en l'articulatiõ du femur auec l'if- *Arthro-*
chion. Arthrodie eft vne conionction d'os *die.*

auec mouuement manifeste, en laquelle la
boëtte superficielle reçoit vne teste plate,
comme en l'articulation de la maschoire
inferieure auec les os temporaux. Le ginglyme est vne cõionction d'os auec mouuement manifeste, en laquelle vn mesme
os reçoit & est receu: & se fait en deux façons. 1. Quãd vn os a en son extremité des
cauitez & des apophyses, & qu'il est articulé auec vn autre os, qui a pareillement
en son extremité des cauitez & des apophyses, tellement que les cauitez du premier reçoiuent les apophyses du dernier :
& les cauitez du dernier reçoiuẽt les apophyses du premier, comme en l'articulatiõ
du bras auec le coude. 2. Quand vn os reçoit par l'vn de ses bouts, & est receu par
vn autre os par l'autre bout, comme aux
vertebres, où celle qui est assise entre deux
autres, reçoit celle de dessus, & est receuë
par celle de dessous.

La synarthrose a aussi trois especes, à sçauoir *suture, harmonie* & *gomphose.* La suture
est vne conionction d'os auec mouuemẽt
obscur ou nul, en laquelle deux os ioints
ensemble font comme vne cousture. Elle
se fait en deux manieres, ou en forme de
scie, ou en forme d'ongle. La premiere ressemble à deux scies iointes ensemble, en

Gingly-me.

Synar-throse a aussi trois especes.
Suture qui se fait en deux manieres.

telle forte que leurs dents entrent reciproquement dans les coches l'vne de l'autre. La feconde reprefente la figure de deux ongles, dont l'vn eft couché deffus l'autre. Harmonie eft vne conionction d'os fans mouuement apparent, fait par ligne droite, oblique ou circulaire. La Gomphofe eft vne conionction d'os fans mouuemét apparent, en laquelle vn os eft fiché dans vn autre os, en maniere de clou ou de cheuille, cóme les déts dás les deux mafchoires.

Harmonie, & gomphofe.

A ces deux efpeces d'articulation Galié en adioufte vne troifiefme, qui n'eft point tout à fait diarthrofe, ny tout à fait fynarthrofe, mais participáte de l'vne & de l'autre, qui eft la raifon pourquoy il l'appelle *articulation neutre* ou *douteufe* : telle eft l'articulation des os du carpe & celle des os du tarfe, lefquelles parce qu'elles font auec mouuemés fort obfcurs, peuuent eftre dites fynarthrofes : & parce qu'elles fe font par des teftes & des cauitez, diarthrofes.

Articulation douteufe.

La fymphyfe eft vne naturelle vnió d'os, par laquelle les os qui eftoiét diuifez, font rendus continus & faits comme vn os feul: tellemét que comme l'effence de l'articulation gift en la cótiguité ou attouchemét de deux os, ainfi l'effence de la fymphyfe confifte en la continuité & en l'vnion. La

La sym-
physe se
fait en
deux fa-
çons, sans
moyen, ou
auec mo-
yen.

symphyse se fait en deux manieres, sans moyen & auec moyen. Sans moyen, comme aux os mols & spongieux: tels que sont les epiphyses aux enfans, lesquelles se ioignent & vnissent sans qu'aucun corps metoyen interuienne. Auec moyen, comme aux os secs & durs, lesquels ne se peuuent ioindre ny vnir ensemble sans l'interuention de quelque troisiesme corps qui les

Trois sor-
tes.

conioigne. Or ce corps moyen, est ou nerf, ou cartilage, ou chair: d'où naissent trois differences de symphyse auec moyen, nómée des Grecs *Syneurose, Synchondrose, & Syssarcose.*

Syneuro-
se, Syn-
chondrose
& Syf-
farcose.

La syneurose se fait par le nerf, c'est à dire le ligament, & se voit en toute diarthrose. La synchondrose est apparente aux os du méton, & en ceux du penil, qui s'assemblent par le moyen des cartilages. La syssarcose se fait quand les chairs, c'est à dire les muscles attachent les os aux parties voisines, & est manifeste en l'os hyoïde & aux omoplates.

Diuision & briefue enumeration de tous les
Os du corps humain.

CHAP. X.

Le scelete
est depar-
ty en la
teste.

NOus diuisons le scelete en trois, *en la teste, au tronc & aux iointures.* Sous la teste nous comprenós *le crane & la face.* Le

crane eſt compoſé de huiĉt os, de ſix propres,& de deux cõmuns. Les propres ſont
l'os du front, l'os occipital, les deux parietaux, &
les deux des temples, dans leſquels ſont contenus trois oſſelets de chaque coſté, nommez *eſtrieu, enclume & marteau.* Les deux
commũs ſont le ſphenoïde & l'ethmoïde.

La face comprend les deux machoires.
Celle d'enhaut eſt compoſee d'onze os, &
celle d'embas de deux : en chacune deſquelles ſont articulez ſeize dents par
gomphoſe, deſquelles quatre ſont inci-
ſoires, deux canines, & dix molaires, ou
machelieres.

Nous departons le tronc, *en l'eſpine, aux* *Au tröc.*
coſtes, & en l'os innominé, ou ſans nom. L'eſpine a quatre parties, *le col, le dos, les lombes &*
l'os ſacrum. Les vertebres du col ſont ſept :
celles du dos douze : celles des lóbes cinq :
Et de l'os ſacrum quatre : l'extremité duquel s'appelle coccyx. Les coſtes ſont douze de chaque coſté, ſept vrayes & cinq fauſſes : auſquelles le ſternõ eſt attaché par deuant, les clauicules par en haut, & les omoplates par derriere. L'os ſans nom a trois
parties, *l'ilion, l'iſchion & le pubis.*

Reſte la troiſieſme partie qu'on appellé *Et aux*
les iointures ; qui ſont deux, *la main & le* *iointures.*
pied. La main ſe diuiſe *au bras, au coude & en*

l'extréme main. Le bras eſt fait d'vn os ſeul:
le coude de deux, du coude & du rayon.
L'extreme main ſe departit *au carpe, au me-*
tacarpe & aux doigts. Les os du carpe ſont
huict, ceux du metacarpe quatre, & ceux
des doigts quinze: auſquels il faut adiouſter les ſeſamoïdes. Le pied ſe diuiſe *en la*
cuiſſe, en la iambe & en l'extreme pied. La cuiſſe eſt faite d'vn os ſeul: la iambe de deux,
du tibia & du peroné & de la rotule, os qui ſert
tant à la cuiſſe qu'à la iambe. L'extreme
pied a trois parties, *le pedion, le metapedion*
& les orteils. Les os du pedion ſont ſept,
ceux du metapedion cinq, & ceux des orteils quatorze, auec leurs ſeſamoïdes. A
tous ces os il faut adiouſter l'os hyoïde, lequel n'a point d'articulation auec les autres os. De chacun deſquels os nous traitterons particulierement par ordre.

De la teſte, premiere partie du Scelete, &
premierement des Os du crane & de
leurs ſutures.

Chap. XI.

Le crane
pourquoy
oſſeux, ra-
re, eſpais,
de plu-
ſieurs pie-
ces.
PAr la teſte nous entendons le crane
& la face. Le crane eſt le domicile du
cerueau, & pour cette cauſe il a eſté fait oſſeux, rare, eſpais & de pluſieurs pieces. Oſſeux, pour defendre le cerueau des iniures
externes. Rare, pour eſtre plꝰ leger, & pour

donner iſſuë aux vapeurs fuligineuſes. Eſpais, pour empeſcher qu'il ne ſoit aiſément
fauſſé. Et de pluſieurs pieces, pour empeſcher que la fracture d'vn os ne ſe communique aux autres, & pour pluſieurs autres
offices que nous toucherons en parlant
des ſutures.

Or combien que le crane ſoit rare & laſ- *Les deux*
che, ſi eſt ce que ſes deux tables ou ſuperfi- *tables.*
cies, l'externe & l'interne, ſont ſolides,
denſes & polies, afin qu'elles n'offenſent
la dure mere & le pericrane par leur inegalité : & ſont plus eſpaiſſes aux hommes
qu'aux femmes. L'externe eſt auſſi plus eſpaiſſe, plus dure & plus polie que l'interne,
en laquelle ſe voyent des inégalitez comme des ſillōs, qui font place aux vaiſſeaux
qui ſe traiſnent dans la dure mere : de laquelle ſortent quelques veines notables,
qui s'inſinuent enuiron les oreilles dans
vne ſubſtance ſpongieuſe, qui eſt contenuë entre deux. Cette ſubſtance eſt nom- *Le di-*
mée *diploé*, & contient pour la nourriture *ploé.*
du crane vn ſuc medullaire & rougeaſtre, *Ses vſa-*
qu'on void apparemment reſuder, quand *ges.*
on applique le trepan ſur le crane d'vn hō-
me viuant. Elle empeſche auſſi aux playes
de la teſte qu'elles ne penetrent tout à fait
l'os, d'où aduient ſouuēt qu'vne des tables

ſouffre fracture ſãs que l'autre ſoit offéſee.

La figure du crane pourquoy ronde. La figure naturelle du crane eſt ronde, longuette, releuée de deux eminences, & applatie par les coſtez. Elle eſt ronde, pour la capacité, la ſeureté & la facilité du mouuement: *Longuette auec deux eminences.* lõguette, pour contenir le grand & le petit cerueau: elle a vne eminence au deuant, à raiſon des apophyſes mammillaires: *Et applatie par les coſtez.* & vne autre par derriere, pour l'origine de la medulle ſpinale: elle eſt auſſi applatie par les coſtez, afin que les os temporaux n épeſchent point les yeux de regarder vers les coſtez. Toutes les autres figures (cõme celles qui ſont exactement rondes, ou pointuës cõme vn pain de ſuccre, ou qui n'ont point d'eminences) ſont reputées vitieuſes & contre nature.

Les os du crane ſõt ſeparez par ſutures, leſquelles ſont ou propres ou communes. Le crane eſt compoſé de pluſieurs os, qui ſont ſeparez les vns des autres par pluſieurs ſutures: deſquelles les vnes ſont propres, & les autres communes. Les propres ſont celles qui ſeparent les os propres du crane les vns d'auec les autres: & les communes celles qui ſeparent les os propres du crane d'auec les os de la maſchoire ſuperieure, & d'auec les os ſphenoïde & ethmoïde. Des ſutures propres les vnes ſont *Les propres ſont ou vrayes* vrayes, qui ſe ioignent en forme de ſcies; & les autres fauſſes, qui ſe ioignent en ma-

niere d'efcailles de poiffon, d'ongles, ou de
tuilles. Les vrayes font ordinairement trois.
La 1. eft nommée *Coronale*, qui commence
aux deux temples, & monte tranfuerfalement à la cime ou fommet de la tefte. La 2.
eft appellée *Sagittale*, & s'auance felon la
longueur de la tefte, & fepare le crane en parties dextre & feneftre, en telle forte, qu'elle
s'eftend quelquefois aux enfans, pardeuant
iufques à la racine du nez, & par derriere iufques au trou de l'os occipital. La 3. eft dite
Lambdoïde, qui commence de cofté & d'autre
tout au bas de l'os occipital, & s'affemblant
en haut, elle fait vn angle mouffe. La figure
de ces trois futures vrayes reffemble à la lettre capitale H.

Les futures fauffes font nómees fquameufes ou fauf-
ou efcailleufes : parce qu'elles s'affemblét en fes.
façó d'efcailles de poiffon ou de tuilles : & té-
porales, parce qu'elles circonfcriuent & enuironnent les os des temples. Doncques les futures propres du crane font cinq, *la coronale, la*
fagittale, la lambdoïde, & les deux fquameufes.
Les communes font trois. La 1. feparant l'os Les com-
occipital du fphenoïde par vne ligne tranf- munes fót
uerfe, s'auance iufques à la cauité des tem- trois.
ples, puis defcend iufques aux dernieres dēts,
en s'eftendant iufques aux parties voifines
du palais, enuiron tout l'os fphenoïde. La 2.

sortant des temples, passe par le trauers des deux orbites, & s'en va rendre au milieu du nez, separant par ce moyen l'os coronal d'auec la maschoire supetieure. La 3. separe le mesme os coronal d'auec l'os ethmoïde.

*Les vsa-
ges des
sutures.*
Les vsages de ces sutures sont ou premiers, ou seconds & subalternes. Les premiers sont deux, l'vn pour suspendre la dure mere, qui separe le grand ceruteau d'auec le petit, & diuise le premier en parties dextre & seneștre: l'autre pour donner issuë aux vapeurs fuligineuses. Les seconds sont plusieurs. 1. Pour dōner issuë aux filamens de la dure mere qui engendrent le pericrane. 2 Pour donner passage aux vaisseaux qui arrousent le crane. 3. Pour empescher que la fracture d'vn os ne se communique si facilemēt aux autres. 4. Pour faciliter la penetration des medicamens 5. Et pour rendre la capacité du crane plus spacieuse. Qui desire de sçauoir comme elles varient selon la varieté des figures non naturelles de la teste, lira ce que Du Laurens & Riolan en ont escrit en leurs Anatomies.

De l'Os Coronal.

CHAP. XII.

L'Os du front, autrement dit *Coronal*, fait la partie anterieure du crane, & la supetieure de la face. Il paroist quelquefois separé en deux par la suture sagittale; laquelle pas-

fant par le milieu du front entre les fourcils,
fe termine à la racine du nez. La figure de cet *Sa figure.*
os eft demi-circulaire, vnie & polie par de-
hors, & inégale par dedans. Il eft plus tenure *Sa fub-*
que l'os occipital, & plus efpais que les parie- *ftance.*
taux. Il eft feparé des parietaux par la future coronale, & des os fphenoïde, eth. *Ses bor-*
moïde & mafchoire fuperieure, par la deux- *nes.*
iefme & troifiefme communes. On remarque en luy deux foffes, qui font la partie
fuperieure de l'orbite: deux trous au fiege des
fourcils: deux foffes internes, qui contiennent
le cerueau & les apophyfes mammillaires: &
deux finuofitez aupres des fourcils, qui contiennent vne matiere femblable à de la
moüelle.

Des Os parietaux.

CHAP. XIII.

L ES deux os du deuant ou du fómet de la tefte, font nommez *Parietaux.* Ils font quar- *Leur fi-*
rez & bornez par deuant, par la future coro- *gure.*
nale, par detriere par la lábdoïde, par enhaut
par la fagittale, & par em-bas par les écailleu-
fes. Ces os font les plus rares & plus debiles
de tous, & apparoiffent aux enfans noueau *Leur fub-*
nais, à l'endroit où les futures coronale & *ftance.*
fagittale fe rencontrent (on l'appelle *la fon-*
taine de la tefte) mols& comme membraneux, *La fon-*
& ne deuiennent point offeux, iufques à ce *taine de*
la tefte.

que le cerueau, qui en cét endroit eſt tres-hu-
mide, ſoit deſſeiché.

Des os des Temples.
CHAP. XIV.

Leurs bornes.

CES os ſont bornez par en haut, par les
ſutures écailleuſes, par em bas & par
deuant par la premiere ſuture commune : &
par derriere par les additions de la lambdoïde. Ils ſont circulaires & articulez auec les parietaux en façon de tuilles : parce qu'eſtans
tres-eſpais en leur partie inferieure, ils char-
geroient trop le cerueau s'ils ne s'attenuriſ-
ſoient ou s'amenuiſoient en la ſuperieure. La
diuerſité de leur ſubſtance fait qu'on les diuiſe en partie ſuperieure & en partie inferieure.
La ſuperieure eſt nommée *os ſquameux ou
écailleux*, à raiſon qu'elle eſt tenure & mince
comme vne écaille : & l'inferieure *os petreux
ou pierreux*, à cauſe qu'elle reſſemble à vne roche inégale & raboteuſe: car on voit en icelle
quatre apophyſes, deſquelles trois ſont externes, & la quatrieſme interne. Des trois la 1. eſt
pointuë, & eſt nommée *ſtyloïde & graphoïde*.
La 2. eſt mouſſe, & parce qu'elle reſſemble à
vne mammelle, eſt nommee *maſtoïde ou mammillaire*. La 3. eſt large & recourbée & fait vne
portion du zygoma. L'interne pierreuſe &
inégale, s'eſleue au dedans de la partie inferieure de l'os ſquameux. Cette derniere apophyse

*Leur fi-
gure &
articula-
tion.*

*L'os ſqua-
meux.*

*L'os pe-
treux,
quatre a-
pophyſes,
deux ca-
uitez,
deux
trous.*

physe, & estant leuee descouué toute la structure de l'oreille. Outre plus on voit en cet os deux cauitez; l'externe reçoit le condyle de la maschoire inferieure, & l'interne fait le conduit de l'ouye. On y voit aussi deux trous, dont l'vn donne entree à l'artere carotide; & l'autre, issuë au nerf de la cinquiesme coniugaison.

Des trois osselets de l'oreille.

CHAP. XV.

LA cauité entaillee en l'os petreux, est separee en quatre conduits, dans le deuxiesme desquels se voyent deux fenestres & trois osselets, qui ont esté incogneus aux anciens: lesquels sont nommez de leur figure *malleolus, incus & stapes*, c'est à dire *marteau, enclume & estrieu*. Ces osselets sont dés la naissance aussi gros qu'aux hommes parfaits: mais quelque peu plus mols, côme cartilagineux en leur milieu, qui est cause que les enfâs n'oyêt pas si bié.

Au marteau on remarque le manche, la teste & deux petites apophyses. Le mâche est couché sur la membrane nommee le Tambour: la teste est articulée par gingly-me auec l'enclume. La plus longue des apophyses est couchée sur le tambour, & la plus courte reçoit le muscle & la chorde. L'enclume ressemblant à vne des dents

Le malleolus.

L'incus.

F

maschelieres, est articulee par sa partie superieure, qui est la plus large, auec la teste
du marteau : & par l'inferieure, elle se termine en deux apophyses differentes en
longueur & grosseur. La plus grosse & plus
courte est attachee au tambour. Et la plus
menuë & plus longue, au haut de l'estrieu.

Le stapes.
Leur ar-
ticulatiõ
& vsa-
ges.

Or l'estrieu est vn osselet triangulaire, qui
ressemble à vn delta △, lequel est troüé en
son milieu, pour donner passage à l'air & au
son, qui doiuent estre portez au troisiesme
conduit nommé *labyrinthe.* Par sa base plus
large il forme la senestre ovale. Et par sa
sommité pointuë, il reçoit la plus longue
apophyse de l'enclume. Ces osselets sont
attachez par le moyé d'vne chorde tres deliee au tambour. Et estans touchez par l'a-
bord & entrée de l'air, seruent autant à la
distinction des sons, comme font les dents
à l'explanation de la voix.

De l'Os Occipital.
CHAP. XVI.

Sa sub-
stance.

L'Os occipital est circonscrit par la suture lambdoïde. Il est le plus sec, le plus
espais, & le plus dur des os du crane, pour
la defense du quatriesme ventricule & de
la medulle spinale. Il a vne eminence espaisse, comme vne longue ligne en son milieu, qui le renforce par l'endroit où se ré-

contrent les quatre ſinus. Aux perſonnes
d'aage il paroiſt vnique: mais aux enfans il
eſt fait de cinq pieces, afin que d'être icelles puiſſent ſortir les ligamens cartilagineux, qui attachent la teſte aux deux premieres vertebres. On remarque en luy
cinq trous, quatre ſinuoſitez & pluſieurs
apophyſes. Le premier & le plus grand des *Ses trous.*
trous, eſt celuy par lequel ſeul la medulle
cerebrale deſcend dans le canal de l'eſpine. Il y en a deux qui dōnét iſſuë aux nerfs
de la ſeptieſme paire ou coniugaiſon; &
deux autres qui ouurét le chemin aux veines & aux arteres carotides qui montent
au cerueau. Des quatre ſinuoſitez, il y en a *Ses ſinuo-*
deux, qui comme deux grandes foſſes con- *ſitez.*
tiennent le ceruelet; & deux autres longuettes qui ſont laterales, dans leſquelles
ſe cachent les ſinus de la dure mere, qui
font offices de vaiſſeaux. Des apophyſes il *Ses apo-*
y en a d'internes & d'externes, de ſupe- *physes.*
rieures & d'inferieures. Mais entre toutes,
il faut principalement remarquer les deux
qui s'inferent dans les cauitez de la premiere vertebre, leſquelles Galien appelle
coronés.

De l'Os Spheuoide.
CHAP. XVII.

Sa situa-
tion & ses
bornes.

L'Os appellé des Grecs *sphenoide*, est appellé du vulgaire *os basilaire*, parce qu'il
est cóme la base de tout le crane. Aux enfans il semble estre fait de quatre pieces: &
aux grandelets iusques à douze ans de
deux. Il est situé en la base du crane, & ses
bornes s'estendent si auant, qu'elles touchent quasi tous les os de la teste & de la
maschoire superieure. On remarque en luy
deux faces ou tables, l'vne interne & l'autre externe. L'interne a des apophyses nómees *clinoides*, à raison qu'elles ressemblent
aux pieds d'vn lict. Entre ces apophyses il

Ses apo-
physes.

y a vn espace qui reçoit la glande pituitaire, loquel espace auec les deux apophyses
represente vne selle de cheual. De la face
externe sortét quatre apophyses, desquelles les deux qui sont caues en leur milieu

Ses caui-
tez.

sont nommées *pterygoides*, parce qu'elles
ressemblent à l'aisle d'vne chauue-souris.
Et c'est de leur cauité d'où sortent les mufcles de la maschoire inferieure, nommez
latissimes internes. Les deux autres sont plat-
tes, & s'auancent vers les os des temples.
Au dessous de la glande pituitaire se voyét

Ses trous

des cauitez, qui contiennent le rets admirable de Galien, & plusieurs trous par les-

quels passent les veines, les arteres & les
nerfs, qui sortent du crane pour s'espandre aux yeux & aux muscles temporaux.

De l'Os Ethmoïde.
CHAP. XVIII.

L'Os ethmoïde situé en la partie inferieure du frôt, est à raison de ses parties
dissemblables nômé par synecdoche, tantost *ethmoïde*, & tantost *spongoïde* : Ethmoïde, c'est à dire cribriforme, parce qu'il est
percé obliquement comme vn crible, de
force petits trous : & spongoïde, c'est à dire spongieux, à raison qu'il est rare & lasche comme vne esponge. Il a encore vne
troisiesme partie, qui est tenvre, solide &
polie, laquelle fait la partie interne de l'orbite. Fallope l'appelle *plana* c'est à dire plate. En la partie cribriforme se voit vne a-
pophyse pointuë, nommée de sa forme *cri-*
sta galli, c'est à dire creste de coq, à laquelle
est attachée la dure mere. Il a esté fait, 1.
pour l'inspiration de l'air, & pour l'expulsion des vapeurs fuligineuses : Et 2. pour
l'expurgation des humeurs excrementeuses du cerueau: Et l'os spongieux pour
la preparation & alteration de l'air, pour
la perception des odeurs, & pour contenir
les excremens pituiteux, iusques à ce
qu'ils soient chassez hors en mouchant &
pressant les aisles du nez. F iij

L'os eth-
moïde.

L'os spon-
goïde.

L'os plat.

Crista gal-
li.
Vsages de
l'os cribri-
forme.

De l'os
spongieux.

Du *Zygoma.*
CHAP. XIX.

Yant parlé des os du crane, il faut paſſer à ceux de la face. Mais d'autãt que
le Zygoma eſt commun à l'vn & à l'autre,
comme celuy qui eſt fait de deux apophyſes, l'vne de l os temporal, & l'autre du premier os de la maſchoire ſuperieure : il faut
auant que de paſſer outre, le deſcrire ſom-
mairement. Doncques le Zygoma eſt fait
de deux apophyſes, qui ſont iointes en leur
milieu par vne ſuture oblique, & eſt ainſi
nommé des Grecs, & des barbares (c'eſt
à dire des Auteurs modernes, groſſiers en
la langue Latine) *os paris,* & *os iugal,* d'autant que c'eſt comme vn joug, fait de deux
os pareils, qui ſont tres-durs & tres-ſolides.
Sa figure eſt comme celle d'vne voûte, releuée en dehors & creuſe par dedans. Il
commence de part & d'autre par des groſſes racines, & deuiét plus greſle au milieu.
Il couure comme vn pont d'os le tendon
du muſcle temporal. D'iceluy prend auſſi
ſon origine le muſcle maſſetere, qui eſt la
raiſon qu'on voit en la partie inferieure
d'iceluy des canelures qui ſeruent à cela. Il
ſert pareillement pour renforcer le crane,
qui eſt fort mince en cet endroit ; & pour
appuyer comme vne arcade l'os plus emi-

Le Zygo-
ma eſt
fait de
deux a-
pophyſes.

ſa figu-
re.

Son vſa-
ge.

ment de la maschoire superieure.

Des os de la maschoire superieure.
CHAP. XX.

LA maschoire superieure, immobile en
l'hôme & en tous les animaux, hormis
au Perroquet & au Crocodile, est faite d'ô-
ze os ioints ensemble par harmonie ; afin
que les ligaments qui affermissent les muscles, puissent sortir d'entre iceux, & qu'elle
soit moins subiette à estre offensee par les
iniures externes. De ces os, il y en a cinq
de chaque costé, & vn impair. Le 1. fait le
petit angle de l'œil, vne partie du zygoma,
& l'apophyse ronde de la iouë, qu'on appelle la pômette. Le 2. le moindre de tous,
fait le grand angle de l'œil, où se voit le
trou qui s'en va rendre au palais & aux narines, & qui reçoit la glande lachrymale.
Le 3. le plus grand de tous, contient toutes
les dents de son costé, & fait quasi toute la
partie inferieure de l'orbite, & le costé du
nez auprez du grand angle. Le 4. est situé
au fonds du palais. Le 5. fait le nez : il est
mince, mais solide, dur & quadrangulaire.
A ces dix on en adiouste vn vnziesme, lequel parce qu'il ressemble au soc d'vne
charuë, est nommé *Vomer*. Il est situé entre
le palais & l'os sphenoïde, & s'auançant
au fond des narines, il les separe comme
vn entre-deux.

*La mas-
choire
d'em-bas
se meut,
& pour-
quoy.*

F iiij

Des os de la maschoire inferieure,
CHAP. XXI.

La maschoire d'em-bas se meut & pourquoy elle est faite de deux os.

LA maschoire inferieure caue & moüelleuse par dedans, solide & tres-dure par dehors, se meut par le moyen des muscles, pour mascher & moudre les viandes, & exprimer les paroles. Elle est faite de deux os, qui s'vnissent au milieu du menton par synchondrose : & par en haut elle se termine de part & d'autre en deux apophyses, desquelles la premiere aboutit en pointe, & est dite coroné : c'est elle qui reçoit le tendon du muscle temporal. De là vient que la luxation de cette maschoire est le plus souuent mortelle, & suiuie de la distention & de l'alteration de ce muscle. La 2. est nommée condyle, parce qu'elle est platte. C'est par elle que se fait l'articulation arthrodiale de la maschoire auec l'os temporal. Ces deux os sont inégaux & raboteux par deuant, pour seruir à l'origine & à l'insertion des muscles. Ils ont aussi des sinuositez pleines de moüelle, & de petites fossettes ou alueoles, qui reçoiuent les racines des dents.

Des dents.
CHAP. XXII.

Definitiō des dents.

LEs dents sont les os les plus durs de tout le corps, quelque peu caues par dedās,

ayans des nerfs, des veines & des arteres,
articulez par gôphose aux deux maschoires,& attachez à icelles par le moyen des
nerfs, des membranes, & de la chair des
genciues:lesquels ont esté faits de premiere intention de nature , pour mascher &
preparer les viandes au ventricule.

Que les dents soient os , on le recueille
de leur seicheresse, dureté, solidité, blancheur & polisseure, côditions qu'elles ont
cômunes auec les autres os. Qu'elles soiét
tres-dures, il appert, parce qu'elles ne se
consomment point au feu auec le reste du
corps , & qu'elles ne se laissent point en-
tamer au fer ny au burin. Et falloit qu'elles
fussent telles , autrement elles s'vseroient
en frayant les vnes contre les autres en rô-
geant & maschant les viâdes. Elles sont caues en leurs racines,& leur cauité aux enfans iusqu'à sept ans est ample & remplie
d'vne humeur glaireuse, laquelle aux personnes d'aage venant à se desseicher,s'endurcit côme l'os, & rend la cauité fort petite, & telle qu'elle ne passe quasi point à
la partie qui est hors de la genciue. Dans
cette cauité sont respandus des scions de
veines,d'arteres & de nerfs, auec vne mê-
brane tres-delice : les nerfs & la membrane leur donnent sentiment, & les veines

Les dents ont des vais-seaux.

Elles
croiſſent
touſiours.
&arteres la vie & la nourriture. Elles croiſſent touſiours, parce qu'elles s'vſent touſiours en frayant les vnes contre les autres
on maſchant : & eſtans arrachees elles ſe
rengendrent. Elles ſont articulées par gō-
phoſe dans les alueoles des deux maſchoires, comme des cheuilles dans vne mor-
taiſe, en telle ſorte, que quand elles ſont
ſaines, on ne les peut aucunement mouuoir ; & neantmoins il arriue quelquefoi
qu'elles branlent d'elles-meſmes, leur
articulation deuenant plus laſche, à raiſon
qu'elles diminuent en groſſeur à faute de
nourriture. Elles ont auſſi ſymphyſe par le
nerf implanté en leur cauité, qui les affermit par la membrane qui les attache
les vnes aux autres, & par la chair des
genciues qui les enuironne de tous coſtez : de là vient qu'elles branſlent, quand
cette chair eſt rongee ou conſommee par
quelque vlcere.

Leur
ſymme-
trie.
La ſymmetrie des dents des deux maſchoires eſt admirable. Car chacune d'elles ſort des gēciues toute nuë, tout ainſi
que des cheuilles de luth, quoy que bien
differentes en figure, diſpoſees en rond en
guiſe de danſe, les ſuperieures ſe ioignant
contre les inferieures, en telle ſorte touteſfois qu'en mordant les inferieures

rencontrent point les superieures au trenchant, mais plus haut en dedans vers leurs
corps : & par ainsi elles coupent les morceaux, comme si c'estoit des forces ou des
ciseaux.

Leur generation se fait en la matrice a- *Leur ge-*
uec les autres os. Elles sont glaireuses & *neration.*
molles en leur premiere naissance, & engendrees de la semence. Elles sont contenuës dans leur cauité au dedans de la maschoire, iusques à ce qu'elles ayent acquis
leur solidité, dureté & grosseur. Finalemét
elles percent & la maschoire & la genciue,
mais non pas toutes à la fois : car celles de
deuát sortent les premieres; & les maschelieres les dernieres. La generation des
dents, selon Hippocrate, est de trois sortes.

La premiere se faict en la matrice, de la semence & du sang. La secóde, hors de la matrice, du laict. Et la troisiesme se fait des
alimens solides. Or comme ces trois sortes
d'alimens different en espaisseur: les dents
different aussi en dureté, solidité & grosseur. Car celles qui sont engendrees du
sang & du laict, sont molles, & tombent
ordinairement auant l'âge de sept ans.
Mais celles qui sont faites des alimens solides, sont dures & fermes, & durent à plusieurs tout le temps de leur vie.

Leur nō-
bre & dif-
ference.

Leur nombre plus ordinaire est de vingt-
huict ou de trente-deux, à sçauoir quatorze ou seize en chaque maschoire : desquelles les vnes sont dites *incisoires*, les autres
canines, & les autres *maschelieres*. Les incisoires, ainsi nommees, parce qu'elles sont trē-
chantes, & qu'elles seruent à couper les
morceaux, sōt quatre en chaque maschoire : elles sont vn peu releuees par dehors
& caues par dedans, & se terminent en
pointe. Les canines sont seulement deux
en chaque maschoire : elles sont plus grosses & plus mousses que les incisoires, & seruent pour rompre & casser ce que les incisoires n'ont peu couper : le vulgaire les nōme *dents œillieres*, parce qu'elles reçoiuent
quelques rinceaux des nerfs qui meuuent
l'œil, & croit qu'à cette occasion il y a du
peril à les arracher. Les maschelieres, autrement dites *molaires*, sont huict ou dix en
chaque maschoire : elles seruent pour bro-
yer & moudre les viandes, & à cette fin elles ont leur superficie inégale & raboteuse.
Hippocrate appelle les deux dernieres, *dents*
de sagesse, parce qu'elles sortent enuiron le
quatriesme septenaire, qui est l'aage où
l'homme doit estre sage & rassis.

Les Anatomistes estiment la grosseur
des dents par le nombre de leurs racines :

Leur gros-
seur &
racines.

&appellét groffes, celles qui en ont plufieurs:
& petites, celles qui n'en ont qu'vne. Celles
d'enhaut en ont ordinairemét plus grand nó-
bre, que celles d'em-bas. Les incifoires & les
canines n'en ont ordinairement qu'vne, tant
en haut qu'en bas: mais les mafchelieres d'enhaut en ont quafi toufiours trois, celles d'em-
bas deux. Or celles d'enhaut ont des racines
plus groffes & en plus grand nombre que celles d'em-bas: parce que la mafchoire fuperieure eft d'vne fubftance plus molle & plus
rare, qui fait que les dents n'y tiennent pas fi
bien: joinct que celles d'em-bas portent fur
leurs racines par leur pefanteur, là où celles
d'en-haut font toufiours fufpenduës, & partant ont befoin de plus grand nombre de racines pour les retenir & affermir.

Et faut remarquer en general. 1. Que les
dents ont vne, deux, ou au plus trois racines,
& que rarement elles en ont quatre. 2. Qu'elles fe nourriffent non de moüelle, comme les
autres os; mais du fang qui leur eft porté par
les veines qui font en leurs racines, (dont elles font fubiettes à inflammation.) 2. Quand
elles branflent aux enfans, qu'il eft meilleur
de les laiffer tóber d'elles-mefmes, ou de les
rompre de trauers, que de les arracher auec
vn fil, de peur qu'auec la dét on n'arrache auffi la racine, qui feroit caufe qu'elle ne fe ren-

Chofes à remarquer aux dents.

gendreroit point. 4. Qu'il y a du danger à les tirer au temps qu'elles font douleur, & principalement si elles ne sont point gastees, & si elles ne branlent point.

Leurs v-
sages.

Leurs vsages sont en grand nôbre. Du Laurens veut qu'elles seruent. 1. Pour coupper & mascher les viandes. 2. Pour articuler la parole. 3. Pour l'ornement. 4. Pour la defense & le combat. 5. Pour brider la langue & refréner le caquet.

Des cauitez du crane.
CHAP. XXII.

LEs cauitez qui se voyent au crane sont de trois sortes, nommées *fosse*, *trou*, & *sinuosité*. La fosse est comme vn vallon renfermé d'os de tous costez, comme de collines. Le trou est vn conduit percé de part en part: & la sinuosité, d'vne entrée estroitte va en s'eslargissant.

Fosse.

Trou.
Sinuosité.

Les fosses sont internes & externes. Les internes sont six, & contiennent le cerueau, deux au bas de l'os coronal, qui sont les moindres de toutes: deux en l'os occipital, qui sont les plus grandes: & deux moyennes en situation & en grandeur. Les externes sont quatorze, deux au dessous des oreilles, qui reçoiuent les apophyses de la maschoire inferieure: deux en l'apophyse prerygoïde: deux au trou deschiré de la sixiesme conjugaison,

*Les fosses
internes.*

*Les fosses
externes.*

deux au deſſus, & autant au deſſous du palais:
deux ſous le zygoma en la cauité des temples : & deux en l'orbite des yeux.

Les trous ſont internes & externes. Les in- *Trousi-*
ternes ſont vingt-cinq. Le 1. eſt en l'os cri- *ternes.*
breux. Le 2. en la ſelle du ſphenoïde. Le 3.
donne paſſage au nerf optique. Le 4. donne
iſſuë aux nerfs qui meuuent l'œil. Le 5. au deſſous du quatrieſme baille paſſage à vne portion de la cinquieſme conjugaiſon pour aller
aux muſcles crotaphites. Le 6. longuet, ſert à
la troiſieſme & à la quatrieſme conjugaiſon.
Le 7. contigu au ſixieſme, donne paſſage à la
veine iugulaire. Le 8. comme deſchiré reçoit
l'artere carotide qui monte au cerueau. Le 9.
tortueux va dedans l'oreille , & reçoit le nerf
auditoire. Le 10. baille paſſage à la ſixieſme
& à vne portion de la veine iugulaire ; &
l'artere carotide. Le 11. donne paſſage à
la ſeptieſme conjugaiſon. Le 12. fort petit, eſt
aupres de l'os occipital, & introduit le reſte
de la veine iugulaire, & de l'artere carotide.
Le 13. qui eſt impair, eſt le plus grand de tous,
& baille iſſuë à la moüelle de l'eſpine. *Trous ex-*

Les externes ſont neuf. Le 1. au ſourcil. Le *ternes.*
2. ſous l'œil. Le 3. au grand angle. Le 4. au
commencement du palais. Le 5. à la fin du palais. Le 6. au coſté de la fente ou ouuerture du
goſier. Le 7. entre l'apophyſe maſtoïde, & l'a-
pophyſe ſtyloïde. Le 8. derriere l'apophyſe

maſtoïde. Le 9. eſt vne longue fente au deſſous du zygoma, qui enuoye les nerfs & les vaiſſeaux aux muſcles temporaux.

Les ſinus.   Les ſinuoſitez ſont huict : deux en l'os coronal proche des ſourcils, deux en l'os ſphenoïde, deux en l'apophyſe maſtoïde, & deux en la maſchoire d'enhaut. Voyez Du Laurens liure 2. de ſon Anatomie chap. 22. Et Riolan au 22. chapitre de ſon Oſteologie.

De l'os Hyoïde.
CHAP. XXIV.

L'os hyoïde pourquoy ainſi nommé.   ON peut commodément rapporter l'os hyoïde aux os de la teſte, parce qu'il eſt ſitué dans le goſier à la racine de la langue, & qu'il eſt ſuſpendu & attaché aux apophyſes ſtiloïdes des os temporaux. Les Grecs le nōment *hyoïde*, parce qu'il reſſemble à la lettre Grecque ϒ icy miſe. Il eſt fait de 5. pieces, deſquelles celle du milieu qui eſt la plus grande & comme la baſe des autres, eſt gibbeuſe en dehors, & caue en dedans. La partie caue regarde le cartilage tyroïde, & reçoit l'epiglotte, & la gibbeuſe reçoit & affermit la langue. De cette baſe ſortent quatre apophyſes nommées cornes, deux de chaque coſté. Les *Sa ſymphyſe.* deux inferieures plus courtes, & faites d'vn os ſeul s'inſerent aux apophyſes ſuperieures du cartilage tyroïde : & les deux ſuperieures plus longues, plus menues & plus rondes, ſont tes,tantoſt de quatre oſſelets ioints enſemble, montent en haut vers les racines des apophy-ſes ſtyloïdes.

Cet os qui n'a point d'articulation auec les autres os, eſt attaché aux parties voiſines par huict muſcles, leſquels font l'eſpece de ſymphyſe nommee *ſyſſarcoſe*. Il eſt auſſi attaché aux apophyſes ſtyloïdes, & aux apophyſes du cartilage thyroïde par des ligaments ner-ueux, qui font la ſymphyſe dite *ſyneuroſe*. Son vſage eſt d'appuyer la lâgue ; car eſtant laſche & molle, elle ne pourroit ſe mouuoir comme vne anguille, de tât de differents mouuemês, ſi elle n'eſtoit appuyee ſur vne baſe ferme : & d'autant qu'il eſt caue par dedans, il ſert auſſi à tenir le paſſage ouuert à l'air, pour entrer par le larynx dans les poulmons: & au man-ger & au boire, pour deſcendre par l'œſopha-ge dans le ventricule.

ſes vſa-ges.

Du tronc, ſeconde partie du Scelete, & pre-mierement de l'eſpine.

CHAP. XXV.

LE tronc, deuxieſme partie du Scelete, ſe diuiſe en l'eſpine, en la poictrine & en l'os ſans nom. L'eſpine comprend tout ce qui eſt depuis la premiere vertebre du col iuſques au coccyx. Elle ſert de domicile & rempart à la moüelle dorſale, comme fait le crane à celle du ceruueau : à cette fin elle eſt percee tout du

Diuiſion du tronc.

L'eſpine eſt percée oſſeuſe. Et de plu-ſieurs os nommez.

G

long, pour la contenir ; & offeuſe & tres-dure, pour la defendre des injures externes. Elle
n'eſt pas touteſfois faite d'vn os ſeul, mais de
pluſieurs, afin que le mouuement en ſoit plus
facile, & la diſlocation moins perilleuſe, eſtât
(côme enſeigne Hippocrate) la luxation d'v-
ne vertebre plus dâgereuſe que de pluſieurs.

• Elle eſt au corps comme la quille à vn nauire.

Ces os ſont nommez des Grecs *ſpondyli*,
& des Latins *vertebræ*, parce que c'eſt par leur
moyen que le corps ſe meut & contourne de
tous coſtez. Les anciens ont comparé l'eſpine
à la quille d'vn nauire qu'on poſe la premiere,
& ſur laquelle on aſſied les courbes, la proüe,
la pouppe & tout l'attelage du vaiſſeau : car
les coſtes correſpôdent aux courbes, les bras
à la proue, & les iambes à la pouppe.

Elle eſt diuiſée en quatre parties.

Il y a en tout vingt-quatre vertebres, qui
ſont diuiſées en quatre parties, au col, au dos,
aux lombes, & en l'os ſacrum, qui ſert de baſe aux autres. Toutes ces vertebres s'eſlargiſ-
ſent peu à peu, depuis la premiere iuſqu'à l'os
ſacrum, tellement que la vertebre ſuiuante eſt
touſiours plus groſſe que la precedête : parce
qu'il faut que ce qui ſouſtiêt & porte, ſoit plus
gros & plus fort que ce qui eſt porté : Et touteſfois en cette amplification de vertebres
qui ſe fait de degré en degré, les inferieures
plus groſſes n'en ont point pour cela leur cauité plus ample que les ſuperieures. Et meſ-

me côbien que la moüelle en produifant les nerfs perde peu à peu de fa groffeur, fi eft-ce que le trou des vertebres inferieures ne laiffe point d'eftre auffi remply que celuy des fuperieures : ce qui fe fait par l'efpaiffeur des membranes qui les lient & attachent les vnes aux autres.

La figure de l'efpine (felon Hippocrate) *Belle re-* eft aucunement droicte, en forte toutesfois *prefenta-* qu'elle incline tantoft en dehors, tantoft en *tien de fa* dedans. Depuis la premiere vertebre du col *figure.* iufques à la 7. elle fe courbe en dedans, pour appuyer l'œfophage & la trachée artere. Depuis la 1. du dos iufqu'à la 12. elle fe voûte vn peu en dehors, pour rendre la capacité de la poictrine plus fpacieufe, afin de contenir le cœur & les poulmons. Les lombes fe courbét en dedans, pour appuyer les troncs de la veine caue, & de la groffe artere. Et l'os facrum fe voûte derechef en dehors, pour rendre la capacité de l'hypogaftre plus ample, afin de contenir la veffie, le boyau rectum & la matrice aux femmes. Du Laurés adioufte, qu'elle eft égale & vnie par la partie qu'elle regarde les vifceres, de peur qu'elle ne les offenfe; & fort inégale par dehors, pour feruir à l'infertió des mufcles, & au paffage des vaiffeaux.

Les vertebres font ioinctes enfemble, & par *L'articu-* articulation, & par fymphyfe. L'articulation *lation des* *vertebres*

est ou anterieure, ou posterieure. L'anterieure se fait par les corps des vertebres, & la posterieure par les apophyses obliques : & cette
derniere est ginglymoïde : car chasque vertebre, excepté la premiere du col, & l'onziesme
du dos, reçoit celle de dessus, & est receuë par
celle de dessous : tellemēt que trois vertebres
sont requises pour faire le ginglyme. La symphyse se fait par des ligamens cartilagineux,
qui naissent de la membrane qui enueloppe
les deux tuniques de la medulle spinale : ces
ligamēs sortans d'entre les cartilages qui sont
entre les vertebres, ioignēt & attachent toutes les vertebres ensemble par deuant.

Leur symphyse.

Ce que les vertebres ont de cōmun.

Les vertebres ont beaucoup de choses cōmunes entre elles. 1. Elles ont leurs corps situez en la partie interne, qui sont espais, poreux, & percez de quātité de petits trous, par
lesquels passent les vaisseaux qui leur portent
leur nourriture : c'est sur ces corps que naissent les apophyses & les cartilages. 2. Elles
ont trois sortes d'apophyses, obliques, transuerses & pointuës. Les obliques sont quatre,
deux en haut, & deux en bas. Les transuerses
sont deux, faites pour la seureté, & pour les
diuerses insertions & origine des muscles. La
pointuë est vnique, & est situëe en la partie
posterieure : quoy qu'elle ait donné le nom à
toute l'espine. 3. Elles ont vn trou grand &

ample pour contenir la medulle fpinale.
4. Elles ont cinq epiphyfes, deux au corps,
deux aux apophyfes tranfuerfes, & vne en
l'apophyfe pointuĕ. 5. Chaque vertebre
jointe auec fa prochaine fait vn trou, par
lequel fortent les nerfs de l'efpine : or ce
trou n'eft point femblable en toutes : car
en celles du col, l'inferieure eft plus ef-
chancrée que la fuperieure : en celles du
dos, le demy rond eft égal en l'vne & en
l'autre : & en celles des lombes, le trou eft
quafi tout en la fuperieure.

Des vertebres du col.
CHAP. XXVI.

LES vertebres du col font fept. La 1. eft
nommee *Atlas*, parce que comme A-
tlas, felon la fiction poëtique, porte le Ciel
fur fes efpaules, ainfi cefte vertebre porte
& fouftient toute la tefte. Elle eft appellee
des Grecs *epiftropheus*, c'eft à dire *tournoyan-*
te, parce que tous les mouuements de la tefte fe font fur icelle. La 2. eft nommée dent
par fynecdoche, parce qu'elle a vne apophyfe particuliere, laquelle reffemble à vne
dent canine. La luxation de cette vertebre en dedans, caufe vne efquinance incurable, au dire d'Hippocrate *liure 2. des*
Epidem. Les cinq autres n'ôt point de nom.
Toutes ces vertebres ont de particulier.

Ce que les
vertebres
du col ont
de parti-
culier.
ἐπιςροφεὺς.

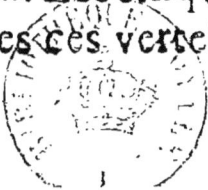

1. Leurs apophyses trãsuerses fourchuës &
troüées: fourchuës, pour l'origine des muscles & la defense des nerfs, qui vont au
diaphragme & aux bras:& troüées, pour
donner passage aux veines & aux arteres
qui montent au cerueau.

ce qui est La premiere n'a point d'apophyse poin-
particu- tuë, parce qu'elle eust blessé les muscles
lier à la qui passent par là. Son corps est aussi quel-
premiere. que peu caue par dedans, afin de receuoir
la dent, à laquelle elle est attachée par vn
tres-fort ligament. Sur l'articulation de
ces deux vertebres auec l'os occipital, se
font tous les mouuements propres de la
teste. La premiere a encore cela de propre
qu'elle reçoit & n'est point receuë.

Des vertebres du dos.

CHAP. XXVII.

Les ver- Es vertebres du dos sont douze, aus-
tebres du quelles sont articulées les douze co-
dos diffe- stes. Leurs corps sont plus ronds, plus
rent de courbes, plus espais & plus poreux que
celles du ceux du col. Leurs apophyses pointuës
col. sont simples, longuettes & panchantes en
bas: & les transuerses espaisses, solides, rõ-
des & non troüées. L'õziesme a son espine
Ce que toute droicte, & est contraire à la premie-
l'onzies- re du col: car elle est receuë & ne reçoit
me a de point. Chacune de ces vertebres a deux
propre.

petites cauitez; l'vne aux apophyfes tranfuerfes, & l'autre à cofté de leur corps, qui
feruent à l'articulation des douze coftes.
Ce nombre de douze vertebres n'eft pas
toufiours conftant, parce qu'on n'en trouue quelquesfois qu'onze : & d'autresfois
auffi qu'on en remarque treize.

Des vertebres des lombes.
CHAP. XXVIII.

LEs lombes font faits de cinq fpódyles, *Ce qu'il*
auffquels il faut remarquer. 1. Qu'ils ont *faut re-*
force petits trous, dãs lefquels entrent les *marquer*
veines lombaires, qui portent le fang pour *aux ver-*
nourrir leur corps, qui eft fort efpais. 2. *tebres des*
Que leurs apophyfes tranfuerfes font plus *lombes.*
longues & plus menuës, pour feruir com-
me de petites coftes. 3. Et que les pointuës
font plus groffes & plus longues.

De l'os facrum.
CHAP. XXIX.

L'Os facrum fert comme de bafe à toute
l'efpine. Il reçoit de cofté & d'autre les *Figure de*
os ifchion, & cõtient, comme il a efté dict, *l'os facrũ:*
l'inteftin droict, la matrice & la veffie. Il eft *de combiẽ*
fort & triangulaire, caue par dedãs, & gib *d'os il eft*
beux par dehors, fait de 5. pieces, & quel- *fait.*
quesfois de fix, faciles à feparer par ebul- *Pourquoy*
lition, mais aux enfans feulement. Ces os *fes os font*
eftans immobiles font mis au nombre des *nommez*
vertebres.

vertebres, pluſtoſt à raiſon de leur figure
que de leur vſage, à cauſe qu'ils ont des a-
pophyſes & des trous, par leſquels ſortent
les nerfs qui ſe diſtribuent aux iambes. Or
ces trous ne ſont point comme aux vertebres, percez aux deux coſtez, (parce que
les os des iles occupent ces parties) ains
par deuant & par derriere. Ceux de deuãt
ſont plus grands, parce que les nerfs qui ſe
diſtribuét aux parties de deuant, ſont plus
gros, & en plus grand nombre, que ceux
qui s'eſpãdent dãs les parties poſterieures.

Du coccyx ou cropion.

CHAP. XXX.

Le coccyx
fait de
pluſieurs
os.

A L'extremité de l'os ſacrum, ſe voit vn
os compoſé de trois, & quelquefois
de quatre oſſelets ſpongieux: lequel parce
qu'il reſſemble au bec de cocu, eſt nommé
des Grecs *coccyx* ; nous le nommons *queüe*
ou *cropion.* Il ſe recourbe legerement en
dedans aux hommes : mais aux femmes,
principalemét au temps de l'enfantemét,
il ſe flechit en dehors pour faciliter la ſortie de l'enfant. Au bout d'iceluy ſe voit

Sa figu-
re.
Sõn vſa-
ge.

vne appédice cartilagineuſe. Riolan veut
qu'il ſerue pour appuyer le muſcle leuateur de l'anus, pour boucher le bout de
l'eſpine, de peur qu'elle ne ſoit offenſee
par le froid, & pour receuoir plus molle-

ment les coups, de peur que la fracture ne
passe iusques aux os.

Des os de la poictrine, & premierement
de la clauicule.

CHAP. XXXI.

LA deuxiesme partie du tronc est le thorax, qu'en François on nomme la poictrine. Elle contient dans sa cauité ovale
les parties vitales, & est bornee par en haut
des clauicules: par em-bas, du diaphragme
& du cartilage xiphoïde: par deuant, du
sternon: par derriere, des vertebres du
dos; & par les costez, des douze costes.

La clauicule est vn os rôd & inégal, qui
n'est couuert que de la peau & du perioste.
Il est poreux & spongieux, & ne se trouue
qu'en l'homme & au singe. Il ressemble
assez bien à la lettre capitale S, estant
vers le sternon vouté par dehors, &
vers l'omoplate enfoncé par dedans. Il a
cette figure inégale, & faite côme de deux
demy cercles, pour estre plus fort, & pour
dôner passage par la cauité qui est proche
du sternon, aux vaisseaux qui montent &
descendent le lôg du col, de peur qu'ils ne
soient pressez. Il a double connexion, l'v-
ne auec l'omoplate par l'acromion; & l'autre auec le sternô. Et l'vne & l'autre par arthrodie, en sorte toutesfois que son mou-

La poi-
ctrine; sa

figure &
ses bor-
nes.

Clauicu-
le.

sa figu-
re.

Sa cône-
xion.

uement vers l'omoplate eft plus grand &
plus frequent : & vers le fternon plus petit

Sés vfa
ges.

& quafi infenfible. Sõ vfage eft triple, pour
affeurer la diarthrofe du bras auec l'omoplate, pour affermir le fternon : & pour laiffer quelque interualle entre l'omoplate &
les coftes : & le tout pour feruir à la diuerfité des mouuemens du bras. Ces os font
moins courbez & efleuez en dehors aux
femmes pour vn plus grand ornement ;
afin que les foffes qui fe voyent aux hommes au deffus de la poictrine, n'apparoiffent point en elles.

Des os du fternon.

CHAP. XXXII.

*Le fternõ
aux en-
fans eft
fait de
fept os.*

LE fternon ou brechet eft fait de plufieurs os, defquels le nombre varie felõ
la diuerfité des aages. Aux enfans il eft
quafi tout cartilagineux, & peut eftre diuifé tranfuerfalement en fix ou fept pieces.
Mais apres l'aage de fept ans, elles s'vniffent enfemble, en telle façon qu'elles apparoiffent comme fi ce neftoit qu'vn os
continu, diftingué par trois lignes, qui eft

*& aux
hommes
de trois.*

caufe qu'aux hõmes il eft compofé de trois
os. Le 1. a de particulier par en haut, vne
cauité, dãs laquelle s'emboëtte la tefte de
la clauicule. Le 2. a auffi de cofté & d'autre
plufieurs cauitez, qui reçoiuent les carti-

lages de la trois , quatre, cinq & sixiesme
coste. Et le troisiesme est petit, & aboutit
au cartilage xiphoïde.

Des costes.

CHAP. XXXIII.

IL y a douze costes d'ordinaire de chasque costé, & tout autãt comme il y a de *Les costes sont douze, sept vrayes.*
vertebres au dos. D'icelles les 7. superieures sont dites vrayes, parce qu'elles sont
articulees auec le sternon : & les cinq au- *Cinq fausses.*
tres fausses, d'autant qu'elles n'ont point
d'articulation auec le sternon. Leur sub *Leur substãce, leur articulation.*
stance est en partie osseuse, & en partie
cartilagineuse. Osseuse là où elles se ioignent auec les vertebres & en leur milieu;
cartilagineuse, là où elles s'articulẽt auec *Leur figure.*
le sternon. Elles ont la figure d'vn arc, estãt
plus estroittes en leur commencement &
en leur fin, & plus larges en leur milieu.
Mais les superieures sont plus courbees
que les inferieures Elles sont raboteuses
en leurs racines, afin que de là puissent
sortir les ligamens, qui les attachent auec
les corps des vertebres & leurs apophyses
transuerses. Leurs vsages sont, de former *Leur vsage.*
la cauité de la poictrine, de defendre les
parties contenuës en icelle, & de seruir à
l'origine & à l'implantation des muscles
qui seruent à la respiration.

De l'Omoplate ou Espaule.
CHAP. XXXIV.

Le paste-
ron.
Sa figure.

L'Os nommé des Grecs *Omoplate* est dit en François *l'espaule* ou *le pasteron.* Sa figure approche de la triangulaire. Il est large, gibbeux par dehors, & caue par dedãs.

ses par-
ties.

On remarque en luy plusieurs parties, qui seruēt à l'origine & à l'insertion des muscles. 1. La base qui descend le long des vertebres du dos, laquelle se termine en deux angles, l'vn dit superieur, & l'autre inferieur. Les costez de la base qui sont nommez costes, dõt l'vne est superieure, & l'autre inferieure. 3. La partie voûtee ou gibbeuse, & la partie caue. 4. Vne apophyse qui s'auance par le milieu de tout l'os, nõmée espine, l'extremité de laquelle articulée auec la clauicule est dite acromion & *cataclus.* 5. Deux cauitez, l'vne au dessus, & l'autre au dessous de l'espine. 6. Vne apophyse pointuë nõmée anchyroïde ou coracoïde. 7. Le col, au bout duquel se voit vne cauité glenoïde, qui reçoit la teste de l'humerus. 8. Cinq appendices. 9. Et vne sinuosité au costé superieur, par laquelle passent quelques vaisseaux.

Ses vsa-
ges.

Ses vsages sõt trois, la defense des costes, l'implãtation des muscles, & l'articulatiõ de l'humerus & de la clauicule. Or elle a non feulemét articulation, mais auffi fym- physe. Son articulation eft double, l'vne, *son arti-* auec la clauicule par l'acromion, & l'autre *culation* par la cauité glenoïde auec l'os du bras. *& fym-* La fymphyfe fe fait par les mufcles qui l'at- *physe.* tachent à l'os occipital, à l'efpine, aux co- ftes & à l'os hyoïde.

De l'os fans nom, duquel les parties font l'os ilium, ifchion, & l'os pubis.

CHAP. XXXV.

LA derniere partie du tronc eft l'os ano- nyme ou fans nom. Aucuns de fa plus grande partie le nomment *os ilium*, & les autres ifchion. Encor qu'il femble n'eftre qu'vn feul os, attaché de part & d'autre fort eftroittement auec l'os facrum : fi eft- ce qu'aux enfans iufques à fept ans, il fe voit feparé par des cartilages en trois par- ties. La 1. qui eft poftericure, plus haute, plus large & plus mince, articulée auec l'os facrum, eft nommee *ilium* ou *des flancs*. La *L'os iliũ.* 2 qui eft fuperieure & anterieure, eft dite *os pubis*, l'os du penil, ou l'os barré : il eft *L'os pu-* joint auec fon oppofite femblable par de- *bis.* uant, par fynchondrofe. Et la troifiefme qui eft la plus baffe, eft appellée *ifchion*, ou *L'os if-* *os coxendicis*, ou *de la hanche* : En icelle fe *chion.* voit vne cauité grande & profonde, dans laquelle s'emboëtte la groffe tefte du fe-

La boët-
te. mur, laquelle eſt attachee au fond d'icelle
par vn ligament rond & tres-fort. Des
bords de ceſte cauité (on les appelle ſourcils) naiſt encore vn ligament tres-fort,
qui embraſſe l'articulation de toutes
Ses vſa- parts. Ces os ont trois vſages. 1. Ils portent
ges. & affermiſſent tout le tronc, tellement que
demeurans immobiles, le reſte du corps ſe
meut ſur iceux de diuerſes ſortes de mouuemens. 2. Ils donnent naiſſance aux ligamens & muſcles de la verge & des parties
inferieures. 3. Eſtans ioints enſemble &
articulez auec l'os ſacrum, ils font vne capacité grande & ſpacieuſe, qui contient la
veſſie, les boyaux & la matrice. Aucuns
adiouſtent qu'ils appuyent le membre viril, de peur qu'il ne ploye ou gauchiſſe
quand ce vient à l'intromiſſion. Ce qui ſoit
dit en gros de ces os. Mais d'autant que
les diuerſes parties qui ſe remarquent en
chacun d'iceux, ſeruent grandement pour
entendre l'hiſtoire des muſcles, il eſt neceſſaire de les deſcrire icy plus particulierement.

    L'os ilium, qui eſt le plus grand, eſt caue
par dedans, & gibbeux par dehors : par l'en-
Les par- droit qu'il eſt articulé auec l'os ſacrum, il
ties de l'os eſt plus eſpais, ce qui a eſté fait afin de le
ilium. rendre plus fort. Les Anatomiſtes remar-

quent en luy diuerfes parties. 1. Ils appellent la circumference fupcrieure d'iceluy,
la cofte ou la crefte de l'os *ilium*: de laquelle les bords, tant internes qu'externes, font
nommez levres : Et partant des levres l'v-
ne eft interne qui regarde le ventre, & l'autre externe qui fe jette en dehors. 2. En la
partie anterieure il y a deux efpines : defquelles l'inferieure eft au deffous de la
boëtte, & la fupcrieure finit en terminant
la cofte par vne efpine notable, par la partie qu'elle fe joint auec l'os facrum.

Les *os pubis* font joints par deuant par
fynchondrofe, mais par en haut feulemét: Les parties de l'os
pubis.
car par em-bas ils font feparez. En iceux
on remarque en la partie fuperieure de la
commiffure vne efpine, tout joignant laquelle il y a vn grand trou en chaque os,
comme vn huis ou vne feneftre, lequel
femble auoir efté fait pour le rendre plus
leger. Ce trou eft exaɗement boufché par
vne membrane dure, qui fepare les deux
mufcles obturateurs qui paffét par iceluy.
En la partie fuperieure de ce trou, il y a vn
finus qui regarde obliquement en bas, par
lequel paffent les vaiffeaux fpermatiques,
tant preparans que jaculatoires.

En l'ifchion au deffous de la çotyle ou Les parties de l'os
ifchion.
boëtte qui reçoit la tefte du femur, il faut

remarquer vne efpine : au deffous de cefte efpine vne tuberofité, dite en Latin *tuber ifchy*, & entre les deux vne finuofité, par laquelle paffent les mufcles obturateurs.

Des os qui font la troifiefme partie du Scelete, & premierement de l'humerus ou bras.

CHAP. XXXIV.

Le bras.
LE bras, que Celfe nomme *humerus*, eft fait d'vn feul os, tres grand, tres-fort & caue par dedans, pour côtenir la moüelle. Le bout d'en haut eft plus gros, & s'efleue en vne groffe tefte ronde, qui entre dans la cauité glenoïde de l'omoplate. En la partie anterieure de cefte tefte fe void *Ses parties, fa tefte.* vne fiffure ou fente, par laquelle, comme par vne poulie, paffe la tefte nerueufe du mufcle biceps flechiffeur du coude, qui prend fon origine de la cauité de l'omoplate. Le bout d'em-bas cambré quelque peu en dedans, fe dilate pour la pro-*Ses apophyfes.* duction de deux apophyfes : defquelles la fuperieure eft dite apophyfe externe, & l'inferieure apophyfe interne. D'icelles naiffent quafi tous les mufcles du coude & de la main. Entre ces deux apophyfes s'efleue vne epiphyfe ronde & longuette en façon de poulie, autour de laquelle tournent les apophyfes pointuës du cubitus, lefquelles font receuës dans les caui-

tez

tez qui font de part & d'autre joignant la poulie, & feruent à la flexion & à l'exten-fion du coude.

Du coude & du rayon.
CHAP. XXXVII.

LE coude eft fait de deux os, defquels *Le coude.* celuy de deffous qui eft le plus long, re-tenant le nom du tout, eft proprement nô-mé *cubitus*, le coude, & des Arabes, *le grand* *Son arti-* *focile* : celuy de deffus, qui eft le plus court, *culation* parce qu'il reffemble aucunement à la na- *auec le* uette d'vn tifferan, eft appellé *radius*, le ra- *bras.* yon, & des Arabes *le petit focile.* Ces deux *Le radius* os font ioints en'éble auec celuy du bras, *& fon ar-* par diuerfes fortes d'articulations : car le *ticulatiõ.* coude eft articulé par ginglyme auec luy, & de cefte articulation dépédent les mou-uements droicts, qui font la flexion & l'ex-téfion: & le rayon par arthrodie, & fait les mouuemens obliques, qu'on appelle *de* *La main* *pronation & fupination.* La pronation de la *prone &* main, pour exemple, eft quand la paume *fupine.* eft en bas; & la fupination quand elle eft *Les par-* tournee en haut. Et d'autant que pour fai- *ties du* re le ginglyme il faut des teftes & des ca- *coude.* uitez, on voit en la partie fuperieure du cu-bitus, deux apophyfes pointuës, nommees *coronés*, & vne cauité. Des apophyfes l'an- *L'apo-* terieure eft la plus menuë, & la pofterieure *phyfe di-*

*te olecra-
ne.*

*La cauité
sigmoïde.*

*L'apo-
physe nō-
mée sty-
loïde.*

*Le ra-
dius, son
articula-
tion par
en haut
& par
embas.*

la plus grosse, & cette derniere se termine
en vn angle mousse, nōmé *olecrane*. La cauité est dite sigmoïde, parce qu'elle ressemble assez bien au sigma des Grecs, ou
à la lettre capitale C. Doncques les cauitez du bras, qui sont de part & d'autre ioignant l'epiphyse faite en façon de poulie,
reçoiuent les deux apophyses du coude, &
la cauité sigmoïde du coude reçoit les
deux apophyses du bras, & ainsi font le
ginglyme. Le coude se termine par embas
en vne apophyse pointuë nommee styloïde, par le moyen de laquelle & d'vn cartilage il est articulé par diarthrose auec le
carpe ou poignet.

Le rayon est articulé par diarthrose par
son bout d'enhaut, auec le condyle ou l'a-
pophyse externe du bras : & par son bout
d'embas, il se ioint par le moyen d'vne epiphyse auec l'os du carpe qui regarde le
doigt du milieu. Ces deux os sont contraires en la situatiō de leurs parties & en leur
conjonction : car le coude est plus gros par
en haut & plus menu par embas : & le rayō
au contraire est plus gros par embas, &
plus menu par en haut : derechef le coude
reçoit le rayon par en haut : & au contraire
le rayon reçoit le coude par embas, estans
separez l'vn de l'autre en leur milieu pour
faire place aux muscles.

Des os de la main.

CHAP. XXXVIII.

LA main se diuise en trois, au carpe, au
metacarpe & aux doigts. Le carpe, que Le poi-gnet com-posé de huict os.
nous appellons *le poignet*, est composé de
huict os solides & inégaux, qui sont ioints
si estroitement ensemble par des ligamens
& des cartilages, qu'ils semblent n'estre
qu'vn os seul : & leur articulation se rapporte à celle que nous auons nômee neu-
tre& douteuse. Ils sont distinguez en deux
rangs, en sorte que le premier qui est articulé auec le coude & le rayon, est fait de
trois os : & le second qui s'assemble auec
les os du metacarpe, de quatre : le huictiesme os est hors de rang ; toutesfois on le
rapporte au premier.

Le metacarpe ou paume de la main est
fait de quatre os longs & menus, qui sont *Le meta-carpe fait de quatre os.*
articulez par l'articulation douteuse auec
ceux du carpe, & par ginglyme auec ceux
des doigts. Ils ont des apophyses en haut *Leur ar-ticula-tion.*
& en bas, desquelles naissent des ligamens
qui affermissent leur articulation. Ils sont
quelque peu gibbeux par dehors, & cam- *Leur fi-gure.*
brés par dedans, & ont vne petite cauité
pleine de moüelle. Ils s'entre-touchét par
leurs bouts, comme font le coude & le rayon, & sont separez en leur milieu, pour

faire place aux mufcles inter offeux.

Les doigts font cinq, & chacun d'iceux eft fait de trois os, difpofez par ordre en trois rangs, nommez des Grecs *phalanges*, comme qui diroit des troupes rangees en bataille. Ils font articulez par gin-glyme, & auec les os du metacarpe, & en-tr'eux mefmes. Les eminences qui fe vo-yent au dehors en leurs articulations, font nommees *condyli* des Grecs; & *nodi* des Latins, c'eft à dire, nœuds.

De l'os de la cuiffe.

CHAP. XXXIX.

LE pied fe diuife en la cuiffe, en la jã-be, & en l'extreme pied. L'os de la cuiffe nõmé femur, eft vnique & eft le plus grãd & le plus long de tous ceux du corps.

Il eft amplement caue, pour eftre plus le-ger, & pour contenir la moüelle. Il eft rõd & droict, mais non point exactement : car par deuant & par dehors il eft gibbeux : &

par dedans & par derriere, vn peu cambre.

En fon bout d'enhaut il a vne groffe tefte ronde (Hippocrate l'appelle *arthron*) la-quelle receuë dans la boëtte de l'ifchion fait l'articulation nommée enarthrofe : Au deffous de cette tefte l'os eft plus me-nu, & eft nommé *ceruix*, ou col. De là for-

tent deux apophyfes nommées *trochante-*

res ou *rotateurs.* L'externe plus groffe eft nõmee grand trochãtere, & l'interne plus petite, eft dite petit trochantere. Ces deux apophyfes font auffi epiphyfes, & fe feparent facilement aux enfans. Le bout d'embas auant que de fe fendre en deux teftes, fe groffit & dilate peu à peu pour leur donñer vne bafe ample & large. De ces deux teftes, l'interne eft plus groffe, & l'externe plus large & plus platte. Il y a auffi entre ces deux reftes vne cauité. Or c'eft par le moyen de ces deux reftes & de cette cauité que l'os de la cuiffe s'articule par ginglyme auec celuy de la iãbe : d'autant que la cauité de l'os de la cuiffe reçoit l'apophyfe de l'os de la iambe, & les deux cauitez de l'os de la iãbe reçoiuẽt les deux teftes ou apophyfes de l'os de la cuiffe.

Le bout d'em-bas & fon articula-tion.

De l Os de la iⁱmbe.

CHAP. XL.

LA iambe eft faite de deux os. Le plus grand retenant le nom du tout, eft nõmé des Latins *tibia*, & des Arabes *le grand focile.* Il eft articulé par en haut par ginglyme auec le bout de l'os de la cuiffe. Et par le bout d'embas, il s'amoindrit peu à peu, & fe termine en vne epiphyfe prominente & gibbeufe, qu'on nomme *le malleole* ou *la cheuille interne.* Cet os fait vn angle long &

Le tibia.

aigu par deuant, qu'on appelle *espine*, & est quasi tout triangulaire.

L'os de l'esperon.

L'autre os, qui est le plus petit, est nommé des Grecs *peroné*, des Latins *fibula*, des Arabes *le petit focile*, & des François *l'os de l'esperon*. Par son bout d'en haut, il ne monte point iusques au genoüil, & par em-bas, il fait vne apophyse qu'on appelle *le malleole* ou *la cheuille externe*. Ces deux os, comme le coude & le rayon, sont contigus en leurs extremitez : car le peroné reçoit par en haut dans sa cauité, la tuberosité du tibia : & le tibia reçoit par em-bas dans sa cauité l'éminence du peroné : mais ils sont separez par leur milieu, pour faire place aux muscles.

De la Rotule.

CHAP. XLI.

La rotule.

Sa substance.

L'Os couché sur l'articulation qui est cómune à la cuisse & à la jambe, est nommé des François *la rotule*, *la meule*, ou *la palette du genoüil*. Il est par tout enduit de cartilages, estant dense & lissé par dedans, & rare & spongieux par dehors, pour receuoir plus aisément sa nourriture, & pour l'insertion des tendons desquels il est couuert.

Sa figure.

Sa figure est comme celle d'vn escusson ou d'vn petit plat : il est gibbeux & releué en dehors, & par dedans il embrasse

par des cauitez propres, & faites exprez
pour cette fin, les parties éminentes des os
qu'il couure: Et par vne longue éminence, *sa conne-*
qui ressemble à la bosse d'vn bouclier, il *xion.*
s'insinuë dans la capacité qui est entre les
os de la cuisse & de la iambe. Il est vague
& mobile, afin de ne point nuire au mouuemēt de cette iointure : Et est attaché au
femur & au tibia, non seulement par les
tendons des muscles : mais il est aussi tenu
ferme en son lieu par des ligamés propres,
cõme a remarqué Colomb. Son vsage est *Son vsa-*
d'affermir l'articulatiõ du genoüil, de peur *ge.*
qu'en marchãt par des lieux roides en pē-
te, ou fléchissant fort le genoüil, il ne se
face luxation en deuant : Et ensēble pour
garder, quand on estend fort la iambe, que
l'extension ne se face outre la droicte ligne, & que le genoüil se puisse fleschir en
vn angle droict.

De l'extreme-pied.
CHAP. XLII.

L'Extreme-pied se diuise au tarse, au mē- *Le tarse*
tatarse & aux orteils. Le tarse est fait de *est fait de*
sept os, desquels le premier est nommé des *sept.*
Grecs *astragale*, des Latins *talus*, & des Frã-
çois *le talon*. La partie superieure d'iceluy
caue en son milieu, & releuee de part &
d'autre de bords cõme vne poulie, reçoit

H iiij

le tibia, & eſt embraſſé de tous coſtez par les deux malleoles. C'eſt ſur cette articulation qui eſt ginglymoïde, que le pied s'eſtend & fleſchit : car quand il eſt meu vers les coſtez, Galien veut que ce ſoit par l'articulatiõ de ce meſme os auec le ſcaphoïde. La partie inferieure de l'aſtragale eſt inégale, gibbeuſe en trois endroits, & caue en deux.

2. Le 2. eſt le *calcaneum*, c'eſt le plus grand & le plus gros des ſept. Il eſt aſſis ſous l'aſtragale, & eſt articulé auec luy & le cuboïde par ginglyme. Il reçoit l'implantation des trois tendons forts & larges qui font la chorde, leſquels ſortent du muſcle ſolaire & des deux jumeaux.

3. Le 3. à cauſe qu'il reſſemble à vn nauire, eſt nommé *ſcaphoïde*, ou *os nauiculaire*. Il a vne cauité aſſez profonde qui reçoit la teſte de l'aſtragale. Il a en ſa partie gibbeuſe trois ſuperficies cubiques fort peu eſleuees, auſquelles s'appliquent trois des os du tarſe.

4. Le 4. pour la figure carree ou cubique, eſt nommé des Grecs *cuboïde* & des Latins *os teſſere*. Il eſt comme quarré, ayant ſix faces fort inégales, & aucunement rudes, deſquelles l'interne ſemble auſſi eſtre double.

Les autres trois os n'ont point de noms propres. Fallope les appelle *chalcoides*, & les autres les nomment *cuneiformes*, pource qu'ils ressēblent à vn coin à fēdre du bois.

Le metatarse, autrement nommé *pedion*, & en François *la plante du pied*, est composé de cinq os, qui sont disposez en vne rangée, & fort estroittement attachez ensemble, afin de tenir le pied plus ferme & plus asseuré en cheminant. La structure du metatarse est semblable à celle du metacarpe. Les extremitez de ces os sont plus grosses & comme noüeuses : & ont des epiphyses qui sont enduites de cartilages. Ils sont articulez par leur partie inferieure auec les os du tarse par arthrodie, fort proche les vns des autres : puis ils s'escartent peu à peu : tellement qu'ils sont plus esloignez & distraits les vns des autres aupres des orteils, que du tarse. Ils sont gibbeux & voûtez par dessus, & caues par dessous. Estans joints ensemble auec les os du tarse, ils fōt vne cauité notable & profonde en la plante du pied, laquelle est aggrandie par l'auancement du calcaneum. Ceste cauité a esté faite, afin que les tendons neruevxdes muscles puissent estre asseurément conduits aux orteils : car si la plante du pied estoit plaine & egale, les tendons pour-

Les cinq, & six & sept.

Le metatarse est fait de cinq os.

Leur articulatiõ.

roient estre pressez & foullez en cheminãt.
Ioint qu'aux chemins rudes, roides & inégaux, le pied estant ainsi caue s'adapte
mieux & s'arreste plus fermement, que s'il
estoit plain & égal.

Les os des
orteils
sont qua-
torze.
Les os des orteils sont seulement quatorze, disposez en trois rangées: car le poulce
n'a que deux os & deux jointures, & les
quatre autres, chacun trois os & trois join-
Leur ar-
ticulatiõ.
tures. Ces os sont joints ensemble les vns
auec les autres par ginglyme, & sont plus
courts que ceux des doigts de la main,
gibbeux par dessus, & caues par dessous.

Des os sesamoïdes.

CHAP. XLIII.

Les os se-
samoides.
AVx jointures des doigts du pied & de
la main, se trouuent des osselets qu'on
nomme sesamoïdes, parce qu'ils ressemblent à la graine de sesame. Ils sont solides
Leur fi-
gure.
& ronds, mais vn peu applatis, & cachez
Leur nõ-
bre.
sous les tendons des muscles, qui fleschis-
sent ou estendent les doigts. Le nombre
en est incertain. Du Laurens dict qu'on en
trouue & au dedans & au dehors des jointures, mais plus au dedans qu'au dehors. Il
En la
main.
en met deux en la deuxiesme jointure du
poulce, & vn en la troisiesme. Aux autres
quatre doigts, il en met deux en la premiere jointure, & en chacun des autres vn: tel-

ement qu'il y en a dix-neuf en la partie
interne des doigts. Pour le regard de
ceux de l'externe, il dit qu'ils sont moins
en nombre, plus petits, & moins durs & solides. Quant est du pied, il dit qu'ils sont *Au pied.*
quasi en nombre pareil. Leur vsage prin- *Leur vsa-*
cipal est d'affermir les articulations & *ge.*
d'empescher la dislocation des doigts.

Sommaire dénombrement de tous les Os du
corps humain.

CHAP. XLIV.

POur closture de l'Osteologie, nous ferons vn brief denombrement de tous
les os, pour en arrester vn nombre certain.
Le Scelete a esté cy-deuant diuisé en trois
parties, en la teste, au tronc, & aux jointures. La teste comprend le crane & la face : *Les os du*
le crane est fait de huict os, de six propres, *crane sõt*
& de deux communs. Les propres sont le *quatorze*
coronal, l'occipital, les deux parietaux &
les deux temporaux. Dans chacun de ces
deux derniers sont enfermez trois osselets
seruans à l'oüye, nommez estrieu, enclume & marteau.

Les deux communs sont le sphenoïde &
l'ethmoïde, tellement que tous les os du
crane sont quatorze. La face comprend *Ceux de*
les deux maschoires. Celle d'en haut est *la face*
faite d'onze os, & celle d'em-bas de deux. *45.*

En chacune des maſchoires ſont articulees ſeize dents, qui font trente-deux. De
ſorte que les os de la face ſont quarante-
cinq, leſquels joints auec les quatorze du
crane, font que le nombre des os de toute
la teſte ſe monte à cinquante-neuf.

Ceux du tronc 68. Le tronc ſe diuiſe en l'eſpine, en la poictrine & en l'os ſans nom. L'eſpine ſe de-
partit derechef au col, au dos, aux lombes
& en l'os ſacrum auec le coccyx. Le col
eſt fait de ſept vertebres : le dos de douze :
les lombes de cinq : l'os ſacrum de quatre,
& le coccyx de trois oſſelets qui font trente & vn. La poictrine eſt faite du ſternon
& des coſtes, & eſt bornee par en haut des
clauicules, & couuerte par derrière des
omoplates. Les os du ſternon ſont le plus
ſouuēt trois. Les coſtes ſont ordinairemēt
douze de chaſque coſté. Il y a auſſi de chaſque coſté vne clauicule & vne omoplate.
L'os ſans nom eſt fait de ſix os, de deux
nommez *ilium* ou *des iles* : de deux autres
appellez les *os pubis* ou du penil : & de deux
qu'on nomme iſchion. Tellement que tous
les os du tronc montent à ſoixante huict.

Des deux mains 60. Reſté encore les jointures, qui ſont la
main & le pied. La main comprēd le bras,
le coude & l'extréme-main. L'os du bras
eſt vnique de chaque coſté. Le coude eſt

fait de deux os, & la main de vingt-sept.
De sorte qu'en chasque main il y a trente
os : qui joints auec les trente de l'autre
main, fourniffent le nombre de soixante.

Le pied comprend la cuiffe, qui n'eft fai
te que d'vn os : la jambe, qui eft faite de
deux : & l'extreme-pied, qui eft fait de
vingt-fix. Tous lefquels auec la rotule font
trente : qui contez auec les trente de l'autre pied, fourniffent soixante.

Des deux pieds 60.

Ie ne mets point icy en compte les fefamoïdes, parce que le nombre en eft incertain : ny l'os hyoïde, parce que n'ayant
point d'articulation auec les autres os, il
ne fe trouue point aux fceletes : non plus
que celuy qu'Ariftote dit fe trouuer au
cœur, ny cet autre qu'aucuns veulent eftre
au ceruuau. D'icy donc nous recueillons,
que le nombre de tous les os du Scelete fe
monte à deux cens quarante-fept : à fçauoir cinquante-neuf à la tefte, foixante-
huiſt au tronc, & fix vingts aux jointures.

Fin du second Liure.

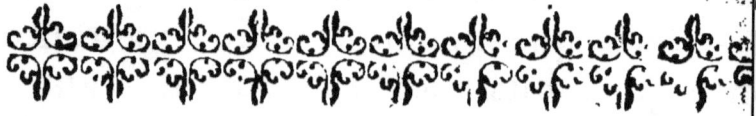

LE

TROISIESME LIVRE
TRAITE DES CARTILAGES,
DES MEMBRANES ET DES FIBRES.

La definition de Cartilage.

Definitiõ du Carti-lage.

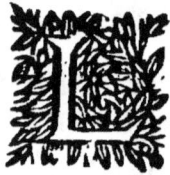

L A partie qui approche le plus de l'os en froidure, feichereſſe & dureté, c'eſt le Cartilage, qui pour ceſte raiſon eſt definy vne partie ſimilaire, froide, & ſeiche, engendree d'vne portion groſſiere & terreſtre de la ſemence condenſee par la chaleur, pour ſeruir à la varieté & aſſeurance des mouuemens, & pour eluder les efforts & rencuntres externes.

Explica-tion de la definitiõ.

Le Cartilage eſt vne partie ſimilaire, par ce qu'il eſt tout ſemblable à ſoy, & que la moindre portion d'iceluy retient la nature, la temperature & le nom du tout. Sa forme c'eſt la temperature, & eſt exprimee en ces mots *froide & ſeiche.* Or il eſt froid & ſec, à raiſon de la reſolution de la chaleur

& de la confomption de l'humidité : de là
vient aussi qu'il est dur. Sa matiere c'est
vne portion grossiere & terrestre de la semence. Sa cause efficiente, c'est la chaleur
naturelle, organe immediat de la faculté
formatrice. Et pour le regard de la finale,
elle est declarée en la derniere partie de la
definition, & expliquée au chapitre suiuât.
Le cartilage conuient auec l'os en vsage : *En quoy le carti- lageconuiet auec l'os.*
parce qu'il sert d'os aux animaux qui n'en
ont point : en temperament, parce qu'il est
quasi semblable en tous deux, & en senti
ment, parce que l'vn en est priué, aussi
bien que l'autre.

Mais ils different. 1. En ce que l'os est *En quoy il differe.*
le plus souuent inégal & rabboteux, & le
cartilage vny, lisse & transparent. 2. Et en
ce que l'os a des cauitez ou cauernositez,
ce que le cartilage n'a point : car estant
plus mince & moins solide, son aliment
passe facilement dans toute sa substance,
sans qu'il ait besoin de cauitez pour le
contenir.

Aristote veut que l'os & le cartilage soiét
de mesme nature & espece, & qu'ils different seulement selon le plus ou le moins :
d'autant que l'os est plus sec & plus dur
que le cartilage. Ce qui se prouue, parce
que l'os en sa generation ne semble estre

rien que cartilage, comme il appert aux
enfans nouueau-nez : & parce que le cartilage degenere par laps de temps en os,
comme il se void aux vieilles gens.

Il y en a toutefois qui tiennent qu'ils different d'essence & d'espece : parce que
Galien & les Medecins les tiennent pour
parties similaires differentes d'espece, &
parce qu'ils ont esté creez pour diuerses
fins & vsages.

Or combien que l'on ne puisse nier que
l'os par laps de temps ne soit fait du cartilage, comme de sa matiere plus prochaine : si est-ce qu'il faut tenir pour veritable,
qu'autre est la matiere, & autre la chose
faite de la matiere : & partant qu'il ne faut
point confondre ces deux choses ensemblement.

Les vsages du Cartilage.
CHAP. II.

LEs vsages du cartilage sont generaux,
ou particuliers. Entre les generaux il
en a deux principaux, qui ont esté touchez en la definition : car il a esté fait pour
seruir aux mouuemens, ou pour rompre &
éluder les rencontres externes. Il sert aux

vsage
premier. mouuemés des os joints par diarthrose, en
les rendant plus faciles, plus asseurez &
plus diuturnes. Plus faciles, parce qu'estás
lisses

lissés & polis, & applanissant les bouts des os, ils les rendent par ce moyen plus faciles à se mouuoir: plus asseurez, parce qu'agrandissant les boëttes, ils empeschent que les os ne sortent si aisément de leurs lieux: & plus diuturnes, parce que si les bouts des os n'en estoient encroustez, ils s'vseroient en frayant les vns contre les autres en leurs mouuemens.

Le second est pour eluder & rompre l'effort des causes violentes externes, & ainsi empescher que les parties ne soient offensees: car estant de nature moyenne entre l'os & la chair, il n'est point si aisé à rompre que l'os, ny si facile à couper & froisser que la chair, & partant en obeïssant mollement aux coups il defend les parties.

Outre plus il sert quelquesfois au lieu d'os, pour affermir les parties, appuyer les vaisseaux, & receuoir l'implantation des muscles, côme au larynx: il sert aussi comme de colle, pour ioindre les os, & fait l'espece de symphyse nommee synchondrose.

Les particuliers sont, que les vns seruent à la veuë, à l'oüye, à l'odorat, à la respiration, à la deglutition, &c. ainsi que nous verrons en l'histoire particuliere des os.

I

Des differences du Cartilage.
C H A P.   I I I.

LEs differences du cartilage se prennent de la substance, grandeur, figure,
situation, vsage & connexion.

De la substance, les vns sont mols, &
les autres durs.

De la grandeur, ils sont grãds ou petits.

De la figure, ils sont nommez annulaire, scutiforme, ensiforme, &c.

De la situation, ils sont dits superieurs,
inferieurs, anterieurs, posterieurs, internes, externes.

De l'vsage, ils seruent au mouuement,
ou à repousser les iniures externes, ou à
defendre certaines parties, &c.

De la connexion, les vns sont adherents,
& les autres sont solitaires. Ceux qui sont
adherents, conjoignent les os ou immediatement, comme au menton & au penil,
ou mediatement & par le moyen des ligamens, comme aux os articulez par diarthrose : ou bien ils sont pendans aux os,
comme le xiphoïde & le coccyx.

Le solitaire constituë de soy vne partie,
comme aux paupieres, au larynx, à l'epiglotte, à la trachee artere & à l'oreille.

Mais pour esclaircir cette doctrine nous
diuiserons les Cartilages en ceux de la te-

ste, en ceux du tronc, & en ceux des iointures.

Les Cartilages de la teste.
CHAP. IV.

ENtre les Cartilages de la teste, ceux des *Cartila-*
paupieres seruent au mouuement, d'au- *ges des*
tant que c'est par iceux que l'œil s'ouure & *paupie-*
ferme également : ils seruent aussi pour resi- *res.*
ster aux iniures externes, & pour affermir les
cils. Ils sont minces & deliés, pour estre plus
legers. Leur figure est demy circulaire, &
sont deux : l'vn en haut, qui est le plus grand :
& l'autre en bas. Ils sont du nombre des solitaires, & qui d'eux-mesmes font vne partie. Ils ont en leurs bords force petits trous,
d'où sortent les poils des paupieres nommez *La poulie*
cils. Au grand angle de l'œil se trouue vn *de l'œil.*
corps cartilagineux, fait en forme de petite
poulie, par le canal duquel va & vient la chorde du muscle oblique superieur.

L'oreille est faite d'vn cartilage plus espais *Cartila-*
& plus dur par en haut, & plus delié & plus *ge de l'o-*
mol par em-bas, ayant tant par dehors que *reille.*
par dedans des parties caues, & des parties
eminentes ou gibbeuses.

Au nez il y a cinq cartilages, deux supe- *Du nez.*
rieurs, attachez aux os rudes du nez : deux inferieurs, qui en font les aillerons : Et vn cinquiesme, lequel comme vne paroy metoyenne separe la grande cauité en deux parties,

nommees narines.

La maschoire d'em-bas en a vn, qui conjoint les deux os dont elle est composee, au milieu du menton : aux personnes aagees il s'endurcit en sorte, que ces os ne peuuēt qu'à peine estre separez. Elle en a encore vn autre poly, glissant & mobile, qui en son articulation auec l'os temporal, empesche qu'elle ne s'vse, ou que lassee elle ne cesse son mouuement.

Les Cartilages du tronc.
CHAP. V.

NOus auons diuisé le tronc en l'espine, en la poictrine & en l'os sans nom. Et derechef departy l'espine au col, au dos, aux lombes, en l'os sacrum & au coccyx.

Cartilages du col.

Le col a ses cartilages, qui sont anterieurs ou posterieurs. Les premiers sont l'epiglotte, le larynx, & la trachee artere : Et les derniers sont ceux qui sont entre les vertebres, & qui seruent à leur articulation.

L'epiglotte.

L'epiglotte est le couuercle de la fente du larynx, nommée la glotte : & est vn corps cartilagineux, qui ressemble à vne fueille de lierre, ayāt sa base large & platte, aboutissant peu à peu en vne pointe qui n'est point fort aiguë. Il est cartilagineux, afin de s'abbaisser & rehausser soudain en maniere de pont-leuis, pour donner passage à l'air & aux alimens. A

cette cause on luy donne deux vsages, l'vn
pour couurir la fente du larynx, de peur qu'en
beuuant & mangeant il n'entre quelque chose dans la trachée artere, & les poulmons : &
l'autre pour frapper l'air, poussé des poulmons auec force & impetuosité pour la mo-
dulation de la voix.

Comme l'epiglotte est le couuercle du la- *Le la-*
rynx, ainsi le larynx sert de couuercle à la *rynx, le*
trachee artere. Il est cartilagineux, tant par *filet ou*
ce qu'il doit tousiours estre ouuert, pour laisser *nœud de*
passer l'air qui entre & sort en respirant, que *la gorge.*
parce aussi qu'il est l'instrument de la voix. Il
est composé de trois cartilages, lesquels sont
ioints ensemble, en telle façon que par le moyen d'iceux, il peut se dilater, resserrer, ouurir & fermer. Le 1. nommé *thyroïde*, c'est à *Le thy-*
dire, *scutiforme*, parce qu'il ressemble à vn *roïde.*
bouclier quarré, est seulement situé en la partie anterieure, estant gibbeux en dehors, &
caue en dedans. Le 2. est nommé *cricoïde*, c'est *Le cri-*
à dire, *annulaire*, parce qu'il est rond comme *coïde.*
vne bague, estroit par deuant, & plus large
par derriere. Il sert de base aux autres, & d'autant qu'il est tout rond, il tient tousiours l'artere ouuerte. Le 3. est nommé *aryténoïde*, & *L'arité-*
posterieur, à raison de sa situation. Les Ana- *noïde.*
tomistes le descriuent simple, mais Du Laurens afferme l'auoir tousiours trouué double.

La trachee artere, organe de la respiration
& de la voix, est quasi toute cartilagineuse,
d'où les Grecs l'ont nommée *trachee,* c'est à
dire, rude : parce que les anneaux cartilagineux qui la composent, la font paroistre inégale. Ces cartilages ont forme d'ānneau, mais
ils ne font pas le cercle entier : car par la partie posterieure où ils touchent à l'œsophage,
ils finissent en membranes, afin de ne point
donner d'empeschement à la deglutition.
Mais quand ils sont descendus au dessous des
clauicules pour s'espandre dans les poulmōs,
ils font vn cercle parfait : parce qu'il faut que
l'artere soit tousiours ouuerte dans les poulmons pour l'inspiration & l'expiration.

Des Cartilages de l'espine.
CHAP. VI.

Entre les vertebres de l'espine il y a des
cartilages, qui seruent pour rendre le
mouuement plus facile, & l'articulation plus
asseuree. Celles du col en ont, & par dessus,
& par dessous, excepté la premiere. Celles du
dos & des lombes en ont pareillement. Mais
entre celles de l'os sacrum, ces cartilages sont
plus durs & plus secs. A l'extremité d'iceluy
se voit vne appendice cartilagineuse, nommée *coccyx.*

Des Cartilages de la poictrine.
CHAP. VII.

AV sternon se trouuent deux cartilages. *Le xi-*
l'vn entre le premier & le deuxiesme *phoïde.*
os,& sert de ligament : & l'autre est celuy qui
péd au bout du troisiesme, nommé *xiphoïde,*
c'est à dire, *ensiforme* : parce qu'il se termine en
pointe, comme vne espee : encores qu'il ne
soit pas tousiours pointu, ains quelquefois large, & quelquefois aussi fourchu, d'où le vulgaire le nomme *la fourchelle.* Son vsage est, *La four-*
en obeissant mollement, de resister aux ren- *chelle.*
contres violentes, & de defendre le ventricule & le diaphragme.

Des Cartilages des iointures.
CHAP. VIII.

LEs clauicules ont deux cartilages : l'vn qui *Cartila-*
est mobile, les ioinct auec l'acromion de *ges des*
l'omoplate, & l'autre auec le sternon. Ils ser- *clauicu-*
uent pour rendre les mouuemens de la poi- *les.*
ctrine & des bras, plus souples & plus faciles.

En la cauité de l'omoplate, il y en a vn qui *De l'omo-*
l'agrandit, pour empescher que le bras ne se *plate.*
disloque aux mouuemens violents.

Le coude est articulé auec le carpe par le *Du cou-*
moyen d'vn cartilage & d'vne apophyse *de.*
pointuë, nommée styloïde.

Les deux os du penil s'vnissent par deuant *Des os du*
par l'entremise d'vn cartilage dur & espais. *penil.*

I iiij

En la cauité de l'ischion il y en a vn autre,
qui sert pour l'agrandir & empescher que l'os
de la cuisse ne sorte si aisément de sa boette.

Aux testes qui sont en la partie inferieure
du femur, on en trouue deux demy-circulai-
res, qui agrandissent les bords des cauitez.
Bref à peine se rencontre il aucune ioincture, de laquelle les os ne soient encroustez de
cartilages par les bouts qui s'entre-touchent,
afin de rendre les mouuemens plus faciles,
plus asseurez & de plus longue durée.

Fin du traiEté des Cartilages.

DES LIGAMENS.

Definition du Ligament.

CHAP. IX.

De l'if-
chion.

L A signification du mot *Ligament*, est double, l'vne ample & l'autre serree. Sous la
premiere on comprend tout ce qui lie les parties les vnes aux autres: Et ainsi les membranes, les vaisseaux, la chair & la peau peuuent
estre qualifiees de ce nom. Mais par la derniere, c'est vne partie similaire, froide & seiche, moyenne en dureté entre le cartilage &
le nerf, engendree par la chaleur, d'vne portion lente & tenace de la semence, pour attacher, contenir & couurir les parties, &
composer les muscles.

Le ligament est vne partie similaire, Expositiõ
pour les raisons alleguees en la definition *de la de*
du cartilage. Sa forme c'est la temperatu-*finition.*
re, moyenne en froidure, seicheresse & dureté entre le cartilage & le nerf. La cause
efficiente c'est la chaleur, instrument de la
faculté formatrice. La materielle c'est la
portion tenace & grossiere de la semence:
Et la finale est double, l'vne pour attacher, contenir & couurir les parties: Et
l'autre pour composer les muscles.

Les differences des Ligamens.
CHAP. X.

LEs differences des ligamens se prennent, 1. de leur substance, & sont dits
mols, durs, membraneux, nerueux ou cartilagineux.

2. De la grandeur, par laquelle ils sont
dits grands, moyens, petits, larges,
estroits, espais, minces, &c.

3. De la figure, ils sont ronds, continus,
troüez, annulaires, &c.

4. De la situation: ils sont superieurs, inferieurs, anterieurs, posterieurs, dextres,
senestres, &c.

5. De l'origine: ils naissent ou des os, ou
des cartilages, ou des membranes, &c.

6. De l'insertion: ils s'implantent ou aux
os, ou aux cartilages, ou aux testes des

mufcles, ou à d'autres parties.

7. De l'vfage : ils feruent à attacher, contenir & couurir les parties, ou à compofer les mufcles.

8. Du fentiment : les vns en ont, comme ceux de la verge, & tous les autres n'en ont point.

9. La derniere & plus neceffaire, pour en comprendre l'hiftoire en particulier, eft celle qui les diftingue en forte, que les vns foient de la tefte, les autres du tronc, & les autres des jointures.

Des Ligamens de la tefte.

C H A P. XI.

Ligamẽs de la tefte
LEs Ligamens de la tefte, font ou de toute la tefte, ou de quelque partie d'icelle. Ceux de toute la tefte l'attachent aux deux premieres vertebres, fur lefquelles fe font tous fes mouuemens, & font trois. Le 1. tres-grand & tres-large, embraffant toute l'articulation, l'attache fur la premiere vertebre. Il prend fon origine de la bafe de l'os occipital. Le 2. attache la dent de la feconde vertebre à la tefte, & a trois parties, defquelles les deux fortent de la fuperficie externe de la dent, & s'inferent aux corones internes de l'os occipital : & la troifiefme ronde côme vn nerf fort de la partie anterieure de la dent, &

finit dās le trou de la vertebre, auquel elle
eſt fort adherente. Le troiſieſme eſt comme vn nerf. Il enuironne toute la cauité
de la premiere vertebre qui reçoit la dent,
& l'affermit afin d'empeſcher qu'elle n'incline de part ny d'autre. Il couure auſſi la
moüelle, de peur qu'elle ne ſoit offenſée
en touchant contre l'os nud & vague.

Entre les os de la maſchoire d'en haut, il *Des maſ-*
y a des ligamens membraneux, deſquels *choires.*
naiſſent les tendons des muſcles de la face, & des parties voiſines. La maſchoire
d'embas eſt attachee à l'os temporal par
vn ligament comme membraneux, qui enueloppe toute l'articulation.

D'entre les os qui font l'os hyoïde ſortent quatre ligamens, qui attachent la plus
haute partie de la langue. Deux d'iceux
naiſſent des deux apophyſes plus longues
de cet os, & l'attachent à la racine de la
langue. Les deux autres naiſſent des apophyſes ſtyloïdes, & s'implantent aux apophyſes plus petites de l'os hyoïde, & le tiénent ſuſpendu, afin que la langue ſoit appuyee ſur iceluy, cōme ſur vne baſe ferme.

La langue en a encore vn particulier par *De la*
deſſous, qui appuye la molleſſe de ſa chair; *langue.*
& par le moyen duquel elle ſe peut plus facilement mouuoir, allonger & darder. Il

s'eſtend quelquefois iuſques aux dents de
deuant, & empeſche qu'on puiſſe leuer la
langue vers le palais, ny la tirer hors de la
bouche. Et lors les enfans ne peuuent qu'à

Le frein
ou le filet.
peine tetter & parler, c'eſt ce qu'on nomme *le filet*, qu'il faut coupper, pour les de-
liurer de cét empeſchement.

Des Ligamens du tronc.
C H A P.   XII.

Ligamēs
des verte-
bres.
AVx vertebres on remarque deux ſortes de ligamens. Les vns attachent les
corps des vertebres enſemble : ils ſont eſpais, fibreux, tres forts, pleins de baue, &
faicts en croiſſant. Les autres naiſſent des
apophyſes tant tranſuerſes, que pointuës.
Des tranſuerſes, pour l'aſſemblage & liai-
ſon des muſcles & des coſtes auec les vertebres. Et des pointuës, pour attacher plus
eſtroittement les vertebres les vnes aux
autres. Ces dernieres prennent leur origine d'vn petit canal qui eſt en l'apophyſe
pointuë de la vertebre de deſſus, & s'implantent en vne certaine ligne, qui eſt en
l'apophyſe pointuë de la vertebre de deſſous : ils continuent leſdites vertebres
comme ſi n'eſtoit qu'vn os.

De la poi-
ctrine.
La poictrine a auſſi les ſiens : car le ſternon eſt attaché auec les clauicules, par le
moyen d'vn ligament propre. Les coſtes

en ont & par deuant, & par derriere. Par
deuant, pour les lier auec le sternon. Par
derriere, pour les attacher auec les vertebres. Les premiers sont deliez. Mais ces
derniers sont cartilagineux & robustes, &
naissent des apophyses transuerses.

Les os des iles sont attachez auec l'os
sacrum, par des ligamens membraneux. *De l'os*
Les os pubis sont aussi joints ensemble *sans nom.*
fort estroittement par des ligamens communs. De la partie inferieure du sacrum
sortent deux ligamens ronds, qui vont à
l'apophyse de l'ischion. Il y a aussi vn ligament mébraneux, qui emplit le trou de l'os
pubis, & separe les muscles obturateurs.

Des Ligamens des iointures.
CHAP. XIII.

IL y a des Ligamens & communs & pro- *De l'omo-*
pres, qui attachent l'omoplate au bras. *plate.*
Les communs enuironnans l'articulation de
toutes parts, sont deliez & membraneux. Les
propres sont espais & ronds, & sont quatre.
Le 1 plus large, de la fin de l'acromion se termine au bout de l'apophyse coracoïde. Le 2.
plus estroit & plus court, de la racine de l'a-
cromió s'insere à la racine du coracoïde. Les
3. & 4. font la plus grande partie du muscle
biceps, & sortent l'vn de l'apophyse coracoïde: & l'autre de l'acetable ou emboetture de
l'omoplate.

Du bras. Le bras eſt attaché auec le coude & le rá-
yon, par deux ligamens commūs.

Du coude
& du
rayon.
Le coude & le rayon par l'endroict où ils
ne s'entretouchent point, ont des ligamens
deliez & minces, qui les attachent l'vn à l'autre. Il y en a encore vn autre membraneux,
eſtendu tout du long de ces deux os, qui ſepare les muſcles internes fléchiſſeurs d'auec
les externes extenſeurs.

Du carpe. Le carpe a des ligamens de deux ſortes. Les
vns ſeruent à l'articulation, & les autres pour
affermir les tendons des muſcles. Les premiers naiſſans de l'appendice inferieure du
coude & du rayon, s'inſerent aux huiⁿ petits
os du carpe, & maintiennent leur articulatiō
ferme & ſerree: Et les derniers qui ſont deux,
l'vn interne & l'autre externe, tous deux trāſ-
uerſaux. L'interne de l'os du carpe qui regarde le poulce, va tranſuerſalement à l'os du
meſme carpe qui regarde le petit doigt: il reſſemble à vn anneau, & contient les tendons
des muſcles fléchiſſeurs des doigts, pour empeſcher quand ils ſe retirent, qu'ils ne ſortent
de leurs places. L'externe contient les tendons des extenſeurs.

Des
doigts.
Les doigts auſſi ont chacun leurs ligamēs
par dedans, qui vont tout de leur long, & contiennent les tendons en leurs places, & les attachent aux doigts.

L'os femur est attaché a la cauité de l'is- *Du fe-* chion par deux ligamens: l'vn commun, lar- *mur.* ge & fort espais enuironne toute l'articula- tion: l'autre propre, du fóds de la cauité s'im- plante au milieu de la grosse teste de l'os: il est roide, dur, rond & court. Le mesme os de la *Dutibia.* cuisse est attaché par em bas au tibia, par trois ligamens. Le 1. petit & rond situé au dedans du genoüil, sortant du canal qui est entre les deux testes du femur, s'insere à la partie plus pointuë. Le 2. du reste raboteux de ce canal, se termine au milieu de l'apophyse du tibia. Le 3. enuironnant de toutes parts les deux cauitez du tibia, s'insere au canal qui est entre les deux testes.

La iambe & le talon sont attachez ensem- ble par vn ligament commun. Entre le tibia & le peroné, il y en a vn large & delié, qui les attache ensemble par l'endroit qu'ils ne s'en- tretouchent point, & separe les muscles in- ternes d auec les externes.

La rotule est fermement attachee sur le ge- *De la ro-* noüil, par le moyen d'vn large ligament, qui *tule.* enuironne toute l'articulation.

Le pied en a de communs, qui attachent les *Du pied.* os du tarse aux os voisins : & de propres, qui les lient entr'eux. Il en a aussi de transuer- saux, l'vn interne & l'autre externe, qui con- tiennent les tendons en leurs places.

Chasque orteil a aussi le sien, pour affermir son tendon. En la plante du pied, au deffous de la peau & de la graisse, se trouve vn ligament large & fort, qui de la partie inferieure du second os du tarse, s'en va inserer en tous les sesamoïdes de la premiere rangee, pour la fermeté de tout le pied.

Il en reste encores quelques particuliers, comme ceux du foye, de la verge, de la matrice, &c. Lesquels, pour ne point peruertir l'ordre, nous descrirons quand nous traicterons des visceres & autres parties internes.

DES MEMBRANES.

La definition de Membrane.
CHAP. XIV.

Definitiõ de mèmbrane. LA Membrane, autrement nommee *tuni-que & meninge*, est vne partie similaire, froide, seiche, large, dense & deliee, engendree par la faculté formatrice d'vne portion tenace, visqueuse & dilatable de la semence, pour estre l'organe de l'attouchement, coutir quelques parties, en attacher quelques-vnes ensemble, & separer les autres.

Sa forme Que la membrane soit similaire, il en appert assez clairement, parce qu'elle est vniforme. Sa forme est exprimee par sa temperature qui est froide & seiche.

La

La cause efficiente, c'est la faculté forma- *La cause efficiente*
trice, qui se sert de la chaleur naturelle & des
esprits, comme d'instrumés necessaires pour
faire son ouurage. La matiere, c'est la par- *La materielle.*
tie de la semence lente & tenace, qui est
estenduë par la chaleur. De là vient qu'elle est blanche, large, dense & deliee. Blanche,
parce qu'elle est engendree de la semence.
Large, pour mieux couurir les parties. Dense,
pour estre plus forte. Et deliee, pour estre plus
legere. Or côbien qu'elle soit deliee, & qu'elle apparoisse simple à la veuë, si est-ce qu'elle
est par tout double: parce qu'entre sa duplicature s'espandent des nerfs, des veines &
des atteres, qui luy portent le sentiment, la
nourriture & la vie.

La cause finale a quatre vsages. Le 1. est
pour seruir d'organe à l'attouchement: & à *La finale.*
cette fin elles ont toutes le sentimét fort vif:
partant si on oste aux parties leurs membranes, on les priue de tout sentiment. Or comme le sentiment est necessaire à tout le corps,
ainsi les membranes sont espanduës par toutes les parties, tant internes qu'externes. La
2. est pour couurir les parties comme vn ha-
billement, & c'est de cet vsage qu'on les nôme tuniques. La 3. est pour lier les parties les
vnes aux autres: & de là vient la sympathie
admirable, par laquelle les parties nerueuses

K

& membraneuses compatissent auec, celles
qui sont de mesme genre. Ainsi tous les os
depuis le sommet de la teste iusques aux orteils sont attachez ensemble par le moyen du
perioste, & tous les muscles sont alliez ensemble par la membrane qui leur est commune.
Et ce qui est encore grandement considerable, c'est que tout le corps, quoy que composé
de parties de diuers genres, est fait vn par le
moië de la peau. La 4. est de separer les parties
les vnes des autres, Ce qui se voit clairement
faisant la dissection des muscles: car ils paroissent separez les vns des autres par les membranes, en telle sorte qu'on les leue tous entiers. Voila les quatre vsages communs.

vsages particuliers.　Les particuliers sont, ou pour appuyer certaines parties, comme le mediastin; ou pour
empescher le reflus des humeurs, comme les
valuules apposees aux emboucheures des
vaisseaux du cœur; ou pour conduire & asseurer les vaisseaux qui se distribuent à quelques
parties, comme celles du mesentere.

Les differences des Membranes.
CHAP. XV.

LES differences des mébranes se prennent,
1. de la substance: de laquelle les vnes sont
dites vrayes, comme les meninges, la pleure,
le peritoine, &c. ausquelles conuient la definition dónee: Et les autres non vrayes, qu'on

peut nommer plus proprement *corps mem-*
braneux, & sont de trois sortes. Les premieres sont larges, sans sentiment, & seruent
à attacher les os: & elles naissent des os, &
sont nômees *ligamens membraneux* ou *mem-*
branes ligamēteuses. Les deuxiesmes sōt faits
de tendons des muscles dilatez, & sont nômez *aponeuroses*: Et les 3. sont les corps, qui
d'eux-mesmes constituent vne partie, cōme le ventricule, les boyaux, la matrice, la
vessie, &c. Derechef la substāce des membranes vrayes est deliee comme des toiles
d'araignees, comme sont les tuniques qui
couurent immediatement le cerueau, le
foye, le poulmon, &c. Ou elle est espaisse
comme la dure mere: ou bien elle est charneuse comme en la face: ou elle est toute
nerueuse.

2. De la grandeur elles sont dites longues,
larges, estroictes, &c.

3. De la figure, elles sōt diuerses selō les diuerses figures des parties qu'elles couurēt.

4. De la situation, elles sont dites internes, externes, superieures, inferieures,
anterieures, posterieures, &c.

5. De la composition, elles ont des fibres
de trois sortes, ou de deux, ou d'vne seulement: les autres n'en ont point.

6. Des parties, elles sont vniuerselles, ou

K ij

particulieres, de la teste, de la poictrine,
du ventre inferieur, &c.

Dénombrement des principales Membranes.

CHAP. XVII.

Membranes du fœtus.

DEs membranes, les vnes sont du fœtus en la matrice, & les autres de l'animal desia né. Les premieres sont seulement deux, *le Chorion* & *l'Amnios*, qui jointes ensemble font ce qu'on appelle *arriere-faix.* L'allantoïde ne se retrouue point en l'homme.

Membranes vniuerselles.

Les membranes de l'animal desia né, sõt ou vniuerselles, ou particulieres. Nous nõmons vniuerselles, celles qui reuestent tout le corps, comme l'epiderme, le derme ou peau, & le pannicule charneux : ou qui reuestent toutes les parties de mesme genre, comme la membrane commune des muscles & le perioste.

Particulieres.
De la teste.

Les particulieres reuestent ou vne region particuliere, ou quelque partie simplemét. Les regions sont trois, la teste, la poictrine & le ventre inferieur. Les membranes de la teste sont deux, nommees *meninges*, & des barbares (ou Auteurs peu elegãs en la lãgue Latine) *dura* & *pia mater*, qui enueloppont non seulement le cerueau, mais aussi la moüelle de l'espine des nerfs. La poictrine est enuironnee de toutes parts de la

pleure, qui est estendue sur toutes les costes. D'icelle naissent le mediastin, le pericarde, les tuniques du cœur, des poulmons, des arteres, des veines, & de toutes
les parties encloses au thorax. Le peritoi- *Du ven-*
ne, comme vn grand sac, contient toutes *tre.*
les parties du ventre inferieur, & leur donne à toutes vne tunique commune.

Chasque partie a aussi les siennes, l'œil *De l'œil.*
en a six, la conjonctiue, la cornee, l'vuee,
l'arachnoïde, la vitree & la reticulaire.

L'oreille en a vne, situee à la fin du pre- *De l'o-*
mier conduit, nommee *tympanum*, c'est à *reille.*
dire tambour.

Celle de la langue luy aide à discerner les *De la lã-*
saueurs. Le palais, la bouche, le pharynx & *gue & de*
l'œsophage sont pareillement reuestus de *la bouche.*
celle qui est commune au ventricule.

Le cœur a son enueloppoir propre, nom- *Du cœur.*
mé *pericarde*, & des tuniques particulieres
externes & internes.

Le poulmon en a vne fort delice, & per- *Du poul*
cee comme vn crible de trous fort petits. *mon.*
Il a encore le mediastin, qui separe tant le
poulmon que la poictrine en parties dextre & senestre.

Le foye, la ratte, le ventricule, les boyaux, *Du foye.*
les deux vessies, la matrice, tous les vaisseaux, & bref toutes les parties du ventre

inferieur ont leurs membranes communes, qu'elles reçoiuent du peritoine.

Des reins   Les roignons en ont vne particuliere
fort espaisse, nommée *fascia*, c'est à dire
bandelette.

L'epiploö   On trouue encore en cette region l'epi-
& le me-   ploon & le mesentere. Nous traitterons
sentere.   particulierement de ces membranes particulieres, quand nous parlerons des parties, pour le seruice desquelles elles ont
esté creées & ordonnees.

DES FIBRES.

La definition de fibre.
CHAP. XVII.

Definitiõ   LES fibres ou filets sont parties similai-
de fibre.   res, froides, seiches, blanches, solides
&lõguettes engendrees par la faculté formatrice, d'vne portion visqueuse de la se-
mëce, faictes pour le mouuemët, & pour la
garde de la chair. Les fibres sont parties
similaires, pour les raisons desia dites.
La cause Leur forme est exprimee par la tempera-
formelle. ture, qui est la froidure & la seicheresse: Et
par les accidens qui suiuent la temperatu-
re, à sçauoir la solidité & la blancheur. Or
elles sont solides & blanches, parce qu'elles sont engendrees de la semence. La

cause efficiente, c'est la vertu formatrice. *L'effi-*
La materielle, c'est la portion visqueuse *ciente.*
de la semence qui s'allonge facilement: *La mate-*
qui fait aussi qu'elles sont longuettes. *rielle.*
Et la finale est double, le mouuement & *La finale.*
la conseruation de la chair.

Les Medecins font de trois sortes de
mouuemét, l'animal, le vital & le naturel.
L'animal, autrement dit volontaire, parce *Mouue-*
qu'il se fait par le commandement de la *ment de*
volonté, se fait quand les muscles se flef- *trois sor-*
chiffent ou estendent: or c'est par le moien *te.*
des fibres qu'ils font l'vn & l'autre. Le vital, est celuy par lequel le cœur & les arteres, se dilatent, resserrent & reposent:
ce qu'ils font par le benefice des fibres. Le
naturel est apparent en l'attraction, retention & expulsion, actions qui se font pareillement par l'aide des fibres, desquelles
le mouuement propre c'est la contraction:
d'où s'enfuit que toutes les sortes de mouuemens dependent des fibres.

Il faut toutesfois remarquer, que les parties n'ont point besoin de fibres pour leur
nutrition particuliere, veu que les os, les
cartilages, le cerueau & la chair des parenchymes, tirent leur aliment fans
l'aide d'icelles: mais pour faire des
actions officiales & publiques. Ainfi le

K iiij

cœur, les arteres, les veines, le ventricule
les boyaux, la veßie, la matrice, &c. ont
plusieurs sortes de fibres, non point pour
leur nutrition: mais le cœur, pour la generation de l'esprit vital : les arteres pour la
rafraichißement de la chaleur naturelle:
les veines, pour la distribution du sang: le
ventricule, pour la chylification : les
boyaux, pour la distribution du chyle, &
l'expulsion des matieres fecales: la veßie,
pour l'excretion de l'vrine: & la matrice,
pour la conception, & l'enfantement.

Le 2. vsage est pour defendre & conseruer les chairs, tant la musculeuse, que celle qui est la propre substance de chaque
partie : car les fibres sont comme la trame
& les premiers estains & filets des parties,
entre lesquels il y a des espaces vuides, qui
sont remplis de chair, tout ainsi que les
fentes qui sont entre les bordages des na-
uires sont remplies d'estoupes en calfeu-
trant. Outre plus elles ont esté donnees à
quelques parties pour leur seureté, afin
qu'elles se puißent estendre & obeyr sans
rompre ny deschirer, comme aux veines,
aux arteres & aux boyaux.

Les differences des fibres.
CHAP. XVIII.

De la si-
tuation.

L Es differences des fibres se prennent,
1 de la situation : & sont dites droites,

obliques & transuersales. Car si elles vont
en long, elles sont nommees droites : si elles entrecouppét les droites selon leur largeur, elles sont appellees transuerses, rondes circulaires : si elles ont vne situation
moyenne, & qu'elles se couppent les vnes
les autres, faisans des angles inégaux, elles
sont dites obliques. L'office des droictes,
est d'attirer : des transuerses, d'expulser : &
des obliques, de retenir. Quand il n'y a
que les droictes qui agissent, la longueur
de la partie s'accourcit pour faire l'attraction : s'il n'y a que les transuerses qui se
retirent, la largeur de la partie s'estrecit
pour faire l'expulsion ; & quand toutes les
fibres droites, transuerses & obliques agissent & bandent ensemblement, alors la
partie se ramasse toute en soy pour faire la
retentió. Doncques la retention ne se fait
point par vne seule sorte de fibres , mais
par toutes les trois sortes, quand elles
agissent ensemblement.

2. De la dureté les vnes sont plus dures & *De la du-*
plus fortes, cóme celles du cœur : & les au- *reté.*
tres plus molles, cóme celles des muscles

3. Du sentiment, les vnes en ont, comme *Du senti-*
celles qui viennent des nerfs : & les autres *ment.*
n'en ont point, comme celles qui naissent
des ligamens des os.

De la tiſſure. 4. De la tiſſure: les vnes ſont entremeſlées, en ſorte qu'elles ſont vn corps continu, comme aux membranes vrayes, qui ne ſont rien que des fibres meſlées & confuſes: les autres ſont ſeparées de la ſubſtance de la partie, & ont vn autre vſage que la partie meſme: comme aux muſcles, qui n'ont point la pluſpart qu'vne ſorte de fibres: à ſçauoir droites, tranſuerſes ou obliques, Et à la chair du cœur, qui eſt tiſſuë de toutes les trois ſortes, tellement confonduës & entrelaſſées, qu'elles ne peuuent en nulle maniere eſtre ſeparées.

De la diuerſité des organes. 5. De la varieté des organes: les vnes ſont dites ſeruir aux organes animaux, les autres aux vitaux, & les autres aux naturels.

Touchant les actions & la ſituation de chaſque ſorte en chacune partie, il en ſera parlé en l'hiſtoire particuliere de chaque membre.

Fin du troiſieſme Liure.

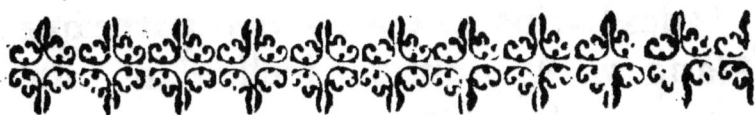

LE QVATRIESME LIVRE,

EXPLIQVE L'HISTOIRE DES vaiſſeaux, c'eſt à dire, des veines, des arteres & des nerfs.

La definition de Veine.

CHAPITRE PREMIER.

AR les vaiſſeaux nous entendons les veines, les arteres &
les nerfs: par leſquels comme
par des conduits & canaux, le
ſang, la chaleur, l'eſprit, la
nourriture, le mouuement & le ſentiment
découlent dans toutes les parties, d'où
Hippocrate les appelle, *les fleuues de la na-*
ture humaine. Nous parlerons premierement des veines, puis des arteres, & en
ſuitte des nerfs.

ΩΛ4.
La veine differe de l'artere.

La veine est nommée des Grecs *phleb*, & des Latins *uena, à ueniendo*, parce que le sang va & vient par icelle dans tout le corps. Elle differe de l'artere en origine, parce que la veine naist du foye, & l'artere du cœur. En composition, parce que la veine n'a qu'vne tunique deliée, & l'artere en a deux tres espaisses. En mouuement, parce que la veine est sans mouuement apparent, & l'artere est agitée d'vn mouuement continuel de diastole & de systole. Et en vsage, parce que la veine porte vn sang rouge & grossier, auec vn esprit nebuleux, & l'artere l'esprit vital, auec vn sang jaunastre & tres subtil. Ioint que les veines ont en elles la faculté d'alterer & elabourer le sang, ce que n'ont point les arteres, lesquelles ne reçoiuent point le sang arterieux, qu'il n'ait receu son élaboration parfaite au ventricule gauche du cœur.

Definie comme similaire.

La veine se considere ou comme partie similaire, ou comme partie organique. Comme similaire, on la definit par sa temperature, *vne partie froide & seiche, engendrée par la vertu formatrice d'vne portion terrestre & tenace de la semence.* Elle est froide, eu esgard à son temperament naturel, entant qu'elle est spermatique & membraneuse.

car par l'accidentaire qu'elle reçoit du ſang & des eſprits qu'elle contient, elle eſt (ce dit Galien) plus chaude que la peau.

Que ſi on la conſidere comme organi- *Comme* que, on la definira, *vn vaiſſeau long, rond &* *organi-* *caue, fait d'vne tunique propre, ſimple, deliee &* *que.* *entre-tiſſuë de trois ſortes de fibres, prenant ſon* *origine du foye, dedié de nature pour contenir,* *elabourer & diſtribuer le ſang.*

Cette definition exprime la figure, la *La figure* compoſition, l'origine, l'vſage & l'action *de la vei-* de ce vaiſſeau. La longueur & la rondeur *ne.* demonſtrent ſa figure. La cauité la fait dif- ferer du nerf. *Tunique propre, ſimple & deliee* la diſtingue de l'artere qui en a deux fort eſpaiſſes. Ceſte tunique eſt entre-tiſſuë de toutes les ſortes de fibres, non pour la nu- trition particuliere, mais pour certains autres vſages communs, dont nous par- lerons cy-apres. Ces fibres ſont les parti- *Ses fibres.* cules premieres, tres ſimples & vrayement ſolides de la veine, & ſont enuironnees d'vne ſubſtance plus molle, qui rempliſ- ſant les eſpaces vuides d'entre-deux, eſt par analogie dite chair. Outre cette tu- nique propre, elle en a bien ſouuent vne ſeconde commune, qu'elle emprunte en la poictrine, de la pleure : & au ventre in- ferieur, du peritoine : lors à ſçauoir que

trauerfant vn long chemin, elle a befoin
d'eftre attachee, appuyee ou conuerte.

Son prin-
cipe. Nous reconnoiffons le foye pour le principe des veines, non certes de generation,
car toutes les parties font formees enfemblement en la matrice, mais de radication
& de diftribution. De radication, parce
que les racines des veines porte & caue
font toutes dans le foye: d'où Hippocrate
l'appelle la radication des veines: & de diftribution & office, parce qu'il enuoye à
toutes les parties par les veines, le fang &
l'efprit naturel, pour reparer la triple fubftance du corps qui s'efcoule continuellement, & conferuer la faculté naturelle
implantée dans les parties.

La derniere parcelle defigne fon vfage &
actiõ. L'vfage eft ou commun, ou particu-
Son vfa-
ge com-
mun. lier. Le commun eft triple. Le 1. de contenir & de conferuer le fang: de là vient
qu'il fe fige & pourrit aufsi toft qu'il en eft
dehors, parce que le lieu naturel eft la con-
Les parti-
culiers.
Son actiõ. feruation de ce qu'il contient. Le 2. de le
diftribuer, ce qui fe fait par l'attraction
qu'elle fait des veines voifines, & par la
tranfmifsion qu'elle fait dans celles, auec
lefquelles elle a continuité: Et fait cela par
le moyen de fes fibres. Et le 3. de porter
par tout le corps, la chaleur & l'efprit, tant

le naturel, qu'elle reçoit du foye; que le vital, qui luy est enuoyé du cœur, par les anastomoses ou abouchemens qu'elle a dans l'artere.

Les vsages particuliers sont, que les emulgentes attirent la serosité : les spermatiques portent aux testicules la matiere de la semence : les mesaraïques portent le chyle des boyaux au foye, & rapportent le sang du foye aux boyaux : le *vas venosum* descharge le suc melancholique au fonds du ventricule : les spleniques, euacuent le sang féculent : les veines de la matrice, purgent tous les mois le sang superflu, &c. Son action est l'alteration & l'elaboration : car aux veines mesaraïques a esté donée la faculté de donner quelque esbauche au sang : Et aux grands rameaux de la veine caue de l'elabourer & parfaire : & ont ceste vertu par irradiation du foye, comme les spermatiques la puissance d'esbaucher la semence, par l'irradiation des testicules.

Les differences des Veines.
C H A P. II.

LEs Anatomistes descriuent cinq vaisseaux qualifiez du nom de veines, la veine caue, la veine porte, la veine vmbilicale, la veine arterieuse, & l'artere veineuse : lesquelles Du Laurens reduit à deux : & monstre comme la veine vmbilicale est vn scion de la porte : que la veine arterieuse est continuë à la gros-

se artere; & l'artere veineuse a la veine artere,
& partant qu'il ne reste que la veine caue, &
la veine porte.

Les raci-
nes des
veines ef-
parses
dans le
foye.

Les racines de ces deux veines confuseme
esparses dans toute la chair du foye, font des
anastomoses, & s'ebouchent les vnes dans les
autres, en telle sorte que les racines de la veine porte s'vnissent auec les racines de la veine
caue, & celles de la veine caue auec celles de la
porte: afin que le sang puisse aller & venir librement des vnes dans les autres. Voyla la
diuision premiere & plus generale.

Differen-
ces prises
de la ma-
gnitude.

On peut tirer les particulieres. 1. De la magnitude: de laquelle les veines sont dites grosses, moyennes ou petites. Les parties qui sont
en mouuement continuel, comme les poulmons: & celles qui ont besoin de beaucoup
de nourriture, comme les chairs, ont des veines amples & grosses: les os, cartilages & ligamens au contraire, de si petites qu'elles ne
se peuuent voir.

Du nom-
bre.

2. Du nombre, duquel les vnes sont dites
sans pair ou sans pareilles, comme l'Azygos:
toutes les autres ont leurs pareilles. Les vnes
sont solitaires, c'est a dire, elles n'ont point
d'arteres qui les accopagnet, come la Cephalique: les autres sont toufiours accopagnées.

De la fi-
tuation.

3. De la situation: elles sont dites superieures,
inferieures, ascendantes, descendantes, internes,

nes, externes, dextres, senestres, &c.

4. De leur office, elles sont nommees emul- *De l'office.*
gentes, spermatiques, &c.

5. Et des parties par où elles passent: iugulai- *Des parties.*
res, phreniques, rehales, iliaques, epigastri-
ques, hypogastriques, axillaires, humerai-
res, crurales, poplitiques, &c.

Description de la veine porte.
CHAP. III.

POVR descrire les veines, il faut suiuant
le conseil de Galien, les prendre dés qu'elles sortent du foye, qui est leur principe de
radication. Donques du foye sortent deux
grosses veines, l'vne de la partie caue, nommee la veine porte, l'autre de la partie gibbeuse, dite la veine caue. Les racines de la
premiere, espanduës par vn nombre infiny
de petits rejettons dans toute la chair de ce
viscere, s'assemblent enfin en vn tronc, lequel sorty dehors, & comme caché sous le
boyau duodenum, vient enapres à se fendre
en deux gros rameaux, desquels le gauche
est nommé splenique, & le dextre mesente-
rique. Du tronc auant qu'il se diuise, sortent *Le cysti-*
quatre scions, desquels le 1. nommé cystique, *que.*
ayant pris son origine de la partie anterieure
du tronc, & icelle plus prochaine du foye, se
distribuë aussi-tost au col & au corps de la
vesicule du fiel.

L

Le 2. est appellé *gastrique*, à raison qu'il arrouse le ventricule & le pylore de ses ruisseaux.

*La ga-
strepi-
ploique.*

Le 3 *gastrepiploique*, parce qu'il se distribue
à la partie dextre du fond du ventricule & à
l'epiploon : enuoyant ses branchettes par en
haut au ventricule & par embas à l'epiploon.

*Et l'inte-
stinale.*

Le 4. est la veine *intestinale*, ainsi dite, parce
qu'elle se traine de long de l'intestin duodenû.

*Puis il se
fend en
deux ra-
meaux.*

Le tronc ayant produit ces quatre scions, il
se diuise tout en deux gros rameaux, desquels
le gauche, qui est le plus haut & le plus menu,
est nômé *splenique*, à cause qu'il s'en va quasi
tout à la ratelle, & le droit, qui est le plus bas &
le plus gros, *mesenterique*, à raisô qu'il se perd
quasi tout dans le mesentere & les intestins.
Le rameau spenique produit quatre branchettes : La 1. est *la petite gastrique*, laquelle
sans beaucoup ramifier se distribue à la partie gibbeuse du ventricule.

*Le 1. nom-
mé sple-
nique
produit
la petite
gastrique.
L'epi-
ploique
dextre.*

La 2. est *l'epiploique dextre*, laquelle enuoye
quelques branches à la partie dextre & inferieure de l'epiploon, & au boyau colon.

*La coro-
naire sto-
machi-
que.*

La 3. est *la coronaire stomachique*, qui est la
plus grosse des quatre : quand elle vient à la
partie enfoncee du ventricule, elle se depart
en 2. rameaux, desquels le premier environ-
ne l'orifice superieur comme vne couronne,
& le dernier descend au pylore.

Le 4. est *l'epiploique posterieure*, qui enuoye

toutes ses branchettes à la partie postérieure *L'epi-*
de l'epiploon, & à la partie du boyau colo, qui *ploique*
est attaché au dos par le moyē de l'epiploon, *postérieu-*
re.
Ce qui reste du rameau splenique, se depart *Et puis*
en deux veines, ces deux en d'autres & en *se perd*
d'autres, iusques à ce que par vne multiplica- *dans la*
tion infinie, elles s'implantent en la partie *ratte.*
caue de la ratte, respandant dans toute la
chair d'icelle, vne infinité de venules fort en-
trelacees. Et toutesfois on en remarque vne, *Le vas*
nommee *vas breue*, qui du plus haut du ra- *breue.*
meau, tout joignant la ratte, s'insere au costé
gauche du fond du ventricule, & luy porte
le suc melancholique, aigre & acerbe pour
resueiller l'appetit.

L'vsage de ce rameau splenique est de porter le sang pour la nourriture de la ratte & du
ventricule, & pour repurger la masse du sang
de ses excremens féculents & grossiers.

La mesenterique espand vne infinité de *Le 2. dit*
veines dans le mesentere & les boyaux : en- *mesente-*
tre lesquelles on en remarque trois principa- *rique pro-*
les. La 1. nommee *hémorrhoïdale*, se traine *duit.*
par les extremitez du boyau colon, & le
long du rectum iusques au siege, lequel elle *L'hé-*
ceint de plusieurs scions. Elle fait les hémor- *morrhoï-*
rhoïdes internes, cóme l'hypogastrique, ra- *dale.*
meau de la caue descendante, les externes;
les premieres purgent la cacochymie, & les

dernieres qui vuident la plethore.

La 2 diuise celle cy porte au boyau recium.

La 3 retenant le nom du tout, est appellée mesenterique, qui produit vne infinité de venules, qui se traisnent obliquement entre les deux tuniques des boyaux. Ce sont elles qui des boyaux succent la plus subtile partie du chyle, & la transportent au foye, luy donnant en passant quelque commencement de sang, & rapportent du foye le sang pour nourrir les boyaux. Elles sont enuironnées & appuyées de force glandes, qui empeschent que leurs conduits ne soient pressez, ou qu'elles ne se rompent aux mouuemens violens.

Des Veines lactées.

IL ne se faut pas estonner de la grande diuersité & repugnance de tant d'opinions touchant l'vsage des veines mesaraiques, que l'on destinoit a tant d'offices differens, de porter le chyle au foye, de luy donner la premiere esbauche & teinture de sang, de receuoir le sang du foye & le transporter aux intestins pour leur nourriture, bref pour la descharge des humeurs peccantes és euacuations naturelles, ou artificielles; l'ignorance de leur veritable distinction & discernement en ayant esté la cause. Car il est bien difficile de n'errer au droict quand on manque en la certitude du faict. Toutes ces controuerses ont esté terminées par l'heureuse inuention & descouuerte des veines lactées par Gaspar Asellius Medecin de Pauie l'an 1622. premierement & par cas fortuit sur vn chien en vie, qu'il disequoit pour vn autre dessein, sçauoir pour remarquer les nerfs recurrens; qu'il a verifié pendant quatre ou cinq ans qu'il a vescu seulement depuis, en vn infinité tant de chiens, que d'autres animaux, chats, agneaux, vaches, pourceaux, & mefme fur vn cheual achepté exprés.

La raifon pourquoy ces veines n'ont point efté recognuës des anciens, a efté que comme ils n'ont iamais guères diffequé d'animaux en vie, que pour voir les nerfs recurrens, ou le mouuement du cœur, ou celuy du diaphragme, ou du cerueau; ou les organes de la voix, ou la mutation des alimens dans l'eftomach en chyle, tandis qu'ils eftoient attentifs à l'obferuation de ces actions particulieres, l'animal expiroit. & ces veines venoiët à difparoiftre.

Encore qu'il y ait quelque apparence, qu'Erafiftrate & fes Sectateurs ayent apperçeu ces veines, ils ne les ont pas pourtant recognuës, penfans que ce fuffent des arteres, au dire de Galien, ch. 5. & 6. des adminift. anat. qui rapporte fur leur relatiõ, que fi toft que le mefentere eft defcouuert, il paroift des arteres blãches comme l'air, & puis apres remplies d'vn fuc femblable à du laict.

Or la ftructure & compofition de ces veines eft pareille que des autres. Mais elles ont cela d'admirable qu'elles font diftinguées & entrecouppees d'vn grand nõbre de valuules, lefquelles apres que le chyle s'eft euanoüy, demeurent encores penduës & attachées, comme de petites bourfettes ou gouttelettes, non feulement à l'endroit où elles font adherentes aux inteftins, mais auffi tout au long de leur conduit, eftans femblables à celles, que Colombus conftituë aux extremitez des autres veines mefaraïques. Sinon que les valuules des veines mefaraïques font de dehors en dedans, & celles des veines lactées au contraire de dedans en dehors. La raifon de cefte differéce eft, que les veines lactées fuccent le chyle des inteftins, qui ne doit point retourner aufdits inteftins: & que les mefaraïques vulgaires portent le fang aux inteftins, & par fois des humeurs excrementeufes, qui ne doiuent point refluer vers le foye.

Elles ne font pas à la verité fi groffes que les mefaraïques communes, ny en leur tronc, ny en leurs rameaux: mais auffi elles font en bien plus grand nombre, & prefque vne fois autant. Ce qui a efté faict, pource qu'il faut bien plus de chyle au foye pour

la prouision & souſtien de tout le corps, que de ſang aux inteſtins pour leur particuliere nourriture. Elles vont pourtant quaſi
toutes aux inteſtins greſles, & fort peu aux gros. D'autant que
les inteſtins greſles contiennent vn ſuc alimentaire, à la diſtribution duquel ils ſont principalement deſtinez ; & les gros inteſtins contiennent les excrements, à l'expulſion deſquels ils ſeruent principalement.

Leur inſertion dans les inteſtins eſt aſſez manifeſte. Pour leur
origine & principe de radication, il n'eſt pas ſi euident. Mais
parce qu'elles ſe rencontrent & vniſſent toutes au pancreas, &
qu'elles ſont entrelacées par pluſieurs deſtours dans tout le corps
dudit pancreas, Aſellius tient qu'il eſt fort vray-ſemblable
d'y eſtablir leur origine. Et par ainſi le pancreas auroit vn plus
noble vſage, que ceux qu'on luy donne, dont il eſt parlé au
chap. 17. du 6. Liure.

Mais pour repreſenter nettement la deſcription des veines
lactées, nous en ferons vn extraict ſuccinct & ſommaire, tiré
dudit Aſellius.

Donc que les veines lactées s'inſerent en tous les inteſtins, mais
plus grand nombre aux greſles, & ſur tous au ieiunum. Leur progrez eſt tel. Des inteſtins elles ſe traiſnent par tout le meſentere
obliquement entre les deux tuniques d'iceluy, tantoſt ſeules,
tantoſt accompagnées des autres vaiſſeaux meſaraïques : tantoſt
tout droict, tantoſt s'entre croiſant & paſſant par deſſus, appuyees ſur pluſieurs glandes, & ſe rendent au pancreas. Où
eſtans entrelacées fort dru à guiſe de rets, elles y font des tours &
deſtours inexplicables. Iettans quelques gros rameaux par les
coſtez de la veine porte (qu'elles enuironnet en pluſieurs endroits
comme vne couronne ou anneau) & quelques petits à la veine
caue elles entrent dans la partie caue du foye. De là portées dans
la ſubſtance d'iceluy, & diuiſées en des fibres comme capillaires,
apres s'eſtre eſpanchées au long & au large dans toute ſa
chair, elles s'y perdent.

La propre & particuliere action de ces veines eſt la diſtribu-

tion du chyle au foye. Ce qui est euident au sens, qui les void remplies de chyle. Et en suitte, de le conseruer & le preseruer de corruption, comme les autres veines ont la proprieté de conseruer le
sang: & nous n'en reconnoissons point d'autre. Car l'opinion assez receuë, qui leur attribuoit vne faculté sanguifique, n'estoit
sans doute fondée que sur l'ignorãce des veines lactées, & sur les
diuers, absurdes & faux vsages des veines mesaraiques communes. Lesquelles parce qu'on les trouuoit tousiours pleines de
sang & non de chyle, on inferoit de là, qu'elles donnoient au sang
la premiere teincture & esbauche. Mais il faut auoüer que d'vne
absurdité & fausseté, il en suit assez souuët quantité d'autres.

Vne autre raison qu'on apportoit pour fortifier ceste faculté
sanguifique des veines mesaraiques, que comme le sang crud &
pituiteux se cuit & se rougit par laps de temps dans les autres
veines, par vne vertu qui leur est propre, qu'aussi de mesme le
chyle acqueroit vn commencement de rougeur dans les veines mesaraiques; n'est guere mieux fondée. Car il faut imputer vne telle
mutation à la liqueur contenuë, & non au vaisseau, c'est à dire
à la chaleur insite dans le sang. Tout de mesme que le moust ou
vin nouueau ne doit pas sa depuration au vaisseau où il est contenu, mais à sa chaleur virtuelle qui se declare apres la separation de l'humeur aqueuse par l'action de ladite chaleur.

Pour donner plus de poids & d'authorité à la verité des veines
lactées, i'y adiousteray l'espreuue de feu Monsieur du Peiresc Con-
seiller au Parlement d'Aix, l'ornement & prodige de nostre
aage, ainsi qu'il se void en la riche Histoire de sa vie ou plustost
Eloge perpetuel des vertus de ce Prince des Curieux, & des
Sçauans qu'on peut tres iustement ainsi qualifier, tant pour sa
magnificence & splendeur, és recherches & experiences qu'il a
faictes en vne infinité de belles choses, que pour sa capacité vni-
uerselle au delà de la portee commune de l'esprit humain.

Encore qu'il peust s'asseurer sur les fideles & reiterees obseruations d'Asellius leur premier inuenteur, & sur les siennes
propres, qu'il auoit faites en vn tres grand nombre de diuers ani-

maux viuans, que le mesme se passoit és corps humains, fondé sur ceste maxime naturelle & anatomique, que où la nature doit produire de mesmes actions, elle se sert de mesmes organes, & principalement és fonctions qui sont purement naturelles. Neantmoins il en voulut voir l'effect l'an 1634. sur vn corps humain. Et parce que l'humanité Chrestienne ne permet pas de telles espreuues sur des subiects viuans, quoy que tres-vtiles au bien de l'homme, pour en mieux conseruer & restablir le tout sur l'exacte & certaine connoissance de ses parties : il creut neantmoins de rencontrer lesdites veines lactees, en ménageant tellement le temps du dernier repas d'vn Criminel condamné à mort, auquel il donna ordre qu'on fist tres bonne chère auparauant la prononciation du iugement, afin qu'il eust dequoy faire du chyle, & qu'il en fournist suffisammēt apres l'executiō. C'est pourquoy ayant attendu vne heure & demie apres que ledit Criminel fut estranglé, le cadaure ayant esté porté au theatre anatomique, & l'abdomen ouuert, on vid apparemment des veines blanchissantes, dont ayant esté faicte dissection de quelques vnes, il fut recueilly auec vne cueiller quelque petite quantité d'vne liqueur lactee, qui donnoit ausdites veines la blancheur.

Ce qui m'a esté confirmé de viue voix par Mr Gassendi tres-digne Autheur de la susdite Vie, qui fut spectateur de la dissectiō.

La veine caue descendante. CHAP. IV.

LES racines de la veine caue respanduës dans toute la chair du foye, se terminent toutes en vn gros tronc, lequel sortant de la partie gibbeuse d'icelui, se diuise en deux parties : desquelles l'vne descend & l'autre monte. La premiere est nōmee *la veine caue descēdante*, & la derniere *la veine caue ascendante.*

Le tronc descendant.

La premiere couchee sur les lombes joignant la grosse artere, descend iusqu'au commencement de l'os sacrum & aux iles, où *Adi-* elle se diuise en deux gros rameaux nommez *peuse.* iliaques. Auant toutesfois que se sendre ain- si, elle produit de chaque costé cinq bráches.

La 1. nommée *adipeuse*, s'en va à la tunique *L'emul-* externe des reins, que l'on void couuerte de *gente.* beaucoup de graisse.

La 2. est *la renale* ou *emulgente*, qui s'es- *La sper-* pand par vne infinité de branchettes dans *matique.* toute la substance du rein.

La 3. est dite *spermatique*, parce qu'elle por- te la matiere du sperme aux testicules. Aux hommes elle s'en va toute au testicule, où el- le fait vn lacis, que les Anatomistes appellent *plexus retiformis*: mais aux femmes elle se di- uise en deux: vne partie faisant le mesme lacis qu'aux hómes, se perd au testicule : & l'autre s'en va rédre à l'orifice interne de la matrice.

La 4. est *la lombaire*, diuisée ordinairement *La lom-* en plusieurs branches : elle arrouse les verte- *baire.* bres & la mouëlle lôbaire d'vn suc nourricier.

La 5. nommée *musculeuse*, enuoye plusieurs *Puis il* branchages aux muscles des lombes & de l'e- *fait le* pigastre: elle naist quelquefois des iliaques. *rameau*

Le tronc ayant produit ces cinq branches, se *iliaque* diuise en deux gros rameaux nómez iliaques. *qui pro-*
En ceste diuision la veine se met sous l'artere, *duit la* *sacrée.*
de peur qu'elle ne soit offensée par la dureté
de l'os sacrum & le continuel mouuement

des lombes. De chacun de ces deux rameaux
sortent quatre veines pareilles.

La 1. nommee *sacree*, passe par les trous
des os à la mouëlle de l'os sacrum.

L'hypogastrique. La 2. est l'*hypogastrique*, laquelle est la plus
grosse des quatre: elle nourrit quasi toutes
les parties contenuës en l'hypogastre, & enuoye diuers ruisseaux, les vns à la matrice &
au col d'icelle, les autres à la vessie, & les autres à l'extremité du rectum, qui sont les hé-
morrhoïdes externes.

L'epiga-strique. La 3. dite *epigastrique*, est espanduë dans les
muscles de l'epigastre: toutefois vne bonne
partie d'icelle monte, selon la longitude du
muscle droit iusques au nóbril, pour rencontrer les veines mammaires, & faire ceste belle
anastomose qu'aucuns disent seruir à la cómu-
nication d'entre les mámelles & la matrice.

La 4. est nómee *hóteuse*, parce qu'elle se perd
aux parties genitales des hómes & des fémes.

Les rameaux iliaques sortis de la capacité du
ventre, & descendans aux cuisses, changent
de nom, & sont appellez *veines crurales*. D'i-
celles naissent plusieurs branches, qui s'espandent par tout le pied, d'entre lesquelles
on en remarque six principales.

Et la hóteuse. Puis il fait la veine crurale qui pro-duit la saphene, La 1. nommee *saphene*, naist enuiron les
glandes de l'aine, & descendant par le dedans
de la cuisse, entre la peau & la mébrane char-

nue au malleole interne , fe perd par diuers
fcions dans la peau du deffus du pied.

La 2. eſt *la petite fciatique*. Elle naiſt à l'oppoſite de la faphene, & s'en va perdre à la
peau de l'iſchion & aux muſcles voiſins.

La 3. dite *muſcule* , fe diuiſe en deux. Elle
enuoye le plus petit rameau aux muſcles extenſeurs de la jambe, & le plus gros à quaſi
tous les muſcles de la cuiſſe.

La 4. s'appelle *poplitique*. Elle feme des
ruiſſeaux dans la peau du derriere de la cuiſ-
fe, & deſcendant par le milieu du jarret, fe
perd quelquefois à la peau du gras de la jambe. & au malleole externe, & quelquefois
auſſi elle deſcend iuſques au talon.

La 5. eſt nommee *furale*, parce qu'elle s'eſpand aux muſcles du gras de la jambe, & à la
peau du dedans du pied iuſques aux orteils.

La 6. eſt la grande fciatique. Elle deſcend
par ſon plus gros rameau dans les muſcles du
mollet de la jambe,& produit dix fcions,deſ-
quels elle en donne deux à chaque orteil : &
par le moindre elle finit entre le peroné & le
talon, & toutesfois elle s'auance quelquefois
iuſques aux muſcles adducteurs des orteils,
& de la peau.

La veine caue Afcendante. CHAP. V.

L E tronc afcendant ayant percé le diaphragme, monte par le milieu de la poi-

la petite fciatique, la muſcule, la poplitique.

La furale,

& la grande fciatique

Le tronc

ascendant produit.

ſtriné appuyé par le diaphragme, le mediaſtin, le cœur & le poulmon iuſques aux clauicules. En faiſant ce long chemin il produit
quatre veines.

La phre-nique.

    La 1. nommee *phrenique & diaphragmati-*
que, vne de chaque coſté, ſe traine par tout le
diaphragme, & enuoye quelques ſcions au
pericarde & au mediaſtin.

La coro-naire.

    La 2. ceint toute la baſe du cœur comme
vne courône, d'où elle eſt dite *coronaire.* Elle
eſt le plus ſouuent ſimple, & quelquefois ju-
melle. Les ſcions qu'elle enuoye à la chair
du coſté gauche du cœur, ſont plus gros & en
plus grand nombre : parce qu'eſtant plus eſpaiſſe qu'au coſté droit, elle a beſoin de receuoir de la nourriture en plus grande quâtité.
Il faut remarquer, que la veine caue paſſant
du long du cœur, ouure ſon coſté comme s'il
eſtoit deſchiré, & l'ente dans le ventricule
dextre d'iceluy, afin d'y verſer le ſang en
abondance pour la generation de l'eſprit vital, & la nutrition des poulmons.

l'Azy-gos.

    La 3. eſt l'*Azygos,* ainſi dite, parce qu'e-
ſtant ſans pareille, elle ne ſe trouue qu'au coſté droiƌ. Elle produit huiƌ ſcions, qui s'eſpandent au coſté gauche, auſſi bien qu'au
droiƌ, pour nourrir les huiƌ coſtes inferieures, & les eſpaces qui ſont entre icelles. Les
modernes ont remarqué, que ceſte veine a

cômunication auec les veines thoraciques,
qui fait que la faignee en la pleurefie du cofté
melme de la douleur, foulage merueilleufe-
ment: & auec l'adipeufe & l'emulgente. Et
c'eft par là que Fallope veut que le pus ef-
pandu dans la capacité de la poictrine fe purge par les vrines.

La 4. eft dite *intercoftale*, parce qu'elle *L'inter-*
nourrit les efpaces qui font entre les trois ou *coftale.*
quatre coftes fuperieures. Quelquefois elle
ne fe trouue pas, & lors l'azygos leur enuoye
vn rameau au defaut.

Le tronc ayant produit ces quatre fcions, & *Et puis*
approchant des clauicules, fe fend en deux *fait la*
gros rameaux, nommez à raifon de leur fi- *foufcla-*
tuation, & de la nature des parties par où ils *uiere qui*
paffent, *foufclauiers*. De ces rameaux vne *produit.*
partie eft cachee dans la capacité de la poictrine, & l'autre fortant dehors va aux aiffel-
les. La premiere retenant le nom du tout, eft
nommee *le rameau foufclauier*, & produit
cinq veines.

La 1. nommee *mammaire*, defcend interieu- *La mam-*
rement par le dedans du fternon au mufcle *maire.*
droict de l'epigaftre, pour rencontrer l'epigaftrique.

La 2. dite *thymique*, s'efpand dans le corps *La thy-*
glanduleux nommé *thymus*, & dans les *mique.*
membranes du mediaftin.

Lacapsu-
laire. La 3 est la capsulaire qui va au pericarde, &
y rencontrant les phreniques ascendantes,
elles semblent n'estre qu'vn mesme vaisseau.

La cer-
uicale. La 4. est nommee veruicale. Elle monte
au cerueau par les trous des apophyses
transuerses des vertebres du col en voyant &
passant des ruisselets aux muscles voisins.

La muf-
cule. La 5 est la musculaire. Elle va aux mufcles espineux tant du col, que du haut
du dos superieures. Quelquefois

L'autre partie du rameau soufclauier estant
sortie de la cauité de la poictrine, & paruenuë
aux aisselles, est dite axillaire. D'icelle
naissent trois veines, la thoracique, la basilique, & la cephalique.

La tho-
racique. La thoracique est double de chaque costé. L'vne s'en va aux mammelles & aux
muscles anterieurs de la poictrine, l'autre
aux posterieurs. Trois, & quelquefois quatre
scions de ceste veine, s'vnissent auec autant
de branchettes de l'Azygos.

La bafi-
lique. La basilique est double: l'vne interne ou
profonde, & l'autre externe ou superficielle. La premiere couchee sur l'attere axillaire & la troisiesme paire des nerfs du bras,
s'auance iusqu'au plis du coude: puis descend par l'vn de ses rameaux le long du coude, & par l'autre le long du rayon, par dedans l'anneau qui contient les tendons des

muscles. Le premier rameau se diuise en
plusieurs scions & en donne deux au doigt
auriculaire, deux au doigt annulaire, & vn
au doigt du milieu. Le dernier se diuise pareillement en cinq scions, & en donne vn au
doigt du milieu, deux au doigt indice, & les
deux autres au poulce.

L'externe descend du long de la peau.
Quand elle est venuë au plis du coude, elle se
diuise en deux rameaux, desquels l'vn porté
à la partie interne du coude, s'vnit auec vn
rameau de la cephalique. De ceste vnion
naist vne veine commune, nommee *la me-
dinne*. L'autre descend par la partie interieure du coude, & enuoye force branchettes à la peau voisine.

La cephalique descendant superficielle-
ment entre le muscle deltoïde & le tendon
du pectoral, venue au plis du coude se fend *La ce-
phali-
que.*
en deux rameaux, desquels l'vn porté obliquement à la partie interne du coude, s'vnit
auec le rameau de la basilique pour faire la
mediane: l'autre plus gros, descend le long
du rayon quasi iusques au milieu d'iceluy,
d'où se trainant obliquement au carpe, il arrouse tout le dehors de la main, & se termine par vn rameau apparent entre le petit
doigt & l'annulaire pour faire la saluatelle. *La saluatelle.*
La mesme cephalique enuoye encore vn ra-

meau entre le poulce & le doigt indice) lequel retenant le nom du tout, est nommé *la cephalique.* Ie diray icy en passant, que la mediane est tenuë pour fort dangereuse à saigner, d'autant qu'elle cache sous soy vn nerf, vn tendon & vne artere.

Nota.

Le rameau sousclauier auancé au dessus de la clauicule, change de nom, & est appellé *sousclauier.* D'iceluy naissent deux grosses veines, nommees *iugulaires,* l'vne externe, & l'autre interne. L'externe plus grosse aux bestes qu'en l'homme, monte le long du col entre la peau & la membrane charnuë, & donne en passant grand nombre de venules aux muscles voisins. Mais quand elle vient au pharinx, elle se diuise en deux parties. Desquelles l'vne est employee aux muscles du larynx, de l'os hyoide & de la langue. L'autre est superficielle, & enuoye des ruisselets aux leures, aux aislerons du nez, au front, à quasi toute la face, au grand angle de l'œil, & au derriere des oreilles.

Le rameau sousclauier produit.

La iugulaire externe.

L'interne est beaucoup plus grosse en l'homme qu'es bestes, à cause qu'il a le cerueau plus grand : montant par les costez du col au cerueau, enuoye en passant plusieurs sciós aux parties voisines, comme aux
muscles

L'interne.

muscles du larynx & de la langue: & entre
en fin par les trous du crane aux sinus de la
dure mere, qui contiennent le sang pour la
nutrition du cerueau, & pour la generation de l'esprit animal.

Voyla l'histoire des veines representée
briefuement. Que si on trouue en quelques
corps de la variation en l'ordre & en la
production des rameaux, on en rapportera
la cause à la nature, laquelle en cela, côme
en toute autre chose, semble vouloir s'es-
gayer & esbattre à la diuersité. Quant aux
valuules remarquees par les modernes, le *Valuules,*
docte Riolan escrit, que ce sont parcelles *ou porte-*
de la tunique des veines, qui s'auancent *lettes.*
dans leur cauité en forme de croissant. A
l'endroit de ces valuules la veine paroist
plus grosse, & par dehors il semble qu'elle
ait comme des nœuds. Quand on serre le
bras ou la iambe auec la ligature pour les
saigner, elles paroissent manifestemét. Il y
en a tousiours deux, vne de chaque costé,
distante de quelque petit interualle, &
situees à l'opposite l'vne de l'autre.

On ne remarque point de ces valuules
ou portelettes au tronc de la veine caue,
parce qu'il faut qu'il soit tousiours patent
& ouuert pour la distribution du sang. Les
petites veines n'en ont point aussi, parce

qu'elles ne reçoiuent du sang qu'autant qu'il leur en faut. On les void assez druës aux grosses veines des bras & des iambes, & seruent à retenir le cours du sang, de peur qu'il ne se iette impetueusement, & en trop grande abondance sur les parties, lors qu'elles sont eschauffees par le mouuement, dont il s'ensuiuroit oppression ou inflammation. Elles seruent de plus à renforcer le corps de la veine, & empescher qu'il ne se dilate trop, en retardât le cours du sang pendant que la nutrition se fait.

Anasto-
moses.

　Touchant la communion que les veines ont les vnes auec les autres, & les Anasto-moses, par lesquelles les veines s'embou-chent dans les arteres, & les arteres dans les veines: nous en auons dit quelque cho-se cy-dessus. Qui en voudra sçauoir da-uantage, lira ce que le docte Du Laurens en a escrit.

LA DEFINITION D'ARTERE,
CHAP. VI.

L'artere
definie
comme si-
milaire.

ON remarque trois vaisseaux qualifiez du nom d'Artere, *la trachee artere, l'ar-tere veineuse* & *la grosse artere.* Mais les deux premiers estans ainsi nommez auec addition, il ne reste que le troisiesme, à qui

le nom d'artere puisse estre attribué simplement & absoluëment, & c'est de luy
dont nous allons parler.

L'artere nommee des Grecs *Aorte*, se
considere ou comme partie similaire, ou
comme partie organique. Comme simi-
laire, on la definit *vne partie froide & seiche,*
engēdree par la faculté formatrice d'vne portion
lente & visqueuse de la semence. Elle est froide
de sa temperature naturelle, mais chaude
par accidens, entant qu'elle contient l'esprit vital & le sang arterieux, qui sont tres-
chauds. Elle est seiche, mais moins que le
tendon, & plus que le nerf. La matiere
dont elle est engendree, c'est vne portion
lente & tenace de la semence, laquelle se
laisse estendre, allonger & percer facilement par la chaleur & les esprits, qui sont
les instrumens dont la faculté formatrice
se sert dans tous ses ouurages.

Si on la considere comme organique, on
la definira *vn vaisseau rond, long, caue, sortant*
du cœur, composé de deux tuniques propres, entre-
tissuës de toutes sortes de fibres, ordonné de natu-
re pour distribuer le sang arterieux auec l'esprit
vital, & pour contemperer, reparer & repaistre
la chaleur ignee de toutes les parties. La rondeur, longueur & cauité expriment sa figure. Et le nombre des tuniques & la tissure

Comme
organi-
que.

sa figure & compofition. des fibres defignent fa compofition. Des tuniques l'interne eft mince comme celle des veines. Mais l'externe (fi on croit Herophile)eft cinq fois plus efpaiffe. L'interne a beaucoup de fibres droictes & obliques, & l'externe en a tout plein de tranfuerfes, & bien peu d'autres:parce que l'artere a pluftoft befoin de diftribuer le fang fpiritueux, que de l'attirer ou contenir. Outre ces deux tuniques propres, elle en emprunte quelquesfois des parties voifines vne troifiefme commune:de la pleure, dans le thorax : & du peritoine, dans le ventre inferieur. Et celle-cy fert à la couurir, fufpendre & attacher,quand elle paffe d'vne partie à l'autre : & elle la quitte lors qu'elle penetre dans la fubftance de quelque vifcere.

Son principe. Nous mettons le cœur pour le principe de l'artere, non certes de generation: car elle eft formee en la matrice de la femence,auant que le cœur foit engendré: mais de radication & de difpenfation. De radication, parce qu'elle fort du ventricule gauche d'iceluy,d'où Hippocrate l'appelle *la radication des arteres* : & de difpenfation, parce qu'elle reçoit de luy & la faculté,& la matiere pour les cõmuniquer &diftribuer par fes ruiffeaux à toutes les parties.

Le reste de la definition designe ses trois
vsages : car elle a esté faicte. 1. Pour contenir & distribuer le sang arterieux, elabouré au ventricule senestre du cœur, tant
pour seruir à la nutrition parfaite des parties, le sang veineux ne suffisant à cela, s'il
n'est raffiné par l'arterieux : que pour estre
employé à la generation & à la nutrition
de l'esprit animal. 2. Pour porter la chaleur
naturelle & la faculté vitale, auec le sang
arterieux, dans toutes les parties. Elle fait
ces deux offices entant qu'elle est caue,
pour téperer, entretenir & repurger la chaleur naturelle, ce qu'elle fait par son mouuement continuel de diastole & de systole :
car lors qu'elle se resserre au systole, elle
chasse hors les vapeurs fuligineuses, &
ainsi empesche la suffocation de la chaleur
natiue : & quand elle se dilate au diastole,
elle tire l'air, l'esprit, la vapeur & le sang.
L'air, pour ventiler la chaleur : *car tout chaud*
(dit Hippocrate) *est entretenu par vn froid*
moderé. L'esprit, pour estre le chariot &
vehicule de la faculté vitale influente. La
vapeur, pour estre la nourriture de l'esprit
vital : & le sang des veines prochaines par
des anastomoses occultes, pour luy seruir
d'aliment particulier.

Au reste les veines sont & en plus grand

M iij

Les veines en plus grãd nombre, & plus grosses que les arteres.

nombre, & plus grosses que les arteres. Elles sont en plus grand nombre, parce que
le sang grossier ne pourroit qu'à peine passer aux parties esloignees, s'il n'estoit conduit par des canaux apparens. Là où le
sang arterieux qui est fort subtil, sorty qu'il
est des arteres, passe & penetre par des
chemins occultes, aux parties plus distan-
tes, sans qu'il ait besoin de canal pour l'y
porter. Elles sont aussi plus grosses, parce
qu'elles contiennent vn sang grossier &
vn esprit nebuleux, qui demandent des receptacles grands & capables : les arteres
au contraire contiennent vn sang tres-
subtil, & vn esprit tres-raffiné, qui n'occupent quasi point d'espace. Il y a des veines,

L'artere compagne que c'est.

dit Galien, qui n'ont point d'artere pour
compagne: mais il n'y a point d'artere qui
ne soit accompagnee de veine : où il faut
entendre par l'artere compagne, non celle qui touche la veine, mais celle qui est
faite pour vn mesme office. Par tout donc
où la nature n'a point esté empeschee, elle
a donné aux grosses & notables veines des
arteres pour les accompagner, en sorte

L'artere plus no- ble que la veine.

toutesfois que les veines couurent tousjours les arteres, comme celles qui sont
plus nobles, afin de les asseurer & defendre, pourueu que l'incommodité du lieu

ne l'empesche point, comme ioignant l'os
sacrum, où l'artere estant paruenuë, monte sur la veine caue, sous laquelle elle estoit
auparauant cachee: de peur qu'elle ne soit
offensee par l'os, qui est desnué de chair en
cet endroit : de là vient qu'ayant passé ce
dãger, elle se musse derechef sous la veine.

Au reste il ne faut pas seulement remar- *Contigui-*
quer la contiguité qui est entre les veines *té des*
& les arteres, mais aussi celle qui est entre *veines &*
ces deux vaisseaux, par des anastomoses *arteres.*
reciproques, qui seruent à la communion
du sang veineux & arterieux. Comme ainsi soit donc que les arteres soient côtiguës
aux veines, & qu'elles se distribuent aux
mesmes parties : Ayant desia descrit les
veines, l'histoire des arteres en sera &
plus briefue, & plus aisee.

Description de la grosse Artere.

CHAP. VII.

DV ventricule gauche du cœur sortent la grosse artere, & l'artere veineuse. Comme la premiere vient à sortir,
elle produit vn scion, qui s'en va enuiron-
ner & ceindre la base du cœur : d'où on la
nomme *l'artere coronaire.* Puis elle se diuise *L'artere*
toute en deux gros troncs ; desquels l'vn *coronai-*
descend le long des vertebres des lombes, *re.*
& l'autre monte aux clauicules, où il se

adiuise en deux gros rameaux inegaux,
nommez *fouſclauiers.* Le dextre, qui eſt le
plus haut, produit cinq arteres: deſquelles
La 1. nommee *intercoſtale ſuperieure,* va
aux quatre coſtes ſuperieures, pour nourrir & viuifier les eſpaces qui ſont entre-
deux, & des muſcles voiſins.

La 2. dite *mammaire,* paſſe à la partie
interne du ſternon, & enuoye tout plein
de branchages aux mammelles.

La 3. eſt *muſcule,* qui ſe diſtribue aux
muſcles poſterieurs du col.

La 4. eſt dite *ceruicale,* parce qu'elle mō-
te par les trous des apophyſes tranſuerſes
des vertebres du col. Elle perce la dure
mere, & eſtant entree dans le crane, s'v-
nit auec ſa pareille, venant du coſté oppoſite. Ainſi vnie elle paſſe à la baſe du cerueau, pour ſe rendre à la ſelle de l'os ſphenoïde, où elle ſe fend en deux parties, deſquelles l'vne va du coſté dextre, & l'autre
au ſeneſtre. Elles ſe reſpandent toutes
deux diuerſement dans la pie & la dure
mere, & de là montent aux ventricules
ſuperieurs, où auec vne portion des carotides elles ſont le rets admirable.

La 5. eſt la *carotide,* qui produit vne infinité de ſcions, qui s'en vont aux muſcles
du larynx & de l'os hyoïde, à la maſchoire

La muſ-
cule.
La cerui-
cale.

L'artere
carotide.

d'en bas, au menton, aux leures, à la langue, aux dents, aux muscles temporaux,
aux narines : & puis monte par le trou qui
luy est propre, à la selle du sphenoïde, &
perçant la dure mere, enuoye des arteres
aux yeux & aux muscles temporaux : finalement elle monte aux ventricules superieurs, où auec les ceruicales elle ayde à
former le rets admirable.

La distribution de la sousclauiere gauche est presque semblable, horsmis qu'elle ne produit point de carotide : car la carotide senestre naist du tronc. Ce qui reste du rameau sousclauier estant sorty de
la poictrine, & venu aux aisselles, est
nommé *axillaire*, & d'iceluy naissent la
thoracique & basilique.

*La sous-
clauiere
gauche.*

La thoracique est double, l'vne va aux
muscles anterieurs de la poictrine, & l'autre aux posterieurs.

La basilique est pareillement double, l'v-
ne profonde, & l'autre superficielle, qui
produisent toutes deux diuers ruisseaux,
entre lesquels il y en a vn de la superficielle, fort apparent au carpe, où l'on taste le
poils.

Le tronc descendant, auant que de percer le diaphragme, produit l'intercostale
inferieure, qui s'en va aux espaces d'entre

les huict coſtes inferieures, & la phrebique
qui s'eſpãd au diaphragme & au pericarde.

Ayant paſſé le diaphragme, il iette ſept
branches: deſquelles la celiaque & la
meſenterique ſuperieure accompagnent
la diſtribution de la veine porte.

La rena-　　La 3. dite *renale* ou *emulgente*, s'inſere
le.　　dans les reins.

La ſper-　　La 4. eſt la *ſpermatique*, qui s'inſere par
matique　　des deſtours & anfractuoſitez labyrinthi-
　　ques aux teſticules.

La me-　　La 5. nõmee *meſenterique inferieure* enuoye
ſenteri-　　des ſcions à la partie inferieure du meſen-
que infe-　　tere, & aux boyaux colon & rectum.
rieure.

La lom-　　La 6. eſt dite *lombaire*, parce qu'elle paſ-
baire.　　ſe à la moüelle des vertebres des lombes.

La muſ-　　La 7. eſt la *muſcule*, qui ſe diſſemine aux
cule.　　muſcles lombaires.

rameaux　　Le tronc, apres auoir jetté ces neuf
iliaques.　　branches, ſe diuiſe tout en deux gros &
　　inſignes rameaux, nõmez *iliaques*: chacun
　　deſquels produit cinq brãches: deſquelles

La ſacree.　　La 1. dite *ſacree*, s'en va à la moüelle de
　　l'os ſacrum.

l'hypoga-　　La 2. eſt nommee *hypogaſtrique*, à cauſe
ſtrique.　　qu'elle arrouſe toutes les parties de l'hy-
　　pogaſtre.

l'vmbi-　　La 3. eſt l'*vmbilicale*: c'eſt par elle que
licale.　　l'enfant vit & tranſpire dans la matrice

La 4. parce qu'elle s'efpand dans les muf- *L'epigã-* cles de l'epigaftre, eft nõmee *epigaftrique. ftrique.*

La 5. eft *la pudende ou honteufe,* ainfi dite, *La hon-* parce qu'elle s'en va à la verge & aux par- *teufe.* ties genitales de l'vn & de l'autre fexe.

Le rameau iliaque eftant forty du ventre inferieur pour defcendre aux cuiffes, eft nommé *crural.* La diftribution d'iceluy eft femblable à la veine crurale, excepté qu'il ne produit point de faphene, & qu'il ne donne point tant de rameaux au cuir.

Des vaiffeaux vmbilicaux, veine arterieufe &

artere veineufe.

CHAP. VIII.

LES vaiffeaux vmbilicaux font quatre: *La veine,* *vne veine, deux artères & l'ouraque.* La veine fcion de la veine porte du fœtus, eft le plus fouuent vnique, & quelquefois ju- melle. Elle fort de la fiffure du foye,& s'en va au nombril compofer le chordon, qui fe rend au chorion: dans lequel la veine fe fend en deux, & ces deux derechef en d'autres, qui fe difleminent dans *le placéta.*

Les arteres font deux, vne de chafque *Les arté-* cofté.Elles naiffent des arteres iliaques du *res.* fœtus, & s'en vont rendre au nombril, où elles s'affemblent en vne, qui fert à com- pofer l'vmbilic : laquelle à la façon de la veine fe diuife dans le chorion en deux, &

ces deux en vne infinité d'autres, qui se ramifient & jettent dans *le placenta.*

L'oura-
que. L'ouraque est vn corps nerueux & membraneux, allant du fonds de la vessie au
nombril, & sert auec la veine & l'artere à
composer l'vmbilic. Cet ouraque au fœtus
des bestes est caue & troüé, pour vuider
l'vrine dans l'Alantoïde. Mais au fœtus
humain, il est solide, & n'a point de cauité
ny de trou, & sert seulement de ligament
pour suspendre la vessie. Nous traicterons
plus au long de ces vaisseaux au chap. 5.
du 8. Liure.

La veine
arterieu-
se. La veine arterieuse sort du ventricule
dextre du cœur. En composition elle ressemble aux arteres, & en la premiere conformation elle est continuë à la grosse artere. Tellement qu'au fœtus elle a composition d'artere & en fait l'office, en receuant par vn petit canal arterieux le sang
vital de la grosse artere, pour le distribuer
aux poulmons. Mais apres que l'enfant est
nay, elle ne fait plus l'office d'artere, mais
de veine : & ne porte plus l'esprit vital,
mais vn sang raffiné au ventricule dextre
du cœur pour la nourriture des poulmons.
Elle se diuise 1. en deux rameaux, dont l'vn
va au poulmon dextre, & l'autre au senestre : & chacun d'iceux derechef se depar-

tit en vne infinité de branchages, qui ſe diſſeminent dans toute la ſubſtance de ce viſcere. A l'oppoſite de ce vaiſſeau nature a poſé trois valuules ſigmoïdes, qui du dedans regardent en dehors, & empeſchent que le ſang qui eſt porté aux poulmons, ne puiſſe retourner au cœur.

L'artere veineuſe ſort du ventricule gauche du cœur. Elle eſt dite artere, à raiſon de ſon office; & veine, à raiſon de ſa compoſition, parce qu'elle n'a qu'vne tunique deliee : & qu'au fœtus elle eſt continuë à la veine caue par vne grande & remarquable anaſtomoſe, & porte le ſang pour la nourriture du poulmon. Mais apres que l'enfant eſt nay, ceſte anaſtomoſe s'efface, & lors elle ne fait plus office de veine, mais d'artere, & porte l'air des poulmons pour le rafraiſchiſſement du cœur, & rapporte quelque portion de l'eſprit vital du cœur aux poulmons pour les viuifier : elle reçoit auſſi les vapeurs fuligineuſes pour les chaſſer hors de la bouche en l'expiration. A l'orifice de ce vaiſſeau ont eſté appoſees deux valuules triangulaires, qui ſont ouuertes de dehors en dedans, pour empeſcher que ce qui eſt entré au cœur ne retourne aux poulmons. Ceſte artere veineuſe ſe diſtribuë par toute la ſubſtance

L'artere veineuſe.

du poulmon, comme fait la veine arterieuse.

La definition de Nerf.
CHAP. IX.

LEs anciens faisoient trois sortes de
nerfs, les vns sortans des os, les autres
des muscles, & les autres de la moüelle du
cerueau & de l'espine. Les premiers sont
nommez *ligamens & liens* ; ils se trouuent
en toute diarthrose, & sont l'espece de
symphyse dite syneurose. Les seconds sont
appellez *aponeuroses & tendons*, & ne sont
autre chose que les productions des fibres
des ligamens & des nerfs, semez dans la
chair des muscles, qui s'assemblent &
font vne chorde, qui tire & meut la
iointure diuersement, selon qu'il plaist
à la volonté. Les derniers sont nommez
par Galien, *les organes du sentiment & du
mouuement volontaire* : & ce sont eux seuls,
qui à proprement parler meritent le nom
de nerfs, & desquels nous allons expli-
quer la nature par ceste definition.

Defini-
tion du
nerf.

    Le nerf est *vne partie spermatique, naissan-*
te du cerueau ou de la medulle spinale, composée
de deux substances, dont l'interne est moüelleuse
& l'externe membraneuse, qui porte l'esprit ani-

*mal aux parties pour le fentiment & mouuement
volontaire.* Il eſt dit *partie ſpermatique*, à
raiſon qu'il eſt engendré de la ſemence.
On conſidere en luy deux principes, l'vn *Son principe.*
de generation, & l'autre de diſtribution.
De principe de generation, il n'en a point
d'autre que la portion froide & glutineuſe
de la ſemence, dont il eſt engendré. Celuy
de diſtribution, c'eſt la moüelle du cerueau & de l'eſpine. De là vient qu'il en retient la compoſition, eſtant fait de deux
ſubſtances, l'vne interne moüelleuſe, &
l'autre externe membraneuſe. Car cõme
la moüelle du cerueau & celle de l'eſpine
ſont couuertes de la pie & de la dure mere: ainſi la ſubſtance moüelleuſe du nerf
eſt reueſtuë de deux membranes, qui empeſchent qu'elle ne ſoit offenſee: & ſi le
nerf eſt fait de pluſieurs cordons, elles les
lient & contiennent enſemblement. La
moüelle eſt la partie principale du nerf,
par laquelle il porte la faculté de ſentir &
de mouuoir: car encore qu'il n'ait point
de cauité ſenſible, ſi eſt-ce que l'eſprit animal ne laiſſe point de paſſer, à raiſon de
ſa grande ſubtilité, par le trauers de ſa ſubſtance poreuſe, pour ſe rendre aux parties.

L'vſage commun du nerf, eſt de porter *Son vſage.*
la faculté animale, auec vn eſprit tres-ſub-

ril: & de cét vfage commun en prouien'nt
deux particuliers, de communiquer le fentiment & le mouuement. Il donne le fentiment, tant particulier à vn organe, que
commun à plufieurs parties. Particulier
vn organe, comme le fens de la veuë aux
yeux : de l'oüye aux oreilles : de flairer au
nez : de goufter à la langue : & de l'attouchemét à l'orifice fuperieur de l'eftomach,
pour l'appetit animal, afin de reffentir la
faim : & aux parties genitales, pour l'appetit venerien, afin d'inciter les animaux
à la copulation par le plaifir. L'attouchement commun eft efpádu par tout le corps
& les membranes, mais principalement
par toute la peau : laquelle parce qu'elle eft
la plus temperee de toutes les membranes, eft eftimee iuge de l'attouchement,
& eftimatrice des qualitez traictables,
tant premieres que fecondes.

Or que le nerf foit l'organe du fentimét,
on le recueille de ce qu'il ne fe fait point
de fentiment fans iceluy. Ainfi la veuë ne
fe fait point fans les nerfs optiques : ny la
reception des fons, odeurs, faueurs & qualitez traictables, fans les autres nerfs. Ioint
que le nerf eftant lié, couppé, oppilé ou refroidy, il fe fait priuation du fentimét en
la partie. Et qu'il ait efté ordonné pour
faire

ses vfa-
ges parti-
culiers.

L'attou-
chement
commun.

Le nerf eft
l'organe
du fenti-
ment.

Et du
mouue-
ment.

faire le mouuement, Hippocrate l'enseigne, quãd il escrit *au liure de la nature des os,* que les nerfs font la flexion, la contraction & l'extension: comme auſſi Ariſtote, quand il dit, qu'il n'y a point de partie ſans nerfs, qui ſoit trauaillée de ſtupeur, paralyſie ou conuulſion. Or la ſtupeur eſt vne diminution du ſentiment, la paralyſie eſt vne ablation du ſentiment & du mouuement: & la conuulſion vne deprauation du mouuement.

Il ne faut pas pourtant penſer, que le nerf ſoit l'organe, qui fait immediatement le mouuement, & qui tire, eſtende & flechiſſe les lourdes machines des membres: il eſt trop foible, mol & delicat pour faire ces actions violentes. Mais il conuient ſçauoir, que les inſtrumens du mouuement ſont diuers, le cerueau, le nerf, & le muſcle. Le cerueau commande, le nerf porte le commandement, & le muſcle obeyt & meut le membre diuerſement, ſelon qu'il plaiſt à la volonté.

Les differences des Nerfs.
CHAP. X.

TOus les nerfs ſont doüez de la faculté de ſentir & de mouuoir, & font indifferemment le ſentiment & le mouuement, ſelon la nature des parties auſquelles ils ſe diſtribuent. Ils font le ſentiment, s'ils s'inſerent aux parties capables de ſentiment: & le mou-

N

uement, s'ils font portez aux mufcles organes du mouuement. C'eft dõc en vain qu'on met difference entre les fenfitifs & les motifs. Les autres differences fe prennent

1. De la fubftance, ou des accidens qui l'accompagnent, les nerfs font ou mols, ou durs.

De la fubftance. La caufe de leur molleffe ou dureté doit eftre rapportée à leur origine, à leur vfage & au chemin qu'ils font. Ainfi ceux qui naiffent du cerueau font plus mols: & ceux qui fortent de la medulle fpinale, plus durs : parce que le cerueau eft plus mol, & la medulle fpinale plus dure. Quant à l'vfage, ceux qui font ordonnez pour le fentiment, font plus mols : & ceux qui feruent au mouuemét, plus durs : parce que le fentiment fe fait en patiffant, & le mouuement en agiffant. Au chemin on confidere la longitude, la rectitude, & l'attouchement des corps. Les nerfs font d'autant plus durs, que plus ils s'eftloignent de leur origine : & d'autant plus mols, que plus ils en font proches. S'ils font portez par vn chemin tortueux, ils font plus durs : & s'ils vont droit s'inferer en quelque partie, plus mols. S'ils touchent vn corps dur cõme l'os, le cartilage, la membrane, ils acquierent de la dureté.

De la magnitude. 2. De la magnitude, les vns font gros, comme les optiques ; & les autres petits.

De l'vfage. 3. De l'vfage : les vns font fenfitifs, & les autresmotifs.

4. De l'origine:ils naissent ou du cerueau, ou *De l'ori-*
dela medulle spinale. *gine.*

5. De l'insertion:les vns s'en vont aux par- *De l'in-*
ties naturelles,comme au ventricule,au foye, *sertion.*
à la ratte, &c. les autres aux vitales, comme
au cœur,au poulmon,&c. Et les autres aux organes animaux:& iceux ou du sentiment,cô-
me aux yeux,aux oreilles,au nez,à la langue,
aux membranes, &c. ou du mouuement,
comme aux muscles:dans lesquels ils s'inserent tantost directement, tantost obliquement,& tantost transuersalement.

6. De la texture:les vns sont continus: &
sont portez entiers en quelques parties,com- *De la*
me les optiques:& les autres sont diuisez en *texture.*
plusieurs cordons, & sont portez à diuerses
parties.

7. Du chemin:les vns sont adherents aux
membranes, les autres aux chairs, aucuns *Du che-*
passent par les trous des os, ou entrent dans *min.*
des canaux longuets, comme à l'oreille & à
la maschoire inferieure, quand ils vont aux
racines des dents.

Des Nerfs du cerueau.

CHAP. XI.

TOus les nerfs naissent ou du cerueau
posterieur, ou de la moüelle de l'espine.

& n'y en a pas vn qui forte du cerueau anterieur, ny du ceruelet. Du cerueau posterieur,
enuiron la partie d'où la medulle spinale
prend son origine, procedent sept paires de
nerfs: desquelles

La pre-
miere pai-
re des
nerfs.

La 1. la plus grosse & la plus molle des sept,
nommee optique, prend son origine (vn nerf
de chaque costé) du cerueau posterieur, &
s'en va rendre par les trous du crane au centre des yeux. Et d'autant que ces nerfs sont
tres mols, afin qu'ils n'encourent quelque
hazard en trauersant vn si long chemin, ils
s'vnissent quasi à my chemin, qui est enuiron
la selle du sphenoïde, non point par interse-
ction, ny par attouchement simple, mais par
la confusion de leur mouëlle, en telle sorte
que l'vn ne peut en aucune maniere estre separé de l'autre. Ce qui a esté fait, non seulement pour asseurer & renforcer ces nerfs,
mais aussi afin que l'esprit visuel puisse passer en vn moment d'vn œil à l'autre pour
la perfection de la veuë. Ces nerfs ainsi
confus & vnis viennent tout aussi-tost à
se separer, & s'en vont rendre, chacun de
son costé, par les trous du crane au centre de
l'œil. Leur substance interne, qui est molle &
mouëlleuse, estant paruenuë au crystallin, se
dilate & fait la tunique reticulaire: & l'externe, qui est faite de la pie & de la dure mere, se

perd à faire l'vuee & la cornee, dont aduient
que l'efprit vifuel eft porté en vn moment par
la continuité de l'optique, iufques à la prunelle, pour faire la veuë. Que s'il aduient que ces
nerfs foient oppilez, comme en la goutte fe-
reine, la veuë s'efteint foudain, comme fi on
auoit foufflé la chandelle.

La 2. fert au mouuement des yeux & des
paupieres. Les deux nerfs de cefte coniugaifon font continus en leur origine: de forte
qu'ils femblent ne faire qu'vn cordon, de là
vient qu'on ne fçauroit tourner vn œil d'vn
cofté, que l'autre œil ne fuiue neceffairement
fon mouuement. Quand ils viennent aux
yeux, ils enuoyent vn fcion à chaque mufcle,
& s'efpandent dans les membranes.

La 3. s'infere à la tunique de la langue, organe principal du gouft. Auant toutesfois
que de s'y rendre, elle produit nombre de
fcions, defquels les vns vont à quelques mufcles des yeux, du front, des temples & de la
face: & les autres à la tunique des narines &
aux racines des dents.

La 4. fert auffi au gouft. Dont vne partie va
au palais, & l'autre partie à la tunique de deffous la langue. Le docte Riolan veut qu'elle
aille toute aux yeux.

La 5. fe diuife en deux fcions. Le plus gros

est porté par le meat auditoire au tambour de
l'oreille, & finit là. Le moindre descend par
le trou, qui est entre les apophyses styloide &
mastoide, au pharynx, donnant en passant des
branchettes aux narines & aux jouës. Mais la
plus grande partie d'iceluy se distribuë aux racines des dents, à la langue & au larynx. De là
vient que ceux qui oyent dur, ont la voix rau-
que : que ceux qui sont sourds dés leur naissance, sont muets : & que ceux à qui on touche
le tambour auec vn cure-oreille, se mettent
aussi-tost à tousser.

*Le sixies-
me pro-
duit.*

La 6. s'en va à quasi tous les viscères, sortant
du crane ioignant l'artère carotide. Estant
venuë au gosier, elle se fend en trois rameaux
fort notables, nommez *recurrent*, *costal* &
stomachique.

*Le recur-
rent.*

Le 1. qui est le dextre, embrasse l'artère axillaire, & se repliant autour d'elle en façon de
poulie, remonte en haut, semant force scions
dans les muscles du larynx. Le senestre ne se
replie point sur l'artère axillaire come le dextre, parce qu'elle est trop droite : mais il embrasse tout le trôc de la grosse artere, par l'endroit qu'il se courbe vers le dos. Le vulgaire
appelle ces deux nerfs *returrens* : parce qu'a-
pres estre descendus, ils recourent en haut : &
vocales ou *de la voix*, parce qu'estans liez ou
couppez, l'animal demeure tout à l'instant
priué de voix.

Le 2. nommé costal, se traine par les parties *L ecostal* laterales des costes.

Le 3. est le stomachique, ainsi dit, parce qu'il *Le stoma-* descend à l'estomach ou ventricule. Auant *chique.* toutesfois que d'arriuer là, en passant par la poictrine il donne tout plein de scions au poulmon & au cœur: puis tout ioignât le ventricule, il s'vnit auec son pareil du costé opposite, en telle sorte que le rameau gauche va au costé droit du ventricule, & le rameau droit passe au costé gauche. Or ils ne finissent point là, ains estans paruenus aussi bas que la racine de l'artere céliaque, ils font par vn artifice merueilleux, vn lacis, en forme de rets, duquel se prouignent des nerfs dans tous les visceres du ventre inferieur.

Et d'autant qu'ils trauersent par vn long chemin, pour empescher qu'ils ne soient offensez, ils sont reuestus de fortes tuniques, & par icelles attachez aux parties voisines.

La 7. la plus dure des sept, sert au mouue- *La se-* ment de la lãgue, prenant son origine du cer- *ptiesme.* ueau, tout ioignant la medulle spinale. Sortãt du crane, elle se depart en deux rameaux: desquels le plus gros diuisé en plusieurs filets, donne des scions à tous les muscles de la langue pour le mouuement: & le moindre s'en va aux muscles du larynx & aux parties voisines. A ces sept paires les modernes en adiou-

N iiij

Les apo-
physes
mammil-
laires.

stent encores deux autres. Quât aux apophyses mammillaires, qui sont les organes principaux de l'odorat, elles ne sont point con-
tées entre les nerfs, parce qu'elles ne sortent
point du crane, & ne sont point reuestuës des
meninges. Au reste pour le soulagement de
la memoire on a compris les sept coniugaisons des nerfs dans ce distiche.

Optica prima, oculos mouet altera, tertia gustat,
Quartaque, quinta audit, vaga sexta, septi-
ma lingua est.

L'optique est le premier, le second meut les
　　yeux.
Au goust sont destinez le tiers & quattiesme.
A l'ouye le quint, vaguant est le sixiesme.
Le sept va à la langue & aux plus prochains
　　lieux.

Des Nerfs de la mouëlle de l'espine.
CHAP. XII.

La medul-
le spinale
pourquoy
faicte.

LE cerueau ne pouuant commodément
fournir des nerfs à tout le corps, à raison
du grand nombre de ses parties, & de la di-
stance des chemins: la medulle a esté produi-
te d'iceluy, côme vn tronc de sa racine, pour
luy seruir comme de vicaire & lieutenant: laquelle descendant par le long canal de l'espi-
né, envoye en toute seureté des nerfs à toutes les parties. Or ces nerfs sont à la verité
infinis en nombre, mais d'autant que lors

qu'ils sortent des trous des vertebres, en s'v-
nissant ensemble, ils ne font qu'vn corps ou
cordon : les Anatomistes ont voulu qu'il y
eust autant de couples ou paires de nerfs,
que de trous des vertebres.

Tout nerf donc en son origine a plusieurs *Les nerfs*
filamens, faicts & composez de la substance *faits de*
de la mouelle, & s'auancent ensemble, estans *plusieurs*
reuestus & attachez par la pie mere. Ces fila- *cordons.*
mens naissent de tant plus haut, que la medulle dorsale descend plus bas. Ce qui a esté fait
pour empescher qu'elle ne vint aussi bas que
la fin du dos, où par le continuel mouuement
de flexion & d'extension, elle eust peu, estant
molle, estre pressee & offensee. Et à ce que
mature pouruueust en toute maniere à la seureté des nerfs, à leur sortie des trous des ver- *Comment*
tebres, elle les couure d'vn corps espais *ils sortent*
comme d'vn ganglion ou bouton, lequel at- *des verte-*
tache tous les filamens du nerf en vn cordon, *bres.*
si fermement, qu'il est impossible de les separer les vns des autres, qu'ils ne soient premierement sortis, & n'ayent passé ce nœud; car
alors ils se separent d'eux-mesmes fort facilement. Et il faut admirer icy l'industrie de nature. Car de peur que le nerf ne fust subjet à
estre rompu, estant encore reuestu de la pie
mere, elle le fait sortir non par le trou qui est
vis à vis de son origine, mais par celuy de
dessous; puis estant sorty, elle ne l'enuoye pas

tout droit à la coste prochaine, ains elle le fait
descendre à celle qui est plus bas: où estant
paruenu, il se fend en deux rameaux, desquels le moindre se replie vers l'espine, & le
plus gros s'auãce vers les parties anterieures
du corps. Mais voyons d'où sort chaque paire, & à quelles parties elle se distribuë.

Ils sont 30. cou-ples.

De la mouëlle de l'espine sortent trente
couples de nerfs, sept du col, douze du dos,
cinq des lombes, & six de l'os sacrum. Il y en
a qui n'en content que vingt huict, & les de-
riuent, sept du col, douze du dos, cinq des
lombes, & quatre de l'os sacrum. Mais la premiere opinion estant suiuie par la pluspart des
Anatomistes, est celle que nous representons
icy, marchãt sur les brisees de Mr Du Laurens.

sept du col.

Doncques d'entre les vertebres de la nuque sourdent sept paires de nerfs. La 1. & la
2. ne sortent point comme aux autres paires,
l'vne du costé droict, & l'autre du gauche,
mais l'vne du deuãt, & l'autre du derriere du
col: ce qui a esté fait, à raison que l'articulation des deux premieres vertebres est differente des autres pour l'asseurance des mouuemens de la teste. La 1. sortant d'entre l'os
occipital & la premiere vertebre, s'en va par
son rameau posterieur aux petits muscles de
l'occiput & des vertebres: & par celuy de deuant, aux muscles couchez soubs l'œsophage,
& à ceux du col.

La 2. par son rameau de deuant, se perd dans la peau de la face: & par celuy de derriere, elle se glisse aux muscles, qui sont communs à la seconde vertebre & à l'os occipital.

La 3. sortant du trou commun à la deuxiesme & troisiesme vertebre, se diuise aussi tost en deux rameaux: desquels celuy de deuant, se dissemine aux muscles qui fléchissét le col, & celuy de derriere, en ceux qui l'estendent.

La 4. par son plus petit rameau, qui est le posterieur, va aux muscles du col ; & par le plus gros, qui est anterieur, aux muscles leuateurs du bras & de l'omoplate, & au diaphragme.

La 5. sortant du trou commun à la quatre & cinquiesme vertebre, par son plus petit rameau, se distribuë aux muscles posteireurs du col ; & par le plus gros, au diaphragme & aux muscles du bras & de l'omoplate.

La 6. a sa distribution quasi semblable : car par son rameau posterieur, elle s'en va aux muscles de la nuque & de l'omoplate ; & par celuy de deuant, elle enuoye plusieurs branches, les vnes au diaphragme, & les autres aux muscles du bras.

La 7. se distribuë par son plus gros rameau aux muscles du bras, & quelquefois au diaphragme, & par le moindre aux muscles posterieurs.

De ceste histoire des nerfs du col, on recueille que de la quatriesme, cinquiesme, sixiefme & feptiefme coniugaifon, il y a quatre nerfs qui vont au diaphragme, lefquels font appuyez en chemin du mediaftin, & c'eft par iceux que fe fait la fympathie admirable, qui eft entre le diaphragme & le ceru eau.

On recueille auffi, que des mefmes coniu- gaifons, il y a fix nerfs qui fe diffeminent par toute la main.

Le 1. fortât de la cinquiéme vertebre, fe perd au mufcle deltoïde, & à la peau qui le couure.

Le 2. procedant de la fixiefme vertebre, eft porté premierement au mufcle biceps, puis il donne auffi-toft vn fcion au mufcle long du coude, finalement defcendu au plis du cou- de, il fe fend en deux rameaux : defquels le moindre defcendant le long du radius, & le plus gros appuyé de la membrane charnuë le long du cubitus, fe vont perdre dans toute la peau du coude & de la main.

Le 3. meflé auec le 2. refpand fes bran- chettes au mufcle du bras, qui eft couché foubs le biceps ; puis venu au plis du coude fe confond auec le cinquiefme.

Le 4. le plus gros de tous, defcendant par deffous le mufcle biceps auec la bafilique pro- fonde & l'artere interne, apres auoir enuoyé des fcions aux mufcles extenfeurs du coude, & à la peau du dedans du bras, fe fend fina- lement enuiron l'articulation du coude en deux rameaux : defquels l'vn fe traine tout le

long du radius, & l'autre du cubitus. Le premier ayant produit cinq scions, en donne
deux au poulce, deux au doigt indice, & vn
à celuy du milieu, & le dernier finit au carpe.

Le 5. porté entre les muscles extenseurs &
fléchisseurs du coude, estant passé par derriere l'apophyse interne du bras, & meslé auec
le troisiesme, se perd aux doigts, & donne
deux scions au doigt auriculaire, deux à l'annulaire, & vn à celuy du milieu.

Le 6. descendant entre la peau & le pannicule charneux, par l'apophyse interne du
bras, se perd dans la peau du coude.

Riolan remarque icy, que de toutes les
veines qu'on saigne au plis du coude, il n'y a
que la mediane qui soit accompagnee de
nerfs, qui est cause que l'ouuerture en est re-
putee plus dangereuse que des autres.

Des vertebres du dos sourdent douze pai- **Douze du dos.**
res de nerfs, qui se distribuent aux espaces
d'entre les douze costes. Quand ces nerfs
sont sortis de leurs trous, ils se diuisent en
deux rameaux inégaux: desquels le plus gros
s'auace en deuăt, & s'éspand entre les costes:
& l'autre plus menu, se recourbe enderriere,
pour se distribuer aux muscles dorsaux & espineux, qui sont situez entre les vertebres.

Il y a cinq coniugaisons aux lombes: des- **Cinq des lombes.**
quelles les rameaux posterieurs vont aux
muscles espineux, & les anterieurs à ceux de

l'epigastre, du dedãs de la cuisse, aux testicules.

six de l'os sa-crum. De l'os sacrum sortent six paires, ou selon Riolan quatre seulement : lesquelles se distri-buent partie à la cuisse, partie aux muscles voisins & à la peau, & partie aussi au col de la matrice, à la verge & aux muscles du siege.

Nerfs du pied. On peut recueillir de ce discours, qu'il y a quatre nerfs qui se distribuent par tout le pied : trois anterieurs, & vn posterieur. Les anterieurs s'espandent dans les muscles ante-rieurs de la cuisse & de la iambe : & le poste-rieur se traine dans les posterieurs des mes-mes parties.

Le 1. sortant du premier trou des vertebres des lombes, & passant par le trou qui paroist comme vne fenestre en l'os pubis, se perd dans le muscle triceps.

Le 2. sortant au dessous du premier, du second trou des mesmes vertebres, s'en va au muscle de la iambe, nommé *vaste interne* & ne descend gueres plus bas que le genoüil.

Le 3. sortant du troisiesme trou desdites vertebres, descend par la sinuosité faite par l'os pubis & le bord de l'os iliũ, & accõpagne saphene pour se rẽdre aux muscles de la jãbe & du pied, nõmez le *iumeau iterne & le solitaire*

Le 4. posterieur, est le plus gros, le plus sec & le plus fort de tous les nerfs. Il est fait de trois rejettõs de nerfs joints ensẽble, desquels deux sortent des trous superieurs de l'os sacrũ, & le

troifiefme du trou que fait la derniere vertebre des lôbes auec l'os facrú. Ces 3 rameaux
joints enseble font vn gros nerf, lequel ayant
passé par le sinus formé de la levre de la coty-
le & de la tuberofité de l'ischion, descend tout
entier iusqu'au jarret: où il se fed en deux gros
rameaux: desquels l'vn departy enuiron la teste du peroné en trois rejettons, en enuoye
deux aux muscles anterieurs de la jabe, & le 3.
au tarse, lequel donne deux branchettes à chaque orteil. L'autre rameau du jarret enuoye
six scions aux muscles du mollet de la jambe,
puis aprés porté fous le jumeau interne par la
fissure du malleole interne, se separe en deux
rejettons, & en donne l'vn au tenat muscle
du gros orteil, & l'autre il l'enuoye à tous les
muscles fléchisseurs des doigts du pied.

Colomb sur la fin du 6. ch. du 8. liu. de son
Anatomie, au rapport de Monsieur Riolan,
donne vn precepte fort considerable en la
practique, que les Chirurgiens ne doiuent
point negliger, & est tel.

Au corps viuant, si on couppe vn nerf, auat
qu'il soit entré dans la substance de son muscle, il ne se reünit iamais, & le mouuement
du muscle perit. Mais si le nerf est tranché &
couppé dans la substance du muscle, il se reünit & consolide, & auec le temps la partie
recouure le sentiment & mouuement.

Fin du quatriefme Liure.

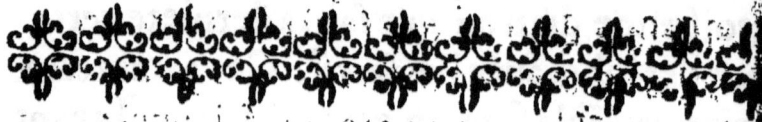

LE CINQVIESME LIVRE, CONTIENT L'HISTOIRE DES CHAIRS.

La definition, les differences & les vsages de la Chair.

CHAPITRE PREMIER.

Definition de la chair.

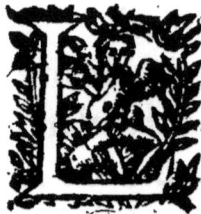

LES Anatomistes font quatre fortes de Chairs. L'vne ainfi dite proprement, qui eft vne partie fimilaire, molle & rouge, engendree par la vertu formatrice, du fang efpaiffy, mediocrement deffeiché. Et les trois autres improprement. Et d'icelles l'vne eft propre aux vifceres, l'autre s'engendre autour des fibres des parties fpermatiques, & la troifiefme eft particuliere aux glandes.

Vfages des chairs.

Galien defcrit les vfages communs des chairs en ces termes. Elles defendent les parties contre le chaud, le froid & les iniures externes

ternes. Elles feruent comme d'vn cuiſſion
mollet à l'animal, ou tombant, ou couché.
Elles cedent aux coups des armes ou inſtrumens durs & ſolides: aux contuſions, elles le
couurent à guiſe de bourre : elles l'ombra-
gent contre l'ardeur du ſoleil: & le reſchauf-
fent contre le froid.

Ces vſages ſont communs. Mais chaſque
ſorte en a d'autres particuliers. Car la muſcu- *De la*
leuſe ayde au mouuement volontaire, & en *muſcu-*
rempliſſant les eſpaces d'entre les fibres, em- *leuſe.*
peſche que le tendon, en ſe retirant pour faire le mouuement, ne s'eſcarte du corps du
muſcle; & corrige par la molleſſe de ſa ſubſtance la ſeichereſſe des ligamens & tendons,
qui ſuit leur mouuement perpetuel. Celle *De celle*
des viſceres ſert comme de garniture & rem- *des viſce-*
pliſſage, pour affermir les vaiſſeaux, remplit *res.*
les eſpaces vuides qui ſont entre iceux, & de
plus pour faire vne action officiale. Celle qui *De celle*
s'engendre autour des fibres des parties ſoli- *des par-*
des, remplit les eſpaces qui ſont entre iceux, *ties ſoli-*
& empeſche qu'ils ne ſe deſſeichent ſi facile- *des.*
ment. Celle des glandes a auſſi ſes vſages,
côme nous dirons cy-apres, en traictant de ces
quatre ſortes de chairs l'vne apres l'autre.

Les chairs muſculeuſe, glanduleuſe, celle
des parenchymes, & la particuliere à chaque
partie, different premierement d'origine, par-

ce que les trois dernieres sont engendrees
auec les parties spermatiques en la premiere
conformation : & la musculeuse seulement
apres que la formation desdites parties spermatiques est acheuée & parfaicte. Secondement d'effect, parce que la musculeuse com-
pose les muscles, la glanduleuse les glandes;
& celle des parenchymes constituë la substance desdites parties. Tiercement, en la
maniere de leur consomption & reparation:
parce que la musculeuse par les maladies des-
choit & se consomme aisément, mais elle se
repare & rengendre aussi aisément apres
qu'elles sont gueries, ce qui n'arriue point és
trois autres: car estans vne fois consommees,
elles ne se rengendrent point. Quartement,
en couleur, parce que la musculeuse est plus
rouge, & les trois autres plus blanchastres,
en exceptant seulement celle du foye & de la
ratte. Cinquiesmement en temperature, parce que la musculeuse est chaude & humide, la
glanduleuse froide & seiche, & les deux autres sont de mesme temperament, que les parties qu'elles composent. Nous traicterons de
ces quatre sortes de chair l'vne apres l'autre.

De la Chair des visceres.

CHAP. II.

La chair des visce- LA chair des visceres est similaire & simple: Erasistrate l'appelle *parenchyme,* com-

me qui diroit affusion & concretion de sang.
Il en fait fort peu de conte, & ne luy donne
qu'vn seul vsage, qui est de remplir les espaces vuides qui sont entre les vaisseaux & les fibres, de peur qu'ils ne s'affaissét lesvns sur les
autres, & ainsi les appuyer cōme vn cuissin. *res nōmee parenchyme.*

Les Medecins luy en attribuent vn bien plus
excellent, & veulent qu'elle soit la principale
partie du viscere, & qu'à elle appartienne l'a-
ction commune & officiale premierement &
de soy. Ainsi la chair du foye fait la sanguification : celle du poulmon prepare l'air : celle
de la ratte, purge le sang féculent : celle des
reins tire la serosité, &c. Ceste chair donc est
la substance propre du viscere, & telle qu'il
ne s'en trouue point de semblable au reste du
corps. *Son vsa-ge.*

La chair du foye rouge & mediocrement
espaisse & dense, imprime par vne faculté
qui luy est toute singuliere, la forme, la temperature & la rougeur au sang. *La chair du foye.*

Celle de la ratte poreuse & mollasse, tire
& reçoit les sucs grossiers & melancholiques. *De la ratte.*

Celle des reins est dense & solide, afin
qu'elle ne laisse aller & escouler trop tost, &
trop à coup l'vrine qu'elle a receuë. *Des reins.*

Celle des poulmons est rare, legere à guise
d'esponge, & faite comme d'vn sang escu-
meux, afin qu'elle s'enfle & desenfle, hausse *Du poul-mon.*

& baiſſe plus aiſément, & obeiſſe promptement aux mouuemens de la poictrine.

Du cœur. Le cœur en a vne qui luy eſt particuliere, &
telle qu'il ne s'en trouue point de ſemblable
au reſte du corps. Elle eſt entre-tiſſuë de toutes ſortes de fibres, & agitée d'vn mouuement continuel, qui luy eſt vniquement propre & naturel, & nullement dependant de la
volonté.

De la La langue ſe meut, comme vne anguille, de
langue. diuers mouuemens, & toutefois elle n'a point
de fibres: qui eſt cauſe que Du Laurens la
rapporte au genre des parenchymes. Nous
donnerons l'hiſtoire de ces viſceres en la ſplā-
chnologie, à meſure que l'ordre de diſſection
nous obligera de la repreſenter.

De la chair particuliere à chaque partie.

C H A P.   I I I.

Lib. 10. ILYA (ce dit Galien) *deux ſubſtances aux*
meth. *parties ſolides, l'vne fibreuſe, & l'autre comme*
cap. II. *charnuë. Ainſi la veine qui n'a qu'vne tunique*
deliee, a grand nombre de fibres diuerſement en-
La partie *tre-tiſſuës; autour deſquelles s'engendre la propre*
ſolide eſt *ſubſtance de la veine. Ceſte ſubſtance n'a point*
faite. *encore de nom. Mais pour rendre ceſte doctrine*
plus intelligible, rien n'empeſche qu'on ne l'ap-
pelle ſubſtance charnuë. De ce texte il eſt aiſé
de comprendre l'intention de Galien, à ſçauoir que les parties ſpermatiques ſont com-

pofees de deux fubftances, defquelles l'vne *d'vne*
eft tout à fait fibreufe, engendree d'vne por- *fubftance*
tion froide & feiche de la femence, qui eft *fibreufe.*
caufe qu'elle eft blanche, froide & feiche.

Ces fibres font les premiers eftains, & comme la trame du tifferan. Entre lefquels il y a
des efpaces vuides, pour lefquelles remplir
nature engendre encore vne autre fubftance
de la mefme femence: mais d'vne portion
d'icelle, qui eft moins froide & moins feiche
que la precedente. Car bien qu'elle apparoif-
fe vniforme aux fens, fi eft-ce qu'elle contient des parties de diffemblable nature, dont
font engendrees des parties diuerfes en foli-
dité & en temperature. Or cefte feconde
fubftance n'ayant point de nom propre, eft
dite chair par analogie & fimilitude feulemét.
Parce que comme la vraye chair des mufcles
fert pour remplir les efpaces qui fót entre les
fibres des mufcles, & pour corriger leur fei-
cherefle : ainfi cette fubftance bien que fper-
matique, fert pour remplir les efpaces qui fót
entre les filets des veines, des arteres, des
nerfs, du ventricule, des boyaux, des deux
vefﬁes, & de la matrice, toutes parties fpermatiques ; & pour empefcher qu'ils ne fe
defleichent fi facilement : qui eft caufe,
n'ayant point de nom propre, & ne faifant
point d'autre office que la chair commune,

que Galien & les Medecins auec luy, l'appellent par analogie *chair & substance charnuë.*

De la chair des glandes.

CHAP. IV.

La glan-
de diffe-
re du
corps
glandu-
leux.

LA glande differe du corps glanduleux.
1. En ce que la glande n'a point de vaiffeaux particuliers, & que le corps glanduleux
en a de toutes fortes. 2. En ce que la glande
ne fait feulement qu'vn vfage, & que le corps
glanduleux, outre l'vfage, fait auffi vne act ó
officiale : ainfi les tefticules engendrent la
femence, & les mammelles le laict.

La plufpart des anciens definiffent la glande, *vne chair amaffee en foy.* Mais pour exprimer fon effence plus clairement, nous di-
fons que c'eft *vne partie fimple, rare, friable*
& molle comme vne efponge, inftituee de nature
pour affermir les diuifions des vaiffeaux, rece-
uoir les humiditez fuperfluës, & arroufer cer-
taines parties.

Definitiõ
de glãde.

Nature a donné aux glandes vne fubftance
rare, friable & fpongieufe pour trois vfages.
1. Pour affermir les vaiffeaux : car allans par
des cauitez amples, fans eftre defendus que
de leurs tuniques, ils fe pourroient deftacher
de leurs troncs és mouuemens violens, fi ces
glandes ne les appuyoient comme des cuiffi-

fes vfa-
ges.

nets : c'eft pourquoy il y en a par tout où les
vaiffeaux fe fourchent. Ainfi il y en a vne
fort notable en la diuifion de la veine porte

nommée *pancreas* , & vne infinité d'autres
moindres par tout le corps du mesentere. En
la distribution de la veine caue ascendante,
est le corps glanduleux nommé *thymus* : aux
vaisseaux du cerueau , est la glande dite *cona-*
rium : au col, aux aisselles & aux aines, où les
veines iugulaires , axillaires & crurales se diuisent. se voyent des glades pour les affermir.

2. Pour receuoir, comme vne esponge, la serosité , & les autres humeurs superfluës , de
peur qu'elles ne se desbordent sur les parties
nobles. De là vient qu'on en trouue par toutes les parties caues, où il y a diuision & de-
partement de vaisseaux, comme derriere les
oreilles, au col, sous les aisselles, & aux aines,
qui reçoiuent les excremens des trois parties
nobles , du cerueau, du cœur & du foye : lesquelles le vulgaire pour cette raison , appelle *emonctoires.*

3. Pour arrouser & humecter certaines parties, de peur qu'estans dessechees, elles ne deuiennent ineptes à faire leurs actions ; ainsi
les glandes du mesentere humectent les
boyaux , & celles de la langue & du larynx
engendrent la saliue.

Telle est la nature des glandes proprement
dites. Quant aux corps glanduleux, tels que *Corps*
sont le cerueau, les mammelles, les reins, les *glandu-*
testicules, &c. il en sera parlé ailleurs. Reste *leux.*

Le pan-
creas.

Les glan-
des du
cerueau.

que nous facions vn brief denombremen̄
des principales glandes de tout le corps.

Il y en a deux petites au cerueau, l'vne reſſemble à vne pomme de pin, & eſt nommee
conoide & *conarium*: & l'autre eſt la glande pituitaire, ſituee entre les apophyſes clinoides
ſoubs l'entonnoir.

Les paro-
tides.

Derriere & deſſoubs les oreilles, ſe trouuent tout plein de glandes, nommees *paroti-*
des, qui appuyent les diuiſions des vaiſſeaux,
& reçoiuent les excremens du cerueau, d'où
le vulgaire les nomme *emonctoires.*

Les amy-
gdales.

Au dedans du pharynx ſe voyent des
glandes, que l'on appelle *amygdales*: ce ſont
elles qui arrouſent continuellement le goſier,
la bouche & la langue de ſaliue.

Il y en a deux à la racine du larynx, &
deux autres ſous l'œſophage.

Le thy-
mus.

Dans la poictrine, à la diuiſion de la veine
caue aſcendante, il y en a vne nommee *thy-*
mus: & grand nombre d'autres en la capacité
du thorax, ſous les aiſſelles, aux aines, aux
bras, & aux cuiſſes, qui n'ont point de noms
particuliers. Les Anatomiſtes appellent celles qui ſont ſoubs les aiſſelles, *les emonctoires*
du cœur: & celles qui ſont aux aines, *les emon-*
ctoires du foye.

Souz le ventricule & le boyau duodenum,
eſt le pancreas, qui appuye les rameaux de la

veine porte; & au mefentere, on en voit vne Les glan-
infinité, qui affermiffent les vaiffeaux, & hu- des du
me&ent les boyaux. mefente-
re.
Au col de la veffie fe trouuent les profta- Les pro-
tes, qui elabourent la femence, & la refer- ftates.
uent pour la neceffité.

Voyla pour ce qui eft de la chair des vifceres, de la chair particuliere à chaque partie,
& de la chair des glandes, ce qu'on peut dire
fommairement. Refte encore celle des
mufcles, de laquelle la diuerfité, jointe à vne
tres grande difficulté, nous arreftera plus
long-temps : car la maffe d'icelle s'efpand fi
au long & au large, qu'elle conftituë la plus
grande partie du corps, d'où il aduient quand
elle eft confommee, comme au marafme,
qu'il ne reprefente plus rien que l'image d'vn
fcelete.

LA MYOLOGIE.
La definition du mufcle.
CHAP. V.

L E mufcle fe confidere ou en fa compo- *Defini-*
fition, ou en fon office. Si en fa compofi- *tion du*
tion, Du Laurens le definit, *vne partie diffi-* *mufcle.*
milaire & organique ; tiffuë de chair, de fibres,
de nerfs, de veines d'arteres & de tuniques. Galien monftre que c'eft vne partie organique,
quand il le met au rang des organes de la premiere forte. Et qu'il foit diffimilaire, fa com-

polition, qui eſt de parties de diuers genres, le demonſtre auſſi clairement. La chair remplit les eſpaces d'eſtre les fibres, les fibres affermiſſent la chair, les nerfs portēt la faculté animale & les eſprits, les veines la nourriture, les arteres l'eſprit vital & la chaleur naturelle, & les tuniques contiennent leur ſubſtance, les ſeparent des parties voiſines, & leur donnent le ſentiment. Telle eſt la cōpoſition du muſcle, qui conuient à tous muſcles, à eux ſeuls, & en tout temps.

Autre definitiō. Le mouuement volontaires eſt de deux ſortes.

Si on conſidere le muſcle en ſon office, Galien le definit *l'organe du mouuement volontaire*, ou *l'organe qui ſe meut ſelon noſtre volonté.* Or le mouuement volontaire, lequel oh peut commencer, finir, & arreſter ; accelerer, retarder, quand on veut, eſt double, l'vn auec élection & choix, comme aux perſonnes qui ſains d'entendement veillent & penſent à leurs affaires ; & l'autre depend de l'inſtinct, comme en celles qui dorment, ou qui font quelque choſe ſans y eſtre attentiues.

Les organes ſont diuers.

Les organes du mouuement volontaire ſont diuers, le cerueau, le nerf, le muſcle : mais il n'y en a qu'vn ſeul immediat. Le cerueau commande, le nerf porte le commandement, & le muſcle obeyſſant tire la partie. Le cerueau, ou pluſtoſt l'ame, decide de l'obiect s'il eſt vtile ou dommageable, s'il doit eſtre poursuiuy, ou non. C'est d'icy que commence le mouuement. Le nerf porte auec les esprits la faculté de mouuoir, l'esprit se resserre aussi-tost, & meut immediatement la partie en diuerses façõs, selon qu'il plaist à la volõté.

Des parties du Muscle.
CHAP. VI.

AV muscle on considere les parties similaires, desquelles tout le corps du muscle est cõposé; & les parties dissimilaires, ausquelles tout le corps du muscle se diuise selon la longueur. Les similaires sont *la chair, les fibres, les nerfs, les veines, les arteres & la membrane*; & les dissimilaires, *le commencement, le milieu & la fin du muscle*: autrement dites, *la teste, le ventre & la queuë.*

Des similaires iointes ensemble, & diuersement entrelassees, est composé l'organe du mouuement volontaire: mais elles ne concurrent pas toutes en pareil degré pour faire le mouuement: ains comme en tout organe parfait il y a quatre sortes de parties, ainsi au muscle il y en a quatre differentes.

La chair fibreuse, selon Galien, Vesale & Du Laurens, est la partie principale, & telle qu'il ne s'en trouue point de semblable au reste du corps: qui est cause que par tout où elle se trouue, là est aussi le mouuement volontaire. D'autres veulent que ce soit le tendon, &

Les parties similaires du muscle.

La chair fibreuse.

taſchent de le prouuer par pluſieurs raiſons, que ie tais, pour ne point embrouïller les ieunes eſtudians : car que leur importe ſi c'eſt la chair ou le tendon, pourueu qu'ils ſçachent que le mouuement eſt fait par le muſcle tout entier, & non point par la chair ſeule, ou le tendon ſeul? Car comme remarque le docte Sennertus apres Ariſtote, le ſentiment giſt aux ſimilaires, mais les actions ſont faictes par les diſſimilaires.

Les nerfs. Les nerfs reſpandus dans le muſcle, ſont les parties, ſans leſquelles le mouuement ne ſe feroit point.

Les liga-mens & tendons. Les ligamens & les tendons rendent l'action plus parfaicte, & ont eſté faits non ſimplement pour le mouuement, mais par accident pour rendre les mouuemens plus forts & de plus longue durée.

Les vei-mes, les arteres, & la membra-me. Les veines, les arteres & la membrane conſeruent l'action. Les veines portent le ſang, les arteres l'eſprit vital, & la membrane couure le muſcle, l'enueloppe & luy dõne le ſentiment. Voilà les parties ſimilaires du muſcle.

Or tout le corps du muſcle ainſi compoſé de parties ſimilaires, ſe diuiſe en trois parties diſſimilaires, appellées *la teſte, le ventre & la queuë.*

La teſte eſt le plus ſouuent nerueuſe, & rarement charneuſe, comme eſtant faicte des li-

gamens naiſſans des os. Elle n'eſt pas neantmoins tout à fait priuée de ſentiment, à cauſe
de l'inſertion des nerfs, & qu'elle eſt de plus
couuerte d'vne membrane particuliere.

Le ventre eſt le milieu du muſcle, quaſi tout *Le ven-*
charneux, & fait la plus grande partie du *tre.*
muſcle.

La queuë eſt nommee tendon & aponeu- *La*
roſe, d'autant qu'elle eſt quaſi toute nerueuſe, *queuë.*
& fort ſemblable à la teſte,

Le tendon, ſelon Galien, eſt fait de fibres, *Le ten-*
de nerfs & de ligamens meſlez enſemble, en *don de-*
telle ſorte qu'il y a beaucoup plus de fibres *quoy*
de ligamens que de nerfs; qui eſt cauſe que le *compoſé.*
tendon eſt ordinairement huict & dix fois
plus gros que le nerf. Le ligament de ſoy ne
pouuoit pas faire le mouuement volontaire,
parce qu'il eſt immobile & priué de ſentiment: & les nerfs à raiſon de leur molleſſe,
n'auoient pas aſſez de force pour tirer les
lourdes maſſes des membres. Il a donc fallu
creer vn organe meſlé, & compoſé de tous
les deux, qui fuſt plus dur & plus fort que le
nerf, & plus mol & plus ſoupple que le ligament: tel eſt le tendon, qui tient comme le
milieu entre l'vn & l'autre, ayant plus de ſentiment que le ligament, & moins que le nerf.

Au reſte tous les muſcles n'ont pas des tendons: car ceux de la langue, des levres, du

front, des teſticules, du ſiege, & de la veſſie
n'en ont point: mais ceux-là en ont, qui font
des mouuemens longs & continus: comme
ceux des yeux, parce qu'ils font en mouuement preſque continuel: ou qui font des mouuemens forts & vehemens, comme ceux qui
s'implantent aux os, ſe terminent tous en des
tendons.

Des mouuemens & de l'action des Mufcles,
CHAP. VII.

LE mouuement du muſcle, eſt vne action,
par laquelle ſon habitude premiere eſt
changée. Deux cauſes concurrent pour la faire, l'agente & la patiente. L'agente c'eſt l'a-
me meuë par l'appetit, à laquelle miniſtrent
trois inſtrumens, le ceru_eau, le nerf & le muſcle. Le ceru_eau commande, le nerf porte le
commandement, & le muſcle obeyt. La patiente, eſt tout ce qui eſt meu par le muſcle, à
ſçauoir l'os ou quelque autre partie du corps
que ce ſoit, deſtinée à eſtre meuë.

Mais d'autant que la nature de ce mouuement eſt fort obſcure, il faut pour la mieux
comprédre, remarquer *que tout ce qui ſe meut*
ſe meut de ſoy-meſme, ou par l'interuention
de quelque autre cauſe : & derechef, que ce
qui ſe meut, ou change de place ; ou ſe meut du
meſme lieu qu'il occupe. Or le muſcle ſe meut
de ſoy, ayant le principe de ſon mouuement

Les mou-
uemens
des muſ-

de l'ame; & fe meut au propre lieu qu'il occu *elles font* pe, par quatre fortes de mouuemens, com- *de quatre* me monftre Galien, quand il efcrit. *Car ou* *fortes.* les mufcles fe retirent, ou ils s'eftendent, ou ils font tranfportez, ou demeurent tendus. Le 1. eft nommé *contraction & flexion*: le 2. *extenfion*: le 3. *relaxation*: & le 4. *mouuement tonique.*

De ces mouuemens, deux fubfiftent d'eux-mefmes, à fçauoir la flexion & le mouuement tonique; & les deux autres ne font que par ac-cident, à fçauoir l'extenfion & la relaxation.

La contraction eft le mouuement & l'action *La con-* propre du mufcle: car quand il meut la partie, *traction.* foit qu'il la bande eftant fléchie, ou qu'il la flé-chiffe eftant bandée, elle fe retire toufiours vers fon principe.

Le tonique eft le fecond mouuement pro- *Le mou-* pre au mufcle. Par iceluy fes fibres bâdent & *uement* demeurent bandees, en forte que la partie ne *tonique.* bouge, encore qu'elle fe meuue actuellemêt. Ce mouuement eft apparent aux hommes quâd ils fe tiennêt droits & debout sâs remuer: & aux oifeaux, qui fufpendus en l'air femblêt ne fe remuer en aucune façon, encore qu'ils agiffent & fe remuent actuellemêt & de fait.

L'extenfion eft vn mouuement du mufcle, *L'exten-* non propre, mais accidentaire: car quand le *fion.* mufcle flefchy eft eftendu, il eft eftendu non point par foy-mefme, mais par vn autre muf-

cle: & c'eſt la raiſó pourquoy à chaſque muſcle il a eſté donné vn autre muſcle, qui fait
vne action contraire, comme au flechiſſeur
vn extenſeur: à l'abducteur vn adducteur, au
leuateur vn abbaiſſeur. Lors donc que le
muſcle retiré s'eſtend, il ſuit le mouuement
de ſon antagoniſte: tellement que l'extenſion
n'eſt point l'action propre du muſcle qui s'eſtoit retiré, ains pluſtoſt paſſion qu'action:
D'autant qu'il eſt eſtendu par vn autre muſcle, faiſant l'action contraire à la ſienne.

La rela-
xation. Le muſcle a encore vn quatrieſme mouuement fort impropre, par lequel il ne ſe retire
ny ne s'eſtend point, ains il tombe en bas par
ſa peſanteur, on le nomme *relaxation ou cheu-*
te, & eſt fait, non par l'ame, mais par la forme
elementaire, c'eſt à dire par le propre poids
de la partie. Laquelle n'eſtant plus eſclairée
des rayons de l'eſprit animal, tombe en bas
par ſa peſanteur: & ainſi elle ſe meut, encore
que la faculté motrice n'agiſſe aucunement.

La contraction, l'extenſion & le mouuement tonique, ont des figures & extremes &
Figures
extremes. moyennes. Les extremes ſe font lors que les
muſcles agiſſans, les autres deſtinez à faire
l'action contraire ſont relaſchez outre meſure, comme quand les muſcles extenſeurs du
bras eſtendent puiſſamment le bras, & que
les flechiſſeurs ſont tout à fait relaſchez. Ces
figures

figures externes font fort penibles & en-
nemies de nature, laquelle ne peut fuppor-
ter long temps aucune action violente,
fans en receuoir douleur: de là vient qu'on
ne les peut endurer fans contraindre la
volonté. Les moyennes au contraire font *Figures*
douces, & fe fupportent facilement, d'au- *moyennes*
tant qu'elles fe font fans qu'aucun mufcle
agiffe ou tire. Comme il eft aifé de le voir
en ceux qui dorment, ou qui eftans couchez, fe tournent tantoft fur vn cofté, &
tantoft fur l'autre, ayās les bras, les mains,
les jābes & les pieds flechis mediocremēt.

Le Chirurgien és playes, fractures & lu- *Aduer-*
xations, doit curieufement confiderer ces *tiffement*
figures moyennes en chaque partie, afin *au Chi-*
de bander & fituer le membre bleffé en *rurgien.*
celle qui eft fans douleur. En l'articulation du coude, elle eft angulaire: au carpe, elle eft comme toute droite: en l'efpine, elle approche de la flexion: au genoüil, de l'extenfion.

Des differences des Mufcles.
CHAP. VIII.

LES differences des mufcles fe pren- *Differen-*
nent. 1 De la fubftance: de laquelle *ces prifes*
les vns font charneux, comme ceux de la *de la fub-*
lāgue & les fphincteres: & les autres mem- *ftance.*
braneux, cōme le membraneux de la jābe.

P

De la 2. De la quantité : laquelle a trois dimen-
quantité. fions : la longueur, la largeur & l'efpaiffeur: d'où fe tirent trois differences. Car
de la longueur, les vns font longs, comme
les droicts de l'epigaftre ; & les autres
courts. De la largeur, les vns font larges,
comme les obliques, & les tranfuerfaux
de l'epigaftre ; & les autres eftroits. Et de
l'efpaiffeur, les vns font efpais, comme les
deux vaftes: & les autres minces & deliez.

De la fi- 3. De la figure, ils reffemblent à vne fou-
gure. ris, à vn lezart, à vne raye. Il y en a de triangulaires, quadrangulaires, pentagones
ou à cinq angles ; orbiculaires, pyrami-
daux, &c. A iceux on rapporte le deltoïde,
le rhomboïde, le trapeze, le fcalene, &c.

De la fi- 4. De la fituation : (en laquelle on con-
tuation. fidere la fituation des fibres. & la difference des lieux,) on tire vne double differen-
ce : car à raifon de la fituation des fibres,
ils font droits, obliques & tranfuerfaux.
Les droits, feruent aux mouuemens droits:
& les obliques, aux mouuemens obliques.

La difference des lieux felon la longueur, en fait les vns fuperieurs, & les autres inferieurs : felon la largeur, les vns
dextres, & les autres feneftres : & felon la
profondeur, les vns anterieurs, & les autres pofterieurs : les vns internes, & les autres externes.

5. De l'origine : ils naiſſent des os, des *De l'ori-*
cartilages, des membranes, ou de quel- *gine.*
ques autres parties.

6. De l'inſertion, ils s'inſerent aux os, aux *De l'in-*
cartilages, aux membranes, à la peau, ou *ſertion.*
à d'autres parties. Outre plus prenans leur
origine d'vne ſeule partie, ils s'implantent
en pluſieurs : ou de pluſieurs, s'inſerent en
vne ſeule.

7. Des fibres : à cauſe deſquelles ou ils n'õt *Des fi-*
qu'vne ſorte de fibres, ou pluſieurs. La *bres.*
pluſpart n'en a que d'vne ſorte, & quelques-vns de trois, comme le pectoral, le
trapeze, & ceux des levres : qui eſt cauſe
qu'ils font diuers mouuemens.

8. Des parties : où il faut entendre & les *Des par-*
parties des muſcles, & les parties ſur leſ- *ties.*
quelles ils ſont couchez. Les parties du
muſcle ſont trois, la teſte, le ventre & la
queuë. Les muſcles n'ont quaſi tous
qu'vne teſte : excepté quelques vns qui en
ont deux & trois, d'où ils ſont nommez
triceps & *biceps.* La pluſpart auſſi n'a qu'vn
ventre : ſinon quelques vns qui en ont
deux, qui pour ceſte raiſon ſont nommez
communement du mot Grec *digaſteres* ou
digaſtriques, c'eſt à dire à deux ventres.

La queuë ou le tendon aux vns eſt large & membraneux : aux autres rond : aux

autres long, court, troüé, non troüé: il y
en a qui n'en ont qu'vn, & les autres en
ont plusieurs. On peut aussi voir plusieurs
muscles finir en vn mesme tendon, comme en la jambe, des jumeaux & du solaire
ne se fait qu'vne seule corde. Des parties
sur lesquelles ils sont couchez, ils sont
nommez *crotaphites, rachites & iliaques*:
c'est à dire téporaux, espineux & iliaques.

Del'vsa- 6. De l'vsage & de l'action, qui est la diffe-
ge. rence la plus necessaire. L'action des
muscles c'est le mouuement volontaire; &
partant selon la varieté des mouuemens, il
Muscles y aura difference de muscles. Du Laurens
congene- en fait trois, & veut premierement que les
res. muscles soient *congeneres* ou *antagonistes.*
Les congeneres sont ceux qui conspirent
à faire vne mesme action, comme deux
flechisseurs, ou deux extenseurs. Les anta-
Muscles gonistes sont ceux qui font des actions
antago- contraires, & qui s'entre-succedent.
nistes. Car à chaque muscle a esté donné vn autre muscle pour faire vne action contraire
à la sienne, comme au flechisseur vn extenseur, au leuateur vn abbaisseur, &c. Il faut
excepter les sphincteres & les cremasteres,
ou suspenseurs.

Les congeneres sont quasi tousiours pareils en force, en nombre & en grandeur:

mais les antagoniftes font fort differens,
felon le poids de la partie qu'ils doiuent
mouuoir, ou la vehemence de l'action :
ainfi les flechiffeurs de la tefte ne font que
deux, & les extenfeurs douze. Touchant
les congeneres, voicy vne maxime que
Galien en a donnee : *Toutesfois & quantes*
que les mufcles congeneres font pareils aux par-
ties oppofites en nombre, magnitude & force, la
paralyfie des vns fait la conuulfion des autres.
En voicy vne autre touchant les antagoniftes : *Des mouuemens qui s'entre-fuccedent,*
quand l'vn perit, il faut que l'autre ceffe. Car fi
le mufcle extenfeur eft couppé, la partie fe flechit
mais elle demeure toufiours flechie, d'autant qu'il
n'y a plus de mufcle pour l'eftendre.

2. Les mufcles fe meuuent eux-mefmes,
ou ils meuuent d'autres corps. Ceux qui
fe meuuent eux mefmes, font les fphincteres de la veffie & du fiege : ceux qui meuuent d'autres corps, ou ils meuuent les os,
ou des parties differentes des os. Ceux qui
meuuent les os, fe terminent tous en des
tendons ou plus gros, ou plus menus : ceux
qui meuuent d'autres parties que les os, les
vns ont des tendons, & les autres n'en ont
point. Ceux qui meuuent des parties ay-
fees à mouuoir n'en ont point, comme
ceux de la langue. Ceux des yeux en ont,

parce qu'estans en continuel mouuement,
ils ont besoin de puissans moteurs.

3 De l'action ou mouuement: ils sont dits
flechisseurs, extenseurs, leuateurs, abbaisseurs, adducteurs, abducteurs, pronateurs,
supinateurs , &c. Comme nous mon-
strerons en l'histoire particuliere d'iceux,
laquelle nous allons commencer.

L'histoire particuliere des muscles , & premie-
rement du muscle large.

CHAP. IX.

LA face a deux parties, l'vne superieure, qui s'estend depuis l'extremité des
cheueux iusques aux sourcils, & est nômee
le front: & l'autre inferieure, qui des sourcils descend iusques au menton. En la face sont logez les organes des sens, d'où elle
est dite *l'image de l'ame.* Les anciens esti-
móient que la face se mouuoit par le moyen du muscle large, laquelle en est toute
couuerte : mais les modernes , outre ce
muscle que nous allons descrire, luy en
donnent d'autres particuliers, lesquels
nous representerons cy-apres.

Le muscle large. Ce muscle remarqué premierement par
Galien, n'est autre chose, selon les modernes, que la membrane nerueuse parsemee
de force fibres charneuses: laquelle est tellement adherente à toute la peau de la fa-

ce, qu'elle n'en peut eftre feparee qu'auec
beaucoup de difficulté. Syluius veut qu'il
reffemble au capuchon qu'on porte à cheual, pourueu qu'on en ofte autant que le
chapeau en couure. MonfieurRiolan tient, *Son origi-*
qu'il prend fon origine de la partie fu- *ne.*
perieure du fternon, de la clauicule, de l'a-
cromion & des efpines des vertebres du
col, & s'infere à l'os occipital & à la bafe
de la mafchoire inferieure, en couurant
le col & toute la face.

4. Des Mufcles frontaux & occipitaux.

CHAP. X.

L E frôt fe meut, afin que les yeux fe puif- *Les muf-*
fent bien ouurir, quand ils s'efforcêt de *cles du*
voir plufieurs objets en mefme temps, & fe *front font*
fermer quand ils craignêt d'eftre offenfez *vn de*
par les iniures externes. A ces mouuemês, *chaque*
outre le mufcle large, feruent deux muf- *cofté.*
cles nômez *frontaux*, vn de chaque cofté. *Leur ori-*
Ils prennent leur origine de la partie fupe- *gine.*
rieure de l'os du front où finiffent les cheueux, & fe terminent aux fourcils, & tirent le front & les fourcils en haut.

Les fibres de ces mufcles ne font point *obferua-*
obliques ny tranfuerfes, ains defcendent *tion pour*
droit en bas; à cefte caufe les incifions en *les Chi-*
cefte partie, fe doiuent faire non tranfuer- *rurgiens.*
falement, mais droit de haut en bas. Ces

deux muscles sont quelque peu separez en leur milieu, qui fait que la peau se ride & sonce au milieu du front, en sorte que les sourcils s'entre touchent quelquesfois, & principalement quand on est saisi de crainte & d'admiration. Il n'y a point de muscle destiné pour abbaisser le front : d'autant qu'il s'abbaisse de luy mesme par sa pesanteur, aydé en quelque sorte par les muscles qui ferment les paupieres.

Les mus-cles de l'occiput sont vn de chaque costé.

Les muscles occipitaux sont pareille-ment deux, vn de chaque costé. Ils sortent quasi du milieu de l'os occipital, estans charneux en leur origine, & montans ils s'auancent par vn tendon large & mem-braneux, iusques aux oreilles & aux mus-cles frontaux, & tirent la peau de la teste en arriere.

6. *Des Muscles des paupieres.*
CHAP. XI.

Ils sont 3. dechaque costé.

LEs paupieres sont les couuertures des yeux, qui se meuuent pour les ouurir & fermer : car si elles estoient tousiours clo-ses, les yeux ne pourroient receuoir les es-peces des objects visibles : & si elles estoiét tousiours ouuertes, ils seroient aisément offensez par les injures externes, & s'alte-reroient facilement, à raison de la trop grande dissipation des esprits visuels, &

de la lumiere interne. Des deux paupieres
il n'y a que celle de deſſus qui ſoit mobile.
Car quel beſoin eſt-il que l'inferieure ſe
meuue, puis que l'œil ſe ferme par la ſuperieure quand elle s'abaiſſe; & ouure, quand
elle ſe hauſſe ? Donc la paupiere de deſſus
ſe meut alternatiuement en haut & en
pas, en maniere de pont-leuis, par le
moyen de trois muſcles : deſquels vn la
hauſſe, & deux l'abbaiſſent.

Le 1. dit *leuateur*, naiſſant de la partie *vn leua-*
interne de l'orbite, quaſi du meſme lieu *teur.*
d'où ſort celuy qui hauſſe l'œil, & ſe terminant en vn tendon aſſez large, s'inſere
au tarſe & au bord de la paupiere ſuperieure:& leuant la dite paupiere, il l'ouure,
& deſcouure l'œil.

Les 2.&3. l'abbaiſſent; on les peut nómer
abbaiſſeurs & orbiculaires. Le 1. qui a deux *& 2. ab-*
baiſ-
trauers de doigts de largeur, naiſſant du *ſeurs.*
grand angle de l'œil, paſſe par la palpebre
inferieure au petit angle Et le 2. ſortát auſſi
du grand angle, paſſe par la palpebre inferieure, au petit angle : & s'inſerent enſemblement ſur l'os de la pómette. Ces deux
muſcles ceignent les cils des deux paupieres cóme vn ſphincter, & quád ils agiſſent,
ils tirent en vn meſme temps la paupiere
ſuperieure en bas, & l'inferieure en haut,
afin de les fermer exactement.

Des muscles de l'œil.

CHAP. XII.

TOus les mouuemens de l'œil sont faits par six muscles, desquels il y en a quatre droits, ordonnez pour faire les mouuemens droits; & deux obliques, qui font les mouuemens obliques.

Ils sont six de chaque costé.

Des droicts, le 1. tire l'œil en haut : le 2. le tire en bas : le 3. le meine à dextre : & le 4. à senestre : quand ils agissent tous quatre ensemblement, ils le tirent en dedans, & le tiennent fixe & arresté, faisant le mouuement tonique.

Quatre droits.

Ces 4. muscles ne different point en composition, & prennent leur origine quasi d'vn mesme endroit, à sçauoir de la partie interieure de l'orbite, qui est faite d'vne portion de l'os sphenoïde, ou du circuit du trou, par lequel sort le nerf optique, lequel ils accompagnent:& par leurs tendons larges, mais deliez, s'auancent par dessous la conionctiue, à laquelle ils sont fort adherens iusques à l'iris.

& deux obliques.

Le 5. est l'*oblique superieur*. Il naist comme les quatre droits, de la partie interne de l'orbite, & monte droit au grand angle, où il se termine en vne corde deliee, laquelle passant dans vn petit canal cartilagineux, fait en forme de poulie, s'ins

fere obliquement à cofté de l'iris vers le
petit angle, & fait vn mouuement demy
circulaire, en tirant l'œil vers le grand
angle.

Le 6. eft *l'oblique inferieur.* Il fort de la
partie inferieure & quafi externe de l'orbite, au deffus de la fente qui conioinct
les deux os de la mafchoire fuperieure : &
s'auance obliquement, pour s'inferer vers
le petit angle. Il tire l'œil vers le nez.

Les Anatomiftes ont donné des noms
particuliers à ces fix mufcles, & appel-
lent le premier *hauffeur & fuperbe* ; le deu- *Leurs*
xiefme *abbaiffeur & humble* ; le troifiefme *noms.*
adducteur, beuueur & lifeur, le quatriefme *abducteur & defdaigneur* : & les deux obliques
rotateurs, circulaires & amoureux, parce qu'ils
meuuent l'œil à la defrobee, eftans comme les guides & les meffagers en l'a-
mour.

13. Des Mufcles des leures.

CHAP. XIII.

LEs leures ont befoin de plufieurs mufcles pour faire la grande diuerfité de *Ils font
fix de
chaque
cofté.
Quatre
propres.*
leurs mouuemens. Riolan leur en donne
huict propres, & cinq communs. Des propres, le 1. tire la leure de deffus en haut.
Il naift de la pommette par vn principe
charneux, & defcendant obliquement

s'insere à costé de ladite levre.

Le 2. l'abbaisse. Il sort de la base du menton, & monte obliquement par le coin de la bouche à la levre superieure pour la tirer en bas.

Le 3. tire la levre inferieure en haut. Il prend son origine de l'os de la pommette, & descend obliquement à la levre inferieure pour la tirer en haut.

Le 4. du menton monte pour s'inserer au milieu de la levre inferieure, pour la tirer en bas. Ces quatre muscles, joints auec les quatre de l'autre costé, font les huict muscles propres.

Deux communs Des cinq communs aux jouës & aux levres, le 1. est nommé *zygomatique.* Il sort charneux du zygoma, & s'auançant obliquement par dessus l'os de la pommette, s'insere à la commissure des deux levres, & les tire toutes deux ensemblement à costé. Le 2. est *le buccinateur.* Du Laurens & Riolan veulent qu'il naisse vers les dents molaires des deux genciues, & se termine aux deux levres, faisant comme vn cercle ou anneau qui serre la bouche. Son vsage est de pousser çà & là la viande qu'on mange, afin qu'elle soit mieux maschee.

& vn impair. De tous ces muscles est fait le cinquiesme commun, qui est impair. On le nomme

orbiculairé ou circulaire. Il fait la propre
fubftance des deux levres, & les enuironne par tout comme vn fphincter.

6. *Des Mufcles du Nez.*
CHAP. XIV.

LEs mufcles du nez font fept, vn commun, & fix propres. Le commun eft
vne portion du mufcle orbiculaire des levres, lequel abbaiffe le nez lors qu'il tire
la levre de deffus en bas.

Les propres font fix, quatre externes &
deux internes, qui font trois de chaque
cofté. Des externes le premier dreffe &
tire le nez en haut. Il naift proche du
grand canthus, & s'infere à l'aifle du nez.

Le 2. que Riolan dit fe trouuer en ceux
qui ont vn grand nez, & reffembler à vne
fueille de myrte, naift ioignant l'aifle du
nez, & fe termine à la rotondité d'iceluy.
Il dilate la narine fans tirer le nez en haut.

L'interne caché fous la tunique qui ceint
les narines, eft petit & membraneux; il
fort de l'os du nez, & s'infere interieurement à l'aifle de la narine pour la refferer.

7. *Des Mufcles de l'oreille externe & interne.*
CHAP. XV.

L'Homme a quafi toufiours l'oreille externe immobile. Que fi quelques-vns
la meuuent volontairement, il faut croire

que c'est par le moyen des muscles. Riolan luy en donne trois communs, & vn propre de chaque costé.

Le premier. Des communs, le 1. situé en la partie anterieure de la teste, prenant son origine de l'extremité du muscle frontal, duquel il fait vne portion, se termine à la partie de l'oreille, nommee *antilobion*, & la tire en deuant.

Le deuxiesme. Le 2. situé en la partie posterieure, naist du muscle occipital, duquel il fait vne portion, par vn principe estroit, & deuenu plus large, s'insere par digitation à la partie posterieure de l'oreille, & la tire en arriere.

Et le troisiesme. Le 3. est vne portion du muscle large, qui s'estend iusques à l'oreille, & s'insere entre le premier & le deuxiesme.

Le propre caché sous le lien de l'oreille, sort de l'apophyse mammillaire, & se termine à la racine de l'oreille. C'est comme vne masse charnuë, qui se peut diuiser en trois ou en quatre.

Les Anatomistes modernes en donnent deux à l'oreille interne, qui s'inserent au malleole ou marteau, pour la seureté du tambour. D'iceux le 1. occupe la partie superieure du meat auditoire, & par vn tendon nerueux s'insere au col du marteau.

Le 2. caché dans la coquille, s'implan

te par vn tendon fort menu, à l'apophyfe plus courte du marteau. *Leur vfage.*

Aucuns tiennent, qu'ils feruent de ligamens pour attacher les offelets de l'oreille, comme font ceux de l'os hyoïde. D'autres veulent qu'ils fe meuuent volontairement pour regler le flux & le reflux de l'air, & pour moderer le mouuement du marteau.

12. *Des Mufcles de la mafchoire inferieure.*

C H A P. VI.

LA mafchoire inferieure fe meut pour articuler la voix, pour brifer & moudre les viades en haut, en bas, en deuant & vers les coftez, par fix mufcles de chaque cofté. D'iceux deux la leuent, c'eft à dire, la fermnent, le *crotaphite* & *le pterygoïdien interne.* *Il y en a fix de chaque cofté, qui la meuuent en haut.*

Le 1 prend fon origine par vn principe arge & charneux, de toute la cauité des temples, & s'amenuifant peu à peu decend par deffous, le zygoma pour s'inferer par vn tendon nerueux & tres fort à l'apophyfe coronoïde de la mafchoire. Il faut obferuer que les fibres de ce mufcle vont de la circonference au centre. Ce qui doit eftre remarqué, de peur qu'en dilaant les playes de cefte partie, ou ouurant quelque apofteme, on ne les couppe tranfferfalement : qui mettroit le malade en anger de perdre, non feulement l'action *Le premier.*
ses fibres.

sa digni-
té.

du muscle, mais aussi la vie. Nature reco
gnoissant la dignité de ce muscle, se mo
stre fort industrieuse à le defendre. Car
estant immediatement couché sur l'os d
crane, elle le couure du pericrane. 2. Ell
le rempare du zygoma, comme d'vn bou
leuart osseux. 3. Elle garnit son tendo
par dessus & par dessous d'vne appendic
charnuë, comme d'vn cuissin mollet, afi
qu'il ne soit offensé.

Le deux-
iesme.

Le 2. apres estre sorty de la cauité de l'a
pophyse styloïde, s'implante interieure
ment à l'angle de la maschoire inferieur

Deux la
tirent en
bas.
Le pre-
mier.

Ceux qui l'abbaissent, c'est à dire qu
l'ouurent, sont aussi deux, *le diagastriqu*
& le peaucier. Le 1. prend son origine d
l'apophyse styloïde, & quelquesfois au
de la mastoïde, gresle & longuet. Il
deux ventres, d'où les Grecs le nommer
digaster. Il est charneux en son commen
cement, nerueux en son milieu, passar
par le trou qui se voit au milieu du musc
stylohyoïdien de l'os hyoïde ; & derech
charneux à sa fin, par laquelle il s'impla
te en la partie interne du menton. So

Le deux-
iesme.

action est aidee par le muscle large, du
quel il a esté parlé cy-deuant.

vn la tire
à costé.

Celuy qui la meut à costé, nómé *massete*
ou mascheur, a deux testes, desquelles l'vn
vie

vient de la pommette, & s'infere au bout de
l'angle de la maschoire : l'autre naist du zygoma, & s'en va au menton. Les fibres de
ces deux testes s'entrecroisent comme vn
X. On tient à raison de la diuersité de ses fibres, qu'il ayde aussi au mouuement qui se
fait en deuant.

Le *pterygoïdien externe* la tire en deuant. Il
sort de l'apophyse pterygoïde, & s'implante
en l'espace qui est entre le condyle & le coroné de la maschoire. Il n'y a point de muscle (ce dit Riolan) qui la tire en arriere : parce
que la cauité de l'os temporal qui luy est op-
posee, empesche ce mouuement.

10. *Des Muscles de l'os Hyoïde.*
CHAP. XVII.

L'Os Hyoïde, qui sert de base pour ap- *Il y en a*
puyer la langue, ne se meut point de soy *cinq de*
ny volontairement, mais seulement par ac- *chaque*
cident & assez obscurement, quand la langue *costé.*
se meut pour pousser les viandes dans l'œsophage, & ayder la deglutition : & neantmoins
il y a nombre de muscles qui le suspendent &
attachent fermement aux parties voisines, &
font l'espece de symphyse que les Grecs
nomment *syssarcose.* Ces muscles sont dix,
cinq de chasque costé.

Le 1. nommé *sternohyoïdien,* naist de la partie superieure & interne du sternon, & mon-

tant le long de la trachee artere, s'insere à la base de l'os hyoïde, pour le tirer en bas lors de la deglutition.

Le 2. est le *genihyoïdien*, qui de la partie interne du menton s'auance à la base de l'os hyoïde, & faisant vne action contraire au premier, il retire l'os hyoïde en haut apres la deglutition.

Le 3. est le *milohyoïdien*. Il sort de la partie interieure de la maschoire inferieure, où sont les dents mascheliere, & finit lateralement à la base de l'os hyoïde, pour le tirer legerement à costé.

Le 4. nommé *coracohyoïdien*, naist non de l'apophyse coracoïde (comme veut Du Laurens) mais de la coste superieure de l'omoplate, ioignant l'angle superieur, & s'en va obliquement inserer à la partie interieure & laterale de l'os hyoide, pour le tirer lateralement en bas. Ce muscle est quasi semblable au digastrique de la maschoire, d'autant qu'il est charnu en son origine & en son insertion, & nerueux en son milieu.

Le 5. est le *styloceratohyoïdien*. Il naist de l'apophyse styloïde, & s'insere à la corne de l'os hyoïde, pour le tirer lateralement en haut. Il est troué en son milieu, pour donner passage au digastrique.

Des Mufcles de la Langue.
CHAP. XVIII.

LA langue fe meut de tant de fortes de *Il y en a*
mouuemens diuers, que les anciens ont *quatre de*
creu que c'eftoit vn mufcle, qui fe mouuoit *chaque*
ainfi qu'vne lamproye, tant pour former la *cofté.*
parole, que pour eftre l'organe du gouft.
Toutesfois les modernes luy donnent huict
mufcles, quatre de chafque cofté, par le
moyen defquels elle eft menee en haut, en
deuant, en derriere & vers les coftez.

Le 1. nommé *ftyloglofe*, prend fon origine
de l'apophyfe ftyloide, & s'implante en la
partie fuperieure & moyenne de la langue,
pour la leuer en haut.

La 2. eft le *gênioglofe*, de la partie interieure du menton il eft porté vers le bout de la
langue, pour la tirer hors de la bouche.

Le 3. nommé *bafiglofe*, de la bafe de l'os
hyoide s'auance à la racine de la langue, & la
tire en bas & en arriere.

Le 4. eft le *ceratoglofe*; il vient de la corne de
l'os hyoide, & s'infere au cofté de la langue,
pour la tirer vers les coftez.

Quand tous ces mufcles agiffent alternatiuement & fucceffiuement, ils la meuuent
comme en rond.

Q

14. *Des Muscles du Larynx.*
CHAP. XIX.

LE larynx eft la tefte & le couuercle de la trachée artere, & eft vn corps compofé de cartilages, de mufcles, de veines, arteres, nerfs & membranes, dedié pour former la voix. Les cartilages font trois. Le 1. qui eft le plus grand & le plus large, eft nommé à raifon de fa figure, *tyroïde* c'eft à dire, *fcutiforme.* Le 2. eft dit *cricoïde,* c'eft à dire, *annulaire :* & le 3. *arytenoïde,* parce qu'il reffemble au bec ou biberon d'vne aiguiere. De ces trois cartilages le 2. eft totalement immobile, parce qu'il faut que le mouuement fe face fur quelque corps qui foit ftable & de repos : & les deux autres fe meuuent diuerfement.

ses mou-uemens.   Il faut icy remarquer, que le larynx fe meut ou felon fon tout, ou felon fes parties. Selon fon tout, quand il monte en haut, lors que nous auallons : ou qu'il defcend en bas, apres que nous auons auallé. Et felon fes parties, quand le tyroïde fe dilate ou refferre, & quand l'arytenoïde s'ouure ou ferme : car il n'y a que ces deux cartilages qui ayent mouuement. Doncques comme la dilatation & la conftriction du larynx dependent de l'articulation du tyroïde auec le cricoïde : & l'apertion & claufion, de l'articulation de l'arytenoïde auec ledit cricoïde : ainfi les mufcles qui le dilatent & refferrent, s'inferent au tyroïde: & ceux qui l'ouurent & ferment, à l'arythenoïde. Or ces mufcles font quatorze, fept de chafque cofté, defquels quatre font communs, & dix propres.

ses muf-cles font fept de chaque cofté.

Les communs font ceux qui naiffent d'autres parties que du larynx, lequel ils meuuent manifeftement : & les propres ceux qui naiffans du larynx ont leur implantation en iceluy, & le meuuent obfcurement.

Les communs font deux, defquels le premier eft le *bronchique*. Il prend fon origine de la partie fuperieure & interne du fternon, & montant le long des cartilages de la trachee artere, s'infere à la partie inferieure du tyroïde. Il tire le larynx en bas, & refferram le tyroïde par em-bas, il le dilate par en haut.

Deux communs.

Le 2. eft l'*hyorgroïdien*; il fort de quafi toute la bafe de l'os hyoïde, & s'infere à la partie anterieure & fuperieure du tyroïde : il tire le larynx en haut, & en refferrant le tyroïde par en haut, il le dilate par em-bas. Aucuns adiouftent à ces deux l'*œfophagien*. Mais il fert, non à la voix, ains à la deglutition, comme nous verrons cy-apres.

Les propres font cinq. Le 1. eft le *cricotyroïdien anterieur*. Il naift de la partie anterieure du cartilage cricoide, & eft porté obliquement par des fibres obliques, à la partie laterale & inferieure du tyroide, pour le dilater.

Le 2. eſt le *cricotyroidien poſterieur*, il ſort de la partie ſuperieure & poſterieure du cricoïde, & s'inſere exterieurement à la partie laterale & ſuperieure du tyroide, pour le reſſerrer.

Le 3. eſt le *cricoarytenoïdien laterale*, il naiſt de la partie laterale & interne du cricoïde, & s'inſere à la partie inferieure & laterale de l'arytenoïde, pour l'ouurir.

Le 4. & le 5. ſeruent à le fermer. Leur action eſt fort apparente quand nous retenons noſtre haleine; car lors qu'ils agiſſent, ils s'oppoſent à tous les muſcles de la poictrine, & ferment l'aryenoïde ſi exactement que l'air ne peut entrer ny ſortir.

D'iceux le premier eſt le *tyroarytenoïdien*, qui naiſt de la partie interne, & anterieure du tyroïde, & s'implante à la partie laterale de l'arytenoïde.

Le 2. eſt l'*arytenoïdien*, qui naiſt de la conionction de l'arytenoïde auec le cricoïde, & s'inſere à la partie laterale & ſuperieure de l'arytenoïde.

Des Muſcles de l'Epiglotte.
CHAP. XX.

QVelques Anatomiſtes donnent des muſcles à l'epiglotte, pour la hauſſer & abbaiſſer. Ce qui peut auoir lieu aux brutes, mais il n'y en a point en l'homme qui facent ceste action : car le larynx est tousiours en-tr'ouuert, & l'epiglotte ne s'abbaisse iamais, sinon par la pesanteur de ce qu'on aualle. Or elle se releue d'elle-mesme, parce qu'estant cartilagineuse, elle se baisse par force. C'est pourquoy Galien iuge que son mouuement est naturel & nullement dependant de la vo-lonté.

4. Des *Muscles du Pharynx.*
C H A P. XXI.

R Iolan prouue par plusieurs raisons, que *Le pha-* la deglutition est vne action animale, *rynx que* & qu'à ceste fin le pharynx se dilate & res- *c'est.* serre volontairement. Or par le pharynx on entend le destroit de la gorge, & tout cet es-pace qui est au fond de la bouche, où se voyent les trous du palais, la racine de la lan-gue, les amygdales, l'os hyoide & les entrées de l'œsophage, & du larynx. Les muscles or- *ses mus-* donnez pour le dilater & le resserrer sont *cles sont* sept, trois de chaque costé & vn impair. *trois de*
chaque
Le 1. nommé, *le stenopharyngien,* sort de *costé.* l'eminence pointuë de l'os sphenoide proche de l'apophyse styloide, & descendant proche la derniere dent molaire, se termine à costé du pharynx, lequel il dilate le tirant en haut.

Le 2. est le *cephalopharyngien,* qui naist de l'articulation de la teste auec la premiere ver-

tebre, & defcendant dans le pharynx fe dilate & implante à la partie laterale d'iceluy , &
le refferre.

Le 3. eft le *ftylopharyngien* , qui fort de l'a-
pophyfe ftyloïde, & defcend pour s'inferer à
la partie laterale du pharynx , pour en le tirant à cofté, le dilater.

*Et vn
impair.* L'impair eft nommé *œfophagien* , qui
prend fon origine des parties laterales du tyroide , & ceignant par derriere l'œfophage
en rond, il s'infere à la partie pofterieure du
pharynx , pour l'eftrecir & refferrer. Ou
bien eftant attaché aux parties laterales &
externes du tyroide , il ceint le commencement de l'œfophage comme vn fphincter, &
en refferrant le pharynx & l'œfophage , il
hafte la deglutition.

4. Des Mufcles de l'Vvule.
CHAP. XXII.

*Il y en a
deux de
chaque
cofté.* RIolan donne quatre mufcles à la luette,
deux de chafque cofté, pour luy don-
ner quelque mouuement obfcur, à raifon
qu'elle eft comme l'archet qui modere la
voix; & pour la fufpendre & tenir ferme en
fon lieu.

Le 1. eft par luy nommé *periftaphylin externe.* Il fort de la mafchoire fuperieure au
deffous de la derniere dent molaire , & finit
en vn tédon grefle, qui paffe par la fente qui

est en la partie superieure de l'apophyse pterygoide, & s'y recourbant côme sur vne poulie, s'insere à la partie laterale de l'v.vule.

Le 2. nommé *peristaphylin interne*, naist de la partie inferieure & interne de l'apophyse pterygoide. Il va au cartilage particulier & mobile, dont il prend son origine, & montant le long de l'aisle interne de ladite apophyse, se termine à la luette.

14. *Des muscles de la Teste.*
C H A P. XXIII.

LEs mouuemens de la teste sont ou droits, *il y en a* ou obliques, ou demicirculaires. Il y a *sept de* deux mouuemens droits: la flexion qui se *chaque* fait en deuant, quand on baisse la teste vers la *costé,* poictrine; & l'extension, qui se fait quand on *desquels* la panche en derriere vers les espaules. Les muscles qui font la flexion sont deux, vn de chasque costé, nommé *mastoidien*, & prend *Le fles-* son origine de la partie superieure du sternô, *chisseur* & de la moyenne de la clauicule; & montant *est le* obliquement s'insere à l'apophyse mastoide. *mastoi-* Galien le diuise en deux, & Syluius en trois. *dien.*

L'extension est faite par quatre muscles, *Les ex-* deux grands & deux petits. Le 1. des grands *tenseurs* est nommé *splenius*; il naist des espines des *font le* cinq vertebres superieures du dos, & des *splenius.* quatre inferieures du col, & s'insere obliquement à l'os occipital.

Le com-
plexus.

Le 2. eſt nommé *complexus*, qui naiſt des apophyſes tranſuerſes des meſmes vertebres du col & du dos, & ſe termine quaſi au milieu de l'os occipital.

Les petits ſont pareillement deux de chaſque coſté, nommez *droits*: l'vn grand & l'autre petit. Le 1. de l'eſpine de la ſeconde vertebre du col s'inſere à l'os occipital. Le 2. naiſt de la partie poſterieure de la premiere vertebre, & s'implante à l'os occipital. Voilà pour ce qui eſt de la flexion & extenſion.

Le grand
droiƈt.
Le petit
droiƈt.
Ceux qui
font le
mouue-
ment de-
micircu-
laire ſont

Les mouuemens demicirculaires (car de circulaire la teſte n'en faiƈt point) ſont faiƈts par deux muſcles, nommez à raiſon de leur ſituation, *obliques*, l'vn grand, & l'autre petit.

Le grand
oblique &
le petit
oblique.

Le grand oblique ſort de l'apophyſe pointuë de la ſecôde vertebre, & s'inſere obliquement à l'apophyſe tranſuerſe de la premiere.

Le petit iſſu de l'apophyſe tranſuerſe de la premiere vertebre, s'implâte à l'os occipital.

8. *Des Muscles du Col.*

Chap. XXIV.

Il y en a
4. de
chaque
coſté.
Le long.

LE col eſt flechy, eſtendu & tiré vers les coſtez. Les muſcles qui le fléchiſſent ſont quatre, deux de chaque coſté. Le 1. nommé *long*, caché ſous l'œſophage, prend ſon origine du corps de la troiſieſme vertebre du dos, & montant couché le long des vertebres du col, leur donne en paſſant à chacune vn petit tendon : & puis s'en va inferer à l'apophyfe anterieure de la premiere vertebre, & quelquesfois auffi à l'os occipital.

Le 2. nommé *fcalene*, parce qu'il reffemble à vn triangle à coftez inégaux, naiffant de la premiere cofte & de la clauicule, s'en va inferer interieurement par des fibres obliques, à toutes les apophyfes tranfuerfes du col. Il eft troüé, pour donner paffage aux nerfs, veines & arteres qui fe diftribuent au bras.

Il y en a quatre qui l'eftendent, deux de chaque cofté. Le 1. nommé *tranfuerfal*, fortant des fix apophyfes tranfuerfes des vertebres fuperieures du dos, eft porté exterieurement à toutes les apophyfes tranfuerfes des vertebres du col. *Le tranf- uerfal.*

Le 2. eft *l'efpineux*, qui fort des efpines des fept vertebres fuperieures du dos, & des cinq inferieures du col, & s'infere à la deuxiefme de la nucque. *L'efpi- neux.*

Le mouuement vers les coftez, fe fait par vn flefchiffeur & vn extenfeur agiffans enfemblement. Quand tous ces mufcles agiffent enfemble & d'vn commun accord, ils tiennent le col ferme, droit & roide.

8. *Des Muscles de l'Omoplate.*
Chap. XXV.

Il y en a 4. en chaque omoplate.

L'Espaule se meut en haut, en bas, en deuant & en derriere, par des muscles & propres, & communs. Les propres sont 4. *le trapeze, le releueur propre, le rhomboïde & le petit dentelé anterieur.* Les communs sont deux, *le tres-large & le pectoral:* lesquels bien qu'ils seruent à faire les mouuemens du bras, si est-ce qu'ils s'attachent en passant à l'omoplate, & aidēt en quelque façon à la mouuoir.

Le trapeze.

Des propres, le 1. nommé *trapeze,* naist de quasi tout l'occiput, des cinq espines inferieures du col, & des huict ou neuf superieures du dos: & s'insere à la base de l'omoplate, & à son espine iusques à l'acromion.

Et d'autant qu'il a diuerses origines & diuerses sortes de fibres, de là vient qu'il fait diuers mouuemens, & qu'il meut l'espaule en haut, en bas & en arriere: car la partie qui descend de l'occiput, la leue en haut: celle qui vient des espines du col, la tire en derriere: & celle qui sort des espines du dos, en bas.

Le releueur propre.

Au trapeze a esté donné pour ayde *le releueur propre,* lequel prenant son origine de la 1. 2. 3. & 4. vertebres superieures du col, & tous ces principes s'assemblans en vn, il s'insere par vn fort tendon à l'angle superieur de l'omoplate, laquelle il tire en haut & en deuãt.

Ceux qui la meuuent en bas, font la partie inferieure du trapeze, qui naiſt des eſpines des vertebres du dos;& vne portion du treslarge,laquelle en paſſant s'implante à l'angle inferieur de l'omoplate. Or il n'eſtoit point beſoin de muſcles particuliers pour l'abbaiſſer, parce qu'elle s'abbaiſſe facilement par ſa peſanteur, lors que les leueurs viennent à ſe laſcher.

Le *petit dentelé* la tire en deuant. Il naiſt des cinq coſtes ſuperieures, auant qu'elles ſe terminent en cartilages, & s'implante par vn tendon, partie charneux & partie nerueux,à l'apophyſe coracoide.

Le *rhomboide* la tire en derriere. Il eſt ainſi nommé, parce qu'il reſſemble à vne lozange,ou comme veulent d'autres,à vn Turbot. Il naiſt des trois eſpines des trois vertebres inferieures du col, & des trois ſuperieures du dos,& s'inſere dans quaſi toute la baſe externe de l'omoplate. Son action eſt aidée par la portió du trapeze qui viét des eſpines du col. *Le rhom-boïde.*

18. *Des muſcles du bras.*
Chap. XXVI.

LE bras a cinq mouuemens ; en haut, en bas; en deuant, en derriere, & en rond, par le moyen de neuf muſcles. Ceux qui la hauſſent ſont *le deltoide & le ſuſeſpineux.*

Le deltoide ainſi nommé, parce qu'il reſ- *Il y en a neuf en chaque bras. Il eſt hauſ-ſé par le deltoide.*

semble à la lettre Délta; est autrement dit *humeral & epomis,* Il naist de la moitié de la clauicule, de l'acromió, & de toute l'espine de l'omoplate, & s'amenuisât peu à peu s'insere par vn fort tendon quasi au milieu du bras.

Le suses-pineux. Le susespineux situé dans la cauité qui est au dessus de l'espine de l'omoplate, & porté par dessous l'acromion, s'implante au col du bras, lequel il ceint auec vn large tendon.

Il est ab-baissé par le tres-large. Les abbaisseurs sont aussi deux, *le tres-large & le grand rond.* Le tres-large, nommé autre-ment *grand dorsal & scalptor ani,* prend son origine des espines de l'os sacrum, de celles des lombes & des neuf inferieures du dos, comme aussi de la partie superieure & poste-rieure de l'os ilium, par vn principe large & nerueux: & montant en haut tout charneux, couure toutes les fausses costes, & vne partie des vrayes, & en passant s'attache à l'angle inferieur de l'omoplate.

Et le grand rond. Le grand rond, naissant de la cauité qui est en la coste inferieure de l'omoplate, se con-fond auec le tres-large, & ne faisans ensem-ble qu'vn tendon, s'implantent en la partie posterieure & superieure du bras, vn peu au dessous de la teste d'iceluy.

Il est tiré en deuant par le pe-ctoral. Le pectoral & le coracoïdien le meuuent en deuant. Le 1. est nommé *pectoral,* parce qu'il est couché sur la poictrine; il est aussi dit

pentagone, parce qu'il a 5. coſtez. Il naiſt de
plus de la moitié de la clauicule, de quaſi tout
le ſternon, des 5.6. & 7. coſtes vrayes, & s'infere par vn fort tendon à la partie interne &
ſuperieure du bras, & le ſire en deuant.

Riolan luy donne pour ayde le *coracoidien*, *Et le co-*
qui eſt vne portion du biceps, lequel il dit *racoidien.*
naiſtre de l'apophyſe coracoide, & ſe termi-
ner à la partie moyēne & ſuperieure du bras.

Le ſouſeſpineux, le petit rond & le ſouſca- *Eſt mené*
pulaire le meuuent en arriere. Le 1. prend *en arriere*
ſon origine de la cauité qui eſt ſous l'eſpine *par le*
de l'omoplate. Eſtant large & charneux, il *ſouſeſpi-*
remplit tout l'eſpace qui eſt ſous ladite eſpi- *neux.*
ne, & s'inſere par vn tendon large & eſpais, à
la teſte & au col du bras.

Le 2. prend ſon commencement de la ca- *Le petit*
uité qui eſt ſous la coſte inferieure de l'omo- *rond.*
plate, & ſe termine au col du bras.

Le 3. naiſſant de toute la baſe interne de *Le ſou-*
l'omoplate, & la rempliſſant totalement de *ſcapulai-*
ſa chair, s'implante par vn tendon large & *re.*
fort au col du bras.

Quand ces trois muſcles font leur action,
ils ſemblent faire vn mouuement demi-circulaire. Or le circulaire parfait, parce qu'il eſt
compoſé de tous les mouuemens droiẛ &
obliques, n'eſt point fait par des muſcles particuliers, mais par tous ceux du bras, quand

ils agissent successiuement.

12. *Des muscles du Coude.*
CHAP. XXVII.

LE coude est composé de deux os, du coude & du rayon : chacun desquels a ses mouuemens propres. Ceux du coude, font la flexion & l'extension; & ceux du rayon, la pronation & la supination de la main.

Les muscles qui font la flexion sont deux, le biceps & le brachial interne. Le 1. est nommé *biceps*, parce qu'il a deux testes, desquelles l'vne vient du bord de la cauité glenoide de l'omoplate, & passe par la fissure qui est en la teste de l'os du bras; & l'autre naist de l'apophyse coracoide. Ces deux testes descendans le long du bras se rencontrent enuiron la partie moyenne d'iceluy, où elles s'vnissent & ne font qu'vn ventre & vn tendon, qui s'insere à la partie interne du rayon.

Le 2. nommé *brachial interne*, est couché sous le biceps. Il sort charneux de la partie superieure & anterieure de l'os du bras: & estant fort adherent à iceluy, s'en va inserer entre le coude & le rayon à la partie où ces deux os s'entre-touchent.

Ceux qui font l'extension sont quatre. Le 1. est *le long*, qui sort de la coste inferieure de l'omoplate, tout ioignant son col; & descénd par la partie posterieure du bras.

Lo

Le 2. est *le court*, qui naist de la partie po- *Le court.*
sterieure du col du bras, & rencontrant le
long, s'assemble auec luy, en telle façon
qu'ils ne font qu'vn seul tendon, qui s'infere à l'olecrane.

Le 3. est *le brachial externe*, lequel Ga- *Le brachial ex-
terne.*
lien appelle *masse de chair*. Il naist vn peu
au dessous de la teste de l'os du bras, & de-
scendāt se confond auec les deux derniers,
& s'insere ensemble auec eux à l'olecrane.

Le 4. est nommé *angoneus*, (parce qu'il *L'angoneus.*
est situé au derriere du plis du coude, que
les Grecs nomment *ancon & olecrane.*) Il
naist de la partie inferieure & externe de
l'os du bras, & descendant entre le coude
& le rayon, s'insere par vn tendon nerueux
à la partie posterieure & laterale du coude, trois ou quatre doigts au dessous de
l'olecrane.

8. Des muscles du Rayon.
CHAP. XXVIII

LE rayon a quatre muscles, deux pro- *Ils font
quatre de
chaque
costé.*
nateurs, qui font internes ; & deux
supinateurs, qui font externes.

Des pronateurs, le 1. nommé *le rond*, *Le rond.*
fort de la partie interne de l'apophyse interne du bras, & descendant obliquement
de derriere en deuant, s'insere par vn tendon mébraneux quasi au milieu du rayon.

R

Le quarré　　Le 2. eſt quarré, qui naiſt de la partie inferieure & externe du coude, & s'en va tout charneux tranſuerſalement inſerer à la partie inferieure & externe du rayon.

Le long.　　Des ſupinateurs, le 1. nommé *le long*, naiſt du bras, trois ou quatre doigts au deſſus de l'apophyſe externe d'iceluy, & couché tout du long du rayon, s'inſere interieurement tout charneux à la partie inferieure d'iceluy.

Le court.　　Le 2. eſt *le court*, qui ſort de la partie externe de l'apophyſe interne du bras, & couché ſur le rayon s'en va obliquement inſerer quaſi au milieu d'iceluy.

8. *Des Muſcles du Carpe.*

CHAP. XXIX.

Il y en a quatre en chaque carpe.　　POur faire les mouuemens du poignet ſont deſtinez quatre muſcles, deux flechiſſeurs, tous deux internes; & deux extenſeurs, tous deux externes.

Il eſt flechy par le cubiteus internus.　　Des flechiſſeurs, le 1. nommé par Riolan *cubiteus internus*, & par d'autres *le flechiſſeur inferieur*, ſort de la partie interne de l'apophyſe interne de l'os du bras, & couché interieurement du long du coude, paſſe par deſſous le ligament annulaire, pour **& par le** s'inſerer à l'os qui ſouſtient le petit doigt:

radieus internus.　　Le 2. eſt *le radieus externus* ou flechiſſeur ſuperieur, qui naiſt du meſme endroit de l'a-

pophyse interne de l'os du bras, & descendant du long du rayon, passe sous le ligament annulaire, pour s'inserer à l'os
qui soustient le doigt indice.

Des extenseurs, le 1. nommé *cubiteus ex-*
ternus ou *extenseur inferieur*, prend son origine de l'apophyse externe de l'os du bras,
& porté exterieurement le long du coude,
passe auec son tendon sous le ligament annulaire, pour s'inserer à l'os qui soustient
le petit doigt.

Le 2. est le *radieus externus* ou *extenseur su-*
perieur : on l'appelle autrement *bicornus*. Il
sort de la partie externe de l'apophyse externe de l'os du bras, & couché exterieurement le long du rayon, passe son tendon
fourchu sous le ligament annulaire, pour
en inserer vne partie à l'os qui soustient le
doigt indice, & l'autre partie à l'os qui
soustient le doigt du milieu.

Ces mesmes muscles meuuent le poignet obliquement & vers les costez, quand
ils font leurs actions successiuement & separément, ou bien quand vn flechisseur
agit ensemblement auec vn extenseur.

4. *Des Muscles de la paulme de la main.*
C H A P. XXX.

RIolan donne deux muscles à la paulme
de la main : *le palmaire*, & vn second

& esten-
du par le
cubiteus
externus.

& le ra-
dieus ex-
ternus.

Il y en a
deux en
chaque
paulme.

qu'il nomme *chair musculeuse.*

Le palmaire sort de la partie interne de l'apophyse interne de l'os du bras, & couché sur tous les muscles internes du coude, immediatement au dessous de la peau, passant par dessus le ligament annulaire, se dilate en la paulme de la main, & s'a-uance iusqu'à la premiere iointure des os des doigts.

Il est charneux en son commencement de la longueur & grosseur du poulce, puis faisant vn tendon gresle, & passant par dessus le ligament annulaire, se dilate en la paulme de la main, & fait vne membrane nerueuse, qui est tellement adherente à la peau, qu'elle n'en peut estre separee que fort difficilement. Du Laurens veut que le muscle s'attache par quantité de fila-mens tendineux à la premiere iointure des os des doigts pour les flechir. Mais Riolan tient qu'il a esté posé au creux de la main, afin que l'apprehension en soit plus ferme, & le sentiment plus exquis & plus vif.

Outre le muscle palmaire, on trouue à la racine de la main, au dessous du mont de la lune, vne certaine chair musculeuse, laquelle estant fenduë en deux & quelquefois en trois, paroist, comme si c'estoient

deux ou trois mufcles. Elle eft eftenduë
dans le creux de la main, au deffous du
mufcle palmaire, & fert pour rendre la
main caue, & former le gobelet de Diogenes, en amenant l'eminence charnuë qui
eft fous le petit doigt, vers le tenar.

36. *Des Mufcles des quatre doigts.*
CHAP. XXXI.

LEs mufcles des doigts de la main font *il y en a*
en grand nombre, & ce nombre fort *dix-huiɫ*
embroüillé. Nous nous arrefterons à ce *en cha-*
qu'en efcrit le docte Riolan, & dirons que *que main.*
les doigts font flechis, eftendus & menez
vers les coftez. Ceux qui les flechiffent
font deux, *le fublime & le profond.*

Le 1. prend fon origine de la partie in- *Ils font*
terne de l'apophyfe interne de l'os du bras, *flechis*
d'où s'auançant couché fur le profond *par le fu-*
vers le carpe, il produit quatre tendons : *blime.*
lefquels paffez deffous le ligament annulaire, s'en vont inferer à la feconde rangee des os des doigts, & paffans par la
premiere, ils s'y attachent fi fermement par
des fibres membraneufes, qu'il y a bien de
l'apparence qu'ils aident à la flechir. Ces
tendons font troüez pour donner paffage
à ceux du profond.

Le 2. eft *le profond,* qui fort des parties fu- *Le pro-*
perieures du coude & du rayon, & defcen- *fond.*

dant le long d'iceux, se diuise en quatre
tendons : lesquels passans par dessous le
ligament annulaire, & puis apres par les
trous qui sont aux tendons du muscle sublime, s'attachans par des ligamens membraneux aux os de la premiere & seconde
rangee, s'inserent finalement à la troisiesme, laquelle ils flechissent.

Ils sont estendus par l'extenseur commun. Ils sont estendus par vn muscle, nommé
extenseur commun, lequel Du Laurens diui-
se en quatre. Il sort de la partie externe de
l'apophyse externe de l'os du bras, descendant par la partie posterieure du coude, &
venu au carpe il se fend en quatre tendons
plats & comme membraneux, lesquels
passans par dessous le ligament annulaire,
s'inserent exterieurement à la deux & troisiesme rangee des os des doigts, pour les
estendre, en les tirant vers leurs principes.

L'extenseur du doigt indice. Le doigt indice, outre le tendon de l'extenseur comun, a vn muscle particulier nó-
mé *indicateur*. Il sort de la partie moyenne
& externe du coude, & passant dessous le
ligament annulaire, s'insere en dehors par
vn tedon fourchu à la deuxiesme ioinfture.

Du doigt auriculaire. Le doigt auriculaire a aussi son extenseur propre. Il naist de la partie superieure
du rayon, & couché entre le coude & le
rayon, passant par dessous le ligament an-

nulaire, s'infere par vn tendon double exterieurement au petit doigt. Les tendons
de ces deux derniers mufcles fe meflent &
vniffent auec les tendons de l'extenfeur
commun, & luy aident à faire l'extenfion
de ces deux doigts.

Le mouuement vers les coftez eft double, l'vn nommé *adduction*, qui fe fait
quand les doigts font menez vers le poulce : & l'autre *abduction*, qui fe fait lors
qu'on les efloigne.

L'abduction du petit doigt fe fait par vn *L'ab-*
mufcle, qui naiffant de la partie fuperieu- *ducteur*
re & externe de l'os du coude, & defcen- *du petit*
dant le long d'iceluy, paffe par deffous le *doigt.*
ligament annulaire, pour s'inferer à la partie laterale & externe des rangees des os
du petit doigt, pour l'efcarter des autres.
Riolan le nomme *hypotenar*, & dit qu'il
peut eftre diuifé en deux.

L'abduction du doigt indice fe fait par *L'ab-*
vn mufcle, qui de la partie externe & mo- *ducteur*
yenne de l'os du coude s'auance par def- *de l'indi-*
fous le ligament annulaire, pour s'inferer *ce.*
à la partie laterale & externe des os du
doigt indice, & le tirer en dehors vers le
petit doigt. *L'ad-*

L'adduction du mefme doigt indice fe *ducteur*
fait par vn mufcle, que Riolan dit eftre fous *de l'indi-*
ce.

l'antitenar, & naiſtre de la partie interne du premier os du poulce, & s'inſerer lateralement en dedans aux rangees des os du doigt indice, pour le mener vers le poulce.

Les inter- *oſſeux.* Au reſte les quatre doigts ſont amenez par les ſix inter-oſſeux, aucuns en mettent huict. Ils ſortent des eſpaces qui ſont entre les os du metacarpe, & ſont diſtinguez en ſorte, que les vns ſont dits internes, les autres externes. De ces ſix muſcles, deux portez par les coſtez des doigts auriculaire & medecin : deux autres portez par les coſtez des doigts medecin & celuy du milieu : & les deux autres par les coſtez des doigts du milieu & indice, montent à la partie externe des os de la troiſieſme rangee, où ils s'vniſſent auec les tendons des lumbricaux. Tellemét qu'il ſemble, que tant les ſix inter-oſſeux, que les quatre lumbricaux, par la partie qu'ils ſont adherents aux coſtez des doigts, ſeruent & à approcher, & à eſcarter les doigts : & par leur extremité, à les eſtendre ; d'où aduient ſouuent, le muſcle extenſeur cómun eſtant couppé, que l'extenſion des doigts ne perit pas pourtant tout à fait, parce que tous ces petits muſcles qui aydent à la meſme action, reſtent ſains & entiers.

Les lumbricaux ou vermiculaires, ainſi

dits, parce qu'ils reffemblent à des vers de *Les lum-*
terre, diəts en latin *lumbrici* : naiffent felon *bricaux.*
Riolan, des mébranes du carpe, eſtans rôds
& charneux en leurs origines, & s'attachâs
aux coſtez des doigts, s'en vont obliquement inferer auec les tendons des inter-offeux, par vn tendon fort petit & nerueux, à
la partie externe de la premiere râgee des
os, pour faire l'abduction & l'extenfion.

16. Des Mufcles du Poulce.
CHAP. XXXII.

LE poulce a des mufcles particuliers, *Il y en a*
qui le flechiffent, eſtendent, appro- *cinq en*
chent & efcartent. Il eſt flechy par vn *chaque*
mufcle, qui ayant pris naiffance de la par- *poulce.*
tie interne du coude, paffe par deffous le
ligament annulaire, pour s'inferer interieurement au premier & deuxiefme os.

Il eſt eſtendu par deux mufcles, defquels *Les exten-*
le 1. nommé *le long*, fortant de la partie fu- *feurs.*
perieure & externe du coude, monte par
deffus le rayon, & paffant par le carpe,
s'infere exterieurement par vn tendon
fourchu à la deuxiefme jointure.

Le 2. nommé *le court*, naiffant de la mef- *L'abdu-*
me partie du coude, mais inferieure pro- *cteur.*
che du carpe, fe termine par vn feul tendon à la troifiefme jointure.

Le tenar l'efcarte : il fait le mont char- *L'addu-*
cteur.

neux, qui eſt ſous le poulce, nommé *mont
de venus*, & prend ſon origine de la partie
interne de l'os du carpe qui eſt deuant le
poulce, pour s'inſerer à l'os de la deuxieſme rangee, afin de l'eſcarter des autres
doigts.

L'*antitenar* l'approche vers les autres
doigts. Il naiſt de la partie externe du premier os du metacarpe, qui ſouſtiét le doigt
indice, & ſe termine à l'os de la premiere
rangee.

56. *Des Muscles de la Reſpiration.*
CHAP. XXXIII.

*Il y en a
vingt
huict de
chaque co-
ſté.*

LA reſpiration ſe faiſant par la dilatation & par la contraction de la poictrine, auoit beſoin de deux ſortes de muſcles, les vns pour la dilater, & les autres
pour la reſſerrer. Or le nombre de ces muſcles eſt controuerſé. Du Laurens veut que
d'iceux les vns ſoient propres, pour ſeruir ſeulement à la reſpiration, & les autres communs, qui ſeruent auſſi à d'autres
actions, comme les huict de l'epigaſtre.
Derechef il veut que de ces muſcles, les
vns ſeruent à la reſpiration libre, & les autres à celle qui eſt forcee & côtrainte. Il appelle apres Galien reſpiratiõ libre, *celle qui
par vn vſage libre de reſpirer eſt quaſi inſenſible,*
*Reſpira-
tion libre.* *& ſe fait par vne douce inſpiratiõ & expiratiõ:*

& contrainte, celle en laquelle la diftention &
contraction de la poictrine eft apparente à la
veuë, & fe fait par vne violente infpiration &
vne forte efflation. Quant à la refpiration libre, il veut qu'elle fe faffe quafi par le feul
mouuement du diaphragme, & la contrainte par le moyen de foixante & quatre mufcles: lefquels en la violente infpiration dilatent la poictrine, en tirant toutes les coftes
en haut: & en la forte efflation la refferrent,
en les tirant en bas. Tellement que tous les
mufcles de la refpiration, en contant le diaphragme, font en general foixante-cinq.

Le iudicieux Riolan n'en met que cinquan- *Trente*
te-fix. Mais il ne comprend en ce nombre, *mufcles*
que les mufcles propres de la poictrine, fans *dilatent*
faire mention des huict de l'epigaftre ny du *la poi-*
diaphragme, qui feroient foixante-cinq. Or *ctrine.*
de ces cinquante-fix, il en met trente pour
faire la dilatation, & vingt-fix pour la conftriction. Marchant donc apres luy, nous les
allons defcrire fommairement.

Le 1. de ceux qui font la dilatation, eft *le*
fousclauier, qui naift charneux de la partie interieure de la clauicule, & s'infere à la premiere cofte.

Le 2. eft *le grand dentelé*, qui prend fon origine de la bafe interne de l'omoplate, & s'infere par digitation à la 6. 7. & 8 coftes fupe-

rieures, & quelquesfois mesme à la neufiesme: où il s'attache par digitation auec l'oblique exterieur de l'epigastre.

Les 3. & 4. sont les *deux dentelez posterieurs:* desquels l'vn est nommé *dentelé posterieur superieur.* Il prend sa naissance des espines des trois vertebres inferieures du col, & de la premiere du dos, estant caché sous le rhomboïde, & s'insere obliquement, estant comme fendu en trois, aux trois costes superieures. L'autre est *le dentelé posterieur inferieur,* qui naist des espines des trois vertebres inferieures du dos, & de la premiere des lombes, & s'insere aux trois ou quatre costes inferieures, par digitation.

Les onze intercostaux externes. Il y a outreplus les onze intercostaux externes, ainsi nommez, parce qu'ils occupent exterieurement les espaces d'entre les douze costes. Ils sortent en commençant vers les vertebres, de la partie inferieure, & externe de la coste superieure, & vont obliquement en deuant s'inserer à la partie superieure & externe de la coste inferieure. Ils finissent aux cartilages du sternon, & ne remplissent point les espaces qui sont entr'iceux. Ces quinze muscles, auec les quinze de l'autre costé, font le nombre de trente, qui seruent tous à dilater la poistrine.

Vingt-six mus- Les muscles qui la resserrent sont vingt-six,

treize de chasque costé. Le 1. est *le triangulai-* *cles la ref-*
re, lequel occupe la partie interieure du ster- *serrent.*
non, & montant en haut, va s'inserer aux cartilages des costes superieures, iusques à la
deuxiesme coste, sans monter plus haut:
quand il tire vers son principe, il resserre &
estrecit la poictrine.

Le 2. est *le sacrolombe,* qui naist de l'os sa- *Les onze*
crum, & montat tout ioignant les racines des *interco-*
costes, donne en passant vn tendon à chaf- *staux in-*
que coste. Quand il fait son action, il appro- *ternes.*
che toutes les costes les vnes vers les autres,
& ainsi il resserre la poictrine.

Les onze intercostaux internes (ainsi nommez, parce qu'ils occupent interieurement
les espaces qui sont entre les douze costes,)
situez au contraire des externes, naissent
vers le sternon de la partie inferieure & interne de la coste inferieure, & s'auancent
obliquement vers les vertebres, pour s'inserer à la partie superieure & interne de la coste superieure. Ils remplissent les espaces
d'entre les cartilages, aussi bien que ceux
d'entre les costes, & ont leurs fibres contraires aux fibres des externes, qui est cause qu'ils
s'entre-coupent. Quand ils tirent vers leurs
principes, ils approchent les costes les vnes
vers les autres, & depriment la poictrine. Du
Laurens & Riolan reiettent tous les inter-
cartilagineux.

Chap. XXXIV.

Le dia-
phragme
organe de
la respi-
ration li-
bre.

LE Diaphragme sert également à l'inspiration, & à l'expiration : & à ceste cause il est tenu pour l'organe de la respiration libre. Il separe les parties vitales d'auec les naturelles. C'est pourquoy les Latins ayans esgard à cét vsage, l'ont nommé *septum*, & à sa situation qui est transuersale, *transuersum*, c'est à dire, cloison transuersale. Il est attaché par deuant au cartilage xiphoïde : & s'auançant par les extremitez des fausses costes il ceint toute la poictrine : & en fin, s'en va obliquement rendre par derriere à la douziesme vertebre du dos, à laquelle il est estroittement attaché par deux aponeuroses, & finit, en son milieu, en vn tendon circulaire & nerueux, estant charneux tout à l'entour, contre la nature des autres muscles. Nous en descrirons l'histoire plus au long au chap. 6. du 9. liu.

9 *Les Muscles des Lombes.*

Chap. XXXV.

Il y en a
trois de
chaque
costé.

LE docte Riolan monstre, que le dos, auquel les douze costes sont articulees, n'a point de mouuement, ains qu'il est immobile entre le col & les lombes, qui se mouuent volontairement. Ce mouuement se fait à la douziesme vertebre du dos, laquelle est re-

ceuë de toutes parts, & ne reçoit point. Et
d'autant qu'elle est contiguë aux lombes, le
mouuement est attribué aux lombes, plustost
qu'au dos. Or les lombes sont flechis, estendus & menez vers les costez par six muscles.

Le flechisseur nommé *triangulaire*, sort de *Le trian-*
la partie posterieure de la coste de l'os ilium, *gulaire.*
& de la partie laterale & interne de l'os sacrum: & montant en haut charneux, s'insere
aux apophyses transuerses des vertebres des
lombes, & à la derniere des fausses costes.

Riolan remarque, que ceste flexion ne se *Le sa-*
fait point en vn angle aigu, comme aux ioin- *cré &*
tures, ains qu'il est comme circulaire, afin
d'empescher que la medulle spinale ne soit
comprimee: Et mesme qu'il se fait seulement
en deuant. D'autant que s'il se faisoit en derriere, la veine caue & la grosse artere, qui
sont couchees sur l'espine & ses vertebres, seroient en hazard d'estre rompuës.

Les extenseurs sont deux de chasque costé, *Le demy*
l'vn est nommé *sacré*, & l'autre *demy espi- *espineux.*
neux*. Le 1. sort par vn principe delié de la
partie posterieure de l'os sacrum, & attaché
aux espines des vertebres des lombes, s'auance aux racines des espines du dos.

Le 2. naist par vn principe nerueux de toutes les espines de l'os sacrum & des lombes,
& monte pour s'inserer aux apophyses trans-

uerſes des vertebres des lombes, & de celles
du dos iuſqu'au col. Ces muſcles ſont tellement meſlez entr'eux tout le long de l'eſpine, que Galien eſtime qu'il en faut faire autant de paires, comme il y a de vertebres, ou
bien n'en faire qu'vne, qui donne des tendons à toutes les vertebres. Or quand ces
quatre muſcles tirent enſemble également
vers leurs principes, ils eſtendent l'eſpine, &
la tiennent toute droite. Mais quand il n'y a
que les muſcles d'vn coſté qui agiſſent, ils
contournent vers le coſté. Galien remarque
qu'ils ont des fibres obliques, par le moyen
deſquelles chaque vertebre a vn mouuement particulier, duquel elle ſeroit priuee, ſi
toutes les fibres montoient droit tout le long
des muſcles,

10. *Des Muscles de l'Epigaſtre.*
CHAP. XXXVI.

Il y en a cinq de chaque coſté. L'oblique deſcendant.

LEs muſcles du ventre inferieur ſont dix,
cinq de chaſque coſté, nommez de leur
ſituation, & de la tiſſure de leurs fibres. Le
1. qui ſe preſente, c'eſt *l'oblique deſcendant*,
que Du Laurens appelle *oblique externe*. L'o-
pinion commune eſt qu'il prend ſon origine
de l'attouchement du grand dentelé, auquel
il eſt attaché par digitation; ou des eſpaces
qui ſont entre les ſix coſtes inferieures, & qu'il
s'inſere aux os du penil & des iles: & par
vne

vne large aponeurofe, qui fe termine à la ligne blanche, qui defcend du cartilage xiphoïde droit à la commiffure des os barrez.
Du Laurens veut au contraire, qu'il naiffe
des os pubis & ilium, & des apophyfes tranfuerfes des lombes, & montant en haut, qu'il
s'implante à toutes les fauffes coftes & à la 6.
7. & 8. vrayes, eftant entrelaffé par digitation auec le grand dentelé, & par fon aponeurofe à la ligne blanche. Sa raifon eft, que
feruant à l'infpiration & à la dilatation du
thorax, il falloit qu'il y euft fon infertion,
afin de le tirer en bas vers fon principe. On
doit commencer à le leuer par les coftes.

Le 2. eft *l oblique interne* ou *oblique afcen-* L'oblique
dant. Il prend fon origine de la cofte de l'os *afcendãt.*
ilium, & des apophyfes tranfuerfes des vertebres des lombes: puis deuenu plus charnu,
monte obliquement pour s'inferer aux quatre coftes fauffes inferieures. Les fibres de
ces deux mufcles obliques font tellement oppofees les vnes aux autres, qu'elles s'entre-
couppent en forme de croix bourguignonne.

Le 3. nommé *mufcle droit*, à raifon que fes *Le droit.*
fibres font droites, non pas qu'elles foient
continues, car elles font comme couppees en
plufieurs pieces, mais pource qu'elles montent droit tout le long du mufcle. Il fort de la
partie anterieure de l'os du penil, & s'infere

S

au cofté du cartilage xiphoïde, montant és
finges & autres animaux iufques à la clauicule. Galien veut qu'il naiffe du cofté du cartilage xiphoide, & s'infere à l'os pubis.

En ce mufcle on remarque deux chofes. La
1. font certaines interfections nerueufes qui
font 3. & quelquesfois 4. deux au deffus & la
troifiefme au deffous du nombril, lefquelles
felon Riolan, font faictes des nerfs qui fortent des dernieres vertebres du dos, & feruent, comme les nœuds aux rofeaux, pour
le renforcer. La 2. font les anaftomofes &
abbouchemens que les veines mammaire &
epigaftrique font l'vne dans l'autre enuiron
le nombril. Le vulgaire eftime qu'elles font
cefte grande communication qui eft entre
les mammelles & la matrice : mais Du Laurens & Riolan croyent qu'elles feruent feulement à porter le fang neceffaire à la nourriture de ces mufcles.

Le tranf-
uerfal.
Le 4. eft *le tranfuerfal,* lequel eft ainfi dit,
à raifon de la fituation & de la texture de fes
fibres. Il naift des apophyfes tranfuerfes des
lombes, fe termine à la ligne blanche, & s'infere, felon Riolan, aux os des iles & du penil, & aux extremitez des fauffes coftes, où
s'implante le Diaphragme. Ce mufcle eft
fi fort adherent au peritoine, qu'à peine en
peut-il eftre feparé entier.

Les tendons de ce mufcle, & des deux obliques font troüez au nombril & au penil. Au
nombril, pour les vaiffeaux vmbilicaux. Et
au penil, pour les fpermatiques.

Le 5. fort petit, nommé *pyramidal & fuc-* *Le pyra-*
centuriat, fe trouue quelquefois, & quelque- *midal.*
fois non. Il naift de la partie externe de l'os
pubis, & s'infere à la partie inferieure & nerueufe des mufcles droicts. On luy donne
deux vfages : l'vn de couurir les tendons des
mufcles droits, & ainfi les defendre & empefcher qu'ils ne foient foulez : & l'autre de
comprimer la veffie pour l'expulfion de
l'vrine.

L'vfage de tous ces dix mufcles eft de fer- *Leur*
rer & preffer tout le ventre inferieur, & par *vfage.*
leur compreffion ayder à l'expulfion des matieres fécales & de l'vrine ; & es femmes, de
l'enfant & de l'arriere-faix au temps de l'enfantement. Et partant quand ils agiffent tous
enfemblement, ils compriment tout le ventre égalément, & aydez du diaphragme, ils
pouffent tout ce qui eft contenu aux boyaux,
en la veffie & en la matrice. Mais quand ils
agiffent feparément, ils preffent tantoft vn
cofté du ventre, & tantoft l'autre, ores la
partie dextre ou la feneftre, & ores la haute,
la moyenne ou la baffe.

2. *Des muscles des Testicules.*
CHAP. XXXVII.

LEs muscles des testicules, nommez des Grecs *cremasteres*, & des Latins & François *suspensores* & *suspenseurs*, ne seruent point tant à les mouuoir, comme à les suspendre. Ils sont deux, vn de chaque costé, qui naist de la partie interne & anterieure de l'os ilium, & porté auec les vaisseaux spermatiques par la production du peritoine, enueloppe le testicule, & fait la tunique erythroïde. Riolan veut qu'il retire le testicule en haut en la copulation, afin que les vaisseaux estans relaschez, la semence puisse passer auec moins d'empeschement.

Outre ce muscle propre à chaque testicule, Riolan en met vn commun à tous les deux, à sçauoir la membrane du scrotum nommée *dartos*, qui est la continuation du pannicule charneux, lequel comme vn muscle nerueux les suspend tous deux ensemblement. Il prend son origine de toute la circonference des os pubis, & enfermant dans soy les deux testicules comme vne gibbessiere, merite en cet endroit le nom de muscle, aussi bien qu'il fait au front & au col.

Le muscle *cremaster* en la femme est plus court, & couché sur la production du peritoine, par laquelle passe le ligament rond de la matrice. Il enueloppe les vaiffeaux fpermatiques, & s'en va, ainfi qu'en l'homme, au tefticule.

1. *Du Mufcle de la veffie.*
CHAP. XXXVIII.

LE mufcle qui ceint & embraffe le col de la veffie, faifant office de portier, & empef- *Le fphincter.* chant que l'vrine ne coule fans noftre congé, eft nommé des Grecs *fphincter*, c'eft à dire fermeur. Il eft fitué à l'entree du col de la veffie, au deffus des glandes proftates, eftant tellement entremeflé auec luy, que l'on ne peut qu'à peine les difcerner l'vn d'auec l'autre. Car il femble que ce ne foit rien que la fubftance dudit col deuenuë plus efpaiffe & plus charnuë, qui foit entre-tiffuë de grand nombre de fibres tranfuerfes & de quelques droites, par le moyen defquelles elle agit, en forte qu'elle fe lafche & refferre ellemefme. Ce mufcle eftant relafché par paralyfie, ou couppé, l'vrine fluë inuolontairement.

Les femmes ont auffi vn fphincter au col de la veffie, qui l'enuironne comme vn anneau. Mais il eft plus efpais & charnu qu'aux hommes, parce qu'elles n'ont point de proftates: & fe termine à la caruncule qui eft deuant le meat vrinaire.

4. *Des Muscles de la Verge.*
C H A P. XXXIX.

Il y en a deux de chaque costé.

LA verge a deux muscles de chaque costé, qui seruent à l'erection & à l'eiaculation de la semence.

L'erecteur.

Le 1. nommé *erecteur*, naist de la partie interne de la tuberosité de l'ischion, & couché sur le ligamét de la verge, s'insere lateralement au milieu du corps. Il sert à roidir le mébre & à le tenir en cet estat durant le coit.

L'accelerateur.

Le 2. est nommé *accelerateur*, lequel sort, selon Riolan, de la tuberosité interne de l'ischion, au dessous du ligament de la verge, & s'auance auec son compagnon par dessus le conduit commun à la semence & à l'vrine, iusques au milieu d'iceluy. Ce sont eux qui en pressant les prostates, & en resserrant le canal, accelerent l'excretion de la semence : ils chassent aussi hors auec impetuosité les gouttes d'vrine, qui tardent dans le meat lors qu'on acheue de pisser.

4. *Des Muscles du Clitoris.*
C H A P. XL.

Il y en a deux de chaque costé.

AVx femmes en la partie superieure de la vulue, se trouue vne certaine petite partie, qui ressemble assez bien à la verge de l'homme, laquelle les Anatomistes appellent *clitoris* & *tentigo*, & quelqu'vns *la landie* ou *la verge feminine*. Elle a deux muscles de chaque

cofté, femblables en origine, infertion &
office à ceux de la vergé de l'homme.

Le 1. & fuperieur nommé *erecteur*, fort de
la tuberofité de l'ifchion, & couché fur le ligament lateral va s'inferer à la partie laterale
du clitoris, & agiffant auec fon compagnon
le fait tendre & bander.

Le 2. nommé honteux, large & plat, fort
du fphincter de l'anus ou fiege, & s'auançant
lateralement le long des levres de la vulue,
s'infere à cofté du clitoris, tout ioignant le
conduit de l'vrine.

4. *Des Mufcles du fiege.*
C H A P. XXXXI.

LEs mufcles de l'anus font quatre, deux
fphincteres, & deux releueurs.

Des fphincteres le 1. & externe, eft charnu Deux
& parfemé de fibres circulaires. Il ceint l'ex- fphincte-
tremité du boyau rectû de la largeur de deux res.
trauers de doigts. Riolan dénie qu'il naiffe
d'aucune partie des os voifins, & veut qu'il
foit feulemét attaché à l'extremité du coccyx.
Son office eft de ferrer côme vn anneau l'extremité du rectum, & d'empefcher la fortie
aux excremens fans le congé de la volonté.

Le 2. & interne, enuironne tout le rectum, Deux re-
il a beaucoup de fibres droictes, & monte leueurs.
iufques au commencement de ce boyau, lequel il couure & ceint exterieurement.

Les releueurs (ainsi dits, parce qu'ils re-
leuent & retirent le fondement en haut
apres la sortie des excremens, & le suspendent auec le boyau rectum, de peur qu'il ne
sorte & se renuerse aux grands efforts, que
l'on faict quelquesfois pour asseler) sont vn
de chaque costé; qui naist de la partie interieure & laterale de l'os ischion, & descendant embrasse le gros boyau, & se termine
auec le sphincter externe, au fin bout d'i-
celuy.

30. *Des Muscles de la Cuisse.*
CHAP. XLII.

LA cuisse fait ses mouuemens en deuant
vers l'aine, qu'on appelle flexion: en arriere quand on la meine em-bas, qu'on
appelle *extension*: en dedans qu'on appelle
adduction; en dehors, qu'on nomme *abdu-*
ction, & en rond.

Les muscles qui la flechissent sont trois,
desquels le 1. est *le lombaire* vulgairement dit
psoas. Il est situé dans l'epigastre, & couché
sur les corps des vertebres des lombes. Il
prend son origine des apophyses transuerses
des deux vertebres inferieures du dos, &
porté par dessus la face interne de l'os ilium,
s'en va implanter au petit trochanter.

Le 2. nommé *iliaque*, sortant de la cauité
qui est en la partie interne de l'os ilium, &

*Il y en a
quinze en
chaque
cuisse.*

*Trois font
la flexion.*

vniſſant ſon tendon auec celuy du lombaire,
en ſorte qu'ils n'en font qu'vn, s'inſere en deuant au petit trochanter.

Le 3. eſt *le pectineus.* Du Laurens ne parle
point de luy, mais Riolan veut qu'il naiſſe de
la partie ſuperieure de l'os pubis, & qu'il s'implante en deuant, vn peu au deſſous du col de
l'os de la cuiſſe.

Les extenſeurs ſont pareillement trois,
nommez *feſsiers*, à cauſe qu'ils font les feſſes.
D'iceux le 1. & exterieur dit *grand feſsier, Trois font*
ſort du coccyx, des eſpines de l'os ſacrum, & *l'exten-*
de la coſte de l'ilium, & s'inſere quatre doigts *ſion.*
au deſſous du grand trochanter.

Le 2. nommé *feſsier moyen*, parce qu'il eſt
moyen en grandeur & en ſituation, naiſt de
la partie interne de l'os ilium, & s'implante à
la partie exterieure du grand trochanter.

Le 3. dit *petit feſsier* ou *feſsier interne*, ſortant *Le Tri-*
de la meſme face de l'os ilium, mais plus baſ- *ceps diui-*
ſe, s'inſere à la coronne du grand trochanter. *ſé en trois*
Le *triceps* fait l'adduction, c'eſt à dire, il ap- *fait l'ad-*
proche vne cuiſſe vers l'autre. Il a trois ori- *duction.*
gines, & trois inſertions diſtinctes. Deſte-
ſtes, la 1. naiſt de la partie ſuperieure de l'os
pubis : la 2. de la partie moyenne du meſme
os : & la 3. de la partie inferieure d'iceluy, &
s'inſerent en la ligne poſterieure de la partie
interieure de l'os de la cuiſſe ; mais en diuers

endroits : car la premiere s'implante au milieu; la deuxiesme vn peu au dessous du col;
& la troisiesme par vn tres fort tendon s'en va
tout iusques au bout.

Les quadrigemeaux font l'abduction, c'est à
dire ils escartent la cuisse en dehors, & sont
quatre. D'iceux le 1. vient de la partie inferieure & externe de l'os sacrum. Le 2. de la
tuberosité de l'os ischion partie externe. Le 3.
de la mesme tuberosité, & s'inserent ensemblement à la cauité interne du grand trochanter.

Les qua-
tre ge-
meaux
font l'ab-
duction.

Le 4. quarré, plus large & charnu que les
autres, separé de la largeur de deux trauers
de doigts du troisiesme, naist de la partie externe de la mesme tuberosité de l'ischion, &
s'implante à la partie externe du grand trochanter.

Les deux *obturateurs* la meuuent obliquement en rond. D'iceux le 1. sçauoir l'interne, vient de la circonference interne du trou
qui se void en l'os pubis, & passant par la sinuosité qui est entre la tuberosite & l'acetable de l'ischion, s'insere à la cauité du grand
trochanter, & tourne la cuisse en rond en
dehors.

Les deux
obtura-
teurs.

Le 2. & externe, sortant de la circonference externe du trou qui est en l'os pubis, & se
repliant autour du col de l'os de la cuisse

comme par vne poulie, est porté par dessous
le quatriesme des jumeaux, à la cauité du
grand trochanter, & sert à tourner la cuisse
en rond en dedans.

22. *Des Muscles de la Iambe.*

CHAP. XLIII.

Il y en a onze de chaque costé.

L'Os de la iambe est articulé auec celuy de
la cuisse par ginglyme, à ceste cause il n'a
seulement (comme remarque Riolan) que
deux mouuemens, la flexion & l'extension;
parce que le ginglyme n'en faict point dauantage. Mais d'autant que ceste articulation est lasche, elle permet aussi que la jambe
soit menee en dedans & en dehors.

Les muscles qui la flechissent, sont quatre, *Quatre la flechissent.*
lesquels Syluius nomme *posterieurs.* Le 1. est
le demy nerueux, qui sort de la tuberosité de
l'ischion, & s'implante à la partie posterieure
& interne de l'os de la jambe.

Le 2. est nommé *demy membraneux*, qui
sort par vn principe nerueux & membraneux
de la mesme tuberosité, & s'insere par vn large tendon au mesme endroit que le premier.

Le 3. a deux testes, & pour ce il est nommé
biceps; l'vne desquelles vient de la mesme tuberosité de l'ischion, & l'autre de la partie posterieure & moyenne de l'os de la cuisse: & porté par le dehors de la cuisse, quand il
vient au milieu d'icelle, se rend fort charneux, puis s'insere par vn seul tendon à la

partie externe du peroné.

Le 4. eſt *le greſle poſterieur*. Il eſt nerueux, & ample, & prend ſon origine de la partie anterieure & inferieure de l'os pubis, & deſ-cendant par le dedans de la cuiſſe, inſere ſon tendon à la partie ſuperieure & interne de l'os de la jambe.

Quatre l'eſten-dent.

Ceux qui font l'extenſion ſont pareille-ment quatre. Le 1. eſt nommé *le droit greſle*, qui naiſt de la partie anterieure & inferieure de l'os ilium. Le 2. & le 3. font les *deux vaſtes*, ainſi nommez à raiſon de leur maſſe & groſ-ſeur: d'iceux l'vn eſt externe, & l'autre inter-ne. L'externe tout nerueux vient de la racine du grand trochanter ; & l'interne ſort de la racine du petit trochanter. Le 4. nommé *crural*, eſt attaché à l'os de la cuiſſe, comme le brachial à l'os du bras. Il naiſt de la partie anterieure de l'os de la cuiſſe entre les deux trochanteres. Ces quatre muſcles s'vniſſent enſemble enuiron le genoüil, & ſe terminent en vn ſeul tendon: lequel apres auoir em-braſſé & enueloppé le genoüil & la rotule, s'implante, bien au large, à la partie ſuperieu-re & anterieure de l'os de la jambe, & ſert au genoüil de ligament.

vn l'a-meine.

Le long ameine la jambe en dedans. Il eſt ainſi nommé, parce qu'il eſt le plus long de tous les muſcles: Aucuns le nomment cou-

sturier, parce qu'il sert à porter la iambe par
dessus l'autre genoüil, posture assez ordinaire
aux cousturiers. Il prend son origine de la
partie superieure & anterieure de l'espine de
la coste de l'os ilium, & descendant obliquement par le dedans de la cuisse, s'insere à la
partie superieure & interne de l'os de la iābe.

Il y en a deux qui l'émeinent ou escartent en *Et deux*
dehors. Le 1. nommé *poplitee* ou *iarretier*, *l'emmeinent.*
parce qu'il descend par le iarret, sort de la *nent.*
partie inferieure de l'apophyse externe de
l'os de la cuisse, & passant par la cauité du iarret, s'en va obliquement de dehors en dedans inserer à la partie superieure & interne
de l'os de la jambe.

Le 2. nommé *membraneux* ou *bande large,*
naist charneux de l'espine superieure & externe de l'os ilium, & deuenu tout membraneux, descend obliquement pour s'inserer à
la partie anterieure de l'os de la jambe: ou
plustost en couurant tous les muscles de la
cuisse & de la jambe, il va iusques à l'extremité du pied. Riolan le met entre les extenseurs, côme le poplitee entre les flechisseurs.

12. *Des Muscles du Pied.*
CHAP. XLIII.

L E pied ou le tarse est flechy quand il est *Qui sont*
tiré en deuant: & estendu quand il est *six pour*
porté en arriere. Il est aussi amené en dedans, *chaque*
pied,
desquels

& emmené en dehors. Il est flechy par deux muscles nommez *jambier* & *esperonnier*, tous deux anterieurs.

Le 1. naist de la partie superieure & anterieure de l'os de la jambe, & descendant exterieurement de long d'iceluy, & y estant attaché, quand il est venu enuiron le milieu, il se termine en vn tendon : lequel passant par dessous le ligament annulaire, se fend en deux, & en insere vne portion au premier os qui n'a point de nom, & l'autre s'auance à l'os du metatarse qui est dessous le poulce.

Deux font la flexion.

Le 2. sort de la partie moyenne & externe du peroné, & descendant le long d'iceluy, passe auec son tendon par la fissure du malleole externe, pour s'inserer à l'os du metatarse, qui soustient le petit doigt.

Et six l'extension.

L'extension est faite, selon Riolan, par six muscles, desquels les deux premiers sont nómez *jumeaux*, l'vn externe, l'autre interne.

L'externe naist du condyle externe, & l'interne, du condyle interne de l'os de la cuisse : & descendans par le derriere de la iambe, s'vnissent, & ne font qu'vn mesme ventre fort charnu, qui fait vne partie de ce qu'on appelle *le gras* ou *mollet de la jambe*, & puis se termine en vn fort tendon.

Le 3. est *le solaire*. Il est caché soubs les gemeaux, & est assez large & espais. Il prend son origine de la partie superieure & posterieure de l'os de la iambe, & descendant confond son tendon auec celuy des jumeaux.

Le 4. est *le plantaire*, lequel correspond au palmaire. Il est caché entre les jumeaux & le solaire, estât charnu en son origine, laquelle il préd du côdyle externe de l'os de la cuisse, & faisant vn tendó fort gresle & fort long, descend par le derriere de la iabe, & se confond auec les trois autres: tellement qu'ils ne font tous quatre qu'vn mesme tendon, qui s'insere à la partie posterieure de l'os du taló.

Le 5. est le *iambier posterieur*, qui prend sa naissance de la partie superieure & posterieure de l'os de la jambe, & attaché tout le long d'iceluy, auance deux tendons par la fissure qui est au malleole interne, desquels il en insere l'vn à la partie interne de l'os nauiculaire, & l'autre au premier os qui n'a point de nom, qui regarde le poulce.

Le 6 est l'*esperonnier posterieur*, qui naist de la partie superieure & posterieure de l'os de l'esperon, & porté par la fissure du malleole externe auec l'esperonnier anterieur, auance son tendon pour s'inserer à l'os cuboïde, & plus loin sous la plante du pied.

Quand ces muscles agissent ensemblement, ils font la flexion ou l'extension: mais quand ils agissent separément, ils font l'adduction ou l'abduction.

4. *Des Muscles des orteils.*
C H A P. XLIV.

LEs quatre orteils sont flechis, estendus, menez & emmenez. Ils sont flechis par le profond & le sublime.

Qui sont dix-huict de chaque costé, desquels deux font la flexion.
Le 1. naist de la partie posterieure & superieure du perone; & porté sous le malleole interne par la sinuosité du calcaneum, fait quatre tendons ; qui passans par les trous du sublime, vont s'implanter aux os de la derniere ioincture des orteils.

Le 2. situé en la plante du pied, ayant pris sa naissance de la partie inferieure & interne de l'os du talon, & departy en quatre tendons trotiez, s'implante aux quatre os de la deuxiesme rangee des quatre orteils.

Ceux qui les estendent sont pareillement deux, nommez *le long* & *le court.*

Deux l'extension.
Le 1. nómé autrement *extenseur commun,* prend son origine de la partie anterieure & interne de l'os de la jambe, à l'endroit où il se ioinct auec le peroné : puis descendant tout le long du peroné, & passant par dessous le ligament annulaire, s'auance aux quatre articulations des quatre orteils, pour les estendre tous quatre ensemblement.

Le 2. nommé autrement *pedieus,* forty de l'os du talon, & de la partie superieure & exterieure de l'astragale, s'insere par ses quatre tendons

tendons aux os de la premiere rnagee des quatre orteils.

Les quatre lombricaux les ameinent. Ils naiffent de la maffe de chair qui eft en la plante du pied, & s'vniffent par leurs tendons auec les tendons des inter-offeux internes, & s'implantent à la partie fupe-rieure & laterale des orteils. *Quatre les ameinent.*

Les huict inter-offeux les émeinent. D'i-ceux il y en a quatre externes, & autant d'internes, lefquels naiffans des os du tarfe, & rempliffant les efpaces d'entre ceux du metatarfe, s'inferent laterale-ment aux os de la premiere rangee. On tient qu'ils feruent auffi quelque peu à la flexion. *huict les emmenẽt.*

Le petit doigt a vn abducteur particu-lier, qui prend fon origine du cinquiefme os du metatarfe, & couché exterieure-ment fur iceluy, s'en va inferer aux os de la premiere & deuxiefme ioincture. *l'abdu-cteur du petit or-teil.*

Il y en a encore vn, qui forty de la partie interne du premier os du poulce, s'infere aux rangees du doigt indice, pour le me-ner vers le poulce, & peut eftre nommé l'abducteur de l'indice. *Du doigt indice.*

T

8. *Des Muſcles du Poulce.*
C H A P. XLV.

Il y en a quatre pour chaque poulce.

LE gros orteil a ſes muſcles particuliers, qui le flechiſſent, eſtendent, ameinent & emmeinent.

Vn flechiſſeur.

Il eſt flechy par vn muſcle, qui naiſſant tout charneux du peroné, & s'auançant par le malleole interne à la plante du pied, s'inſere à l'os de la derniere ioincture.

Vn extenſeur.

L'extenſeur prend ſa naiſſance de la partie externe du tibia, & ſe trainant par le deſſus du pied, s'inſere à la partie ſuperieure du gros orteil.

Vn adducteur.

Le tenar le tire en dedans vers l'autre pied. Il eſt couché exterieurement ſur l'os du metatarſe qui eſt ſoubs le gros orteil, & s'inſere au deuxieſme os d'iceluy.

Vn abducteur.

L'antitenar le tire en dehors vers les orteils. Il ſort du ligament de l'os du metatarſe qui eſt ſous le petit doigt, & s'auançant obliquement par deſſus les autres os, s'inſere interieurement par vn fort tendon à la premiere jointure.

Du nombre des Muſcles.
C H A P. XLVI.

POur cloſture de La Myologie nous ferons vne recapitulation de tous les Muſcles pour eſſayer d'en arreſter le nombre. Or ce nombre n'eſt point defini par les Autheurs. Car les vns d'vn seul en font plusieurs, & ceux là en augmentent le nombre ; d'autres de plusieurs n'en font qu'vn, & ceux cy le diminuent : Nous suiurons icy le iudicieux Riolan.

Or comme pour arrester le nombre des os nous auons diuisé le Scelete en la Teste, au Tronc & aux Iointures : ainsi pour recueillir plus facilement celuy des muscles, nous les departirons en ceux de la Teste, en ceux du Tronc & en ceux des Iointures.

Le muscle peaucier de la face est le premier de ceux de la Teste : le front en a deux, l'occiput deux ; les paupiers six : les yeux douze : les oreilles externes six : les oreilles internes quatre : les narines quatre : les levres treize : la maschoire douze : la langue huict : l'os hyoïde dix : le pharynx huict : l'vuule quatre : le larynx quatorze : & la teste aussi quatorze : tellement que tous les muscles de la teste montent au nombre de cent dix-huict.

Au Tronc on en compte, pour le col huict pour les espaules huict : pour la respiration cinquante sept : pour les lombes six : pour l'epigastre dix : pour le siege quatre : pour la vessie vn nommé *Sphincter* : pour les testicules deux : & pour la verge quatre : & ainsi tous les muscles du Tronc assemblez

T ij

fourniſſent le nombre de cent.

Voyons les muſcles des Iointures. Ceux des bras ſont dix-huict : ceux des coudes douze: ceux des rayons huict: ceux des poignets huict : ceux des paulmes des mains quatre: ceux des doigts trente-ſix : & ceux des poulces dix.

Les cuiſſes en ont trente : les iambes vingt-deux: les pieds ou tarſes douze : les orteils trente-ſix , & les gros orteils ou poulces huict. Tellement que les muſcles des iointures ſont au nombre de deux cẽs.

Et ainſi ſelon cette ſupputation tous les muſcles du corps humain, ſont en general quatre cens dix-huict. Si on en veut accroiſtre ou diminuer le nombre, c'eſt choſe facile de pluſieurs n'en faiſant qu'vn, ou d'vn en faiſant pluſieurs.

Fin du cinquieſme Liure.

LE
SIXIESME
LIVRE,

DESCRIT L'HISTOIRE
des parties qui miniſtrent
à la Nutrition.

Diuiſion generale du corps Humain.

CHAPITRE PREMIER.

NOvs auons, ſuiuant l'ordre de compoſition & de gene-ration, pourſuiuy les trois premieres parties de l'Ana-tomie, à ſçauoir *l'Oſteologie*, *l'Angeiologie & la Sarcologie* : ſous leſquelles nous auons auſſi expliqué la nature de tou-tes les parties ſimilaires, deſquelles, com-me d'élemens ſenſibles, tout le corps eſt compoſé. Il nous faut à cette heure paſſer à la quatrieſme, & expoſer *la Splanchnolo-gie*, ſelon la methode analytique, & ſui-

T iij

ure en icelle l'ordre de resolution & de dissection. Or pour le faire plus commodément, nous departirons tout le corps en ses parties principales, lesquelles puis apres nous detaillerons en d'autres moindres, iusques à ce que nous soyons paruenus aux tres-simples.

Diuision du corps. La diuision receuë entre les Anatomistes, departit tout le corps *en trois ventres, & aux extremitez.*

En trois ventres. Par les ventres ils entendent les cauitez qui contiennent les parties nobles. Or comme ces parties nobles sont trois, chacune est contenuë separément dans vne ample cauité, ainsi ils constituent trois ventres, qu'ils nomment *superieur, moyen & inferieur.*

Au superieur reside le cerueau; au moyen est logé le cœur, & en l'inferieur le foye.

Et aux ioinctures. Les extremitez sont ou superieures, & sont dites *les mains* ; ou inferieures, & sont nommees *les pieds.* Nous traicterons de toutes ces parties l'vne apres l'autre succinctement.

Diuision du ventre inferieur.
C H A P. II.

L'esten-duë du ventre in-ferieur. L'Ordre de necessité oblige de commencer la dissection par le ventre inferieur, parce qu'il est comme l'esgoust de tout le corps, & fort subjet à pourriture.

Ce ventre se considere ou comme tout entier, ou comme divisé en membres & parties. Au ventre tout entier on considere son estenduë, sa figure & sa compositió.

Son estenduë est circomscripte par en haut des fausses costes, du cartilage xiphoïde & du diaphragme; par em-bas des os des iles & du penil; par derriere des cinq vertebres des lombes & de l'os sacrū; & par devant de tout l'epigastre. Mais pour avoir vne claire intelligence de son estenduë, effleurons sommairement ce que le docte Du Laurens en a escrit plus amplement.

Le ventre inferieur est coustumierement divisé en partie anterieure, & en partie posterieure. L'anterieure & externe bornee par en haut du cartilage xiphoïde, & par em-bas, des os du penil: est nommee par Galien *epigastre*, par les Latins *abdomen*, & par les Arabes *mirach*: & est departie en trois regions: en la superieure, dite *epigastrique*; en la moyenne nommee *vmbilicale*, & en l'inferieure appellee *hypogastrique*.

Il est divisé par devant en trois.

L'epigastrique du cartilage xiphoïde s'estend quasi iusques au nombril: l'vmbilicale, finissant vn peu au dessous du nombril, a de largeur trois ou quatre travers de doigts: & l'hypogastrique, de l'vmbilica-

T iiij

le defcend iufques au penil.

En la re-
gion epi-
gaftrique
Derechef chacune de ces trois régions eft diuifee en trois, en parties moyenne, dextre & feneftre. Les coftez, c'eft à dire, les parties dextre & feneftre de la region epigaftrique, font nommez *hypochondres*, & la partie moyenne retient fon nom du tout, & eft appellee *epigaftre*. Le foye eft quafi fitué en l'hypochondre droit; la ratte, auec vne partie du ventricule, au gauche: & vne partie du foye & du ventricule, en l'epigaftre.

& en la
region
vmbili-
cale.
La region vmbilicale fe departit pareillement, en parties moyenne, dextre & feneftre. Les Grecs nomment la moyenne *omphalos*, les Latins *vmbilicus*, & les François *le nombril* Et les parties dextre & feneftre font dites *lombaires, les lombes & le rable*; c'eft l'endroit où on met les ceintures, & qui eft tenu pour le fiege & le foyer de la concupifcence. Au lombe droit eft contenu le roignon droit, vne partie du boyau colon, quafi tout le cécum, auec vne portion du ieiunum: & au gauche le roignon gauche, auec vne partie des boyaux colon & ieiunum: & au milieu la

& en la
region
hypoga-
ftrique.
meilleure partie du ieiunum.

La region inferieure a auffi fes parties dextre, moyenne & feneftre. Les parties

dextre & senestre sont dites *les iles*, parce
qu'elles contiennent le boyau ileon : & la
moyenne, retenant le nom du tout, est proprement nommee *hypogastre.* I'ay dit proprement, parce qu'Hippocrate vse quelquesfois de ce mot largement, entendant
par iceluy tout le ventre inferieur.

Derechef la partie basse de cette region
hypogastrique, est diuisee en parties droite, gauche & moyenne. La droicte & la
gauche sont nommees des Grecs *bubones*,
en Latin *inguina*, & en François *les aines.*
En icelles se trouuent les glandes, qu'on
dit estre *les emonctoines du foye*; Et la moyenne est dite en Latin *pecten* & *os pubis*, & en
François *la motte* & *le penil.* Aux iles sont
contenus le boyau ileon, & les vaisseaux
spermatiques ; & en l'hypogastre, le rectum, la vessie & la matrice aux femmes.

La partie posterieure du vêtre inferieur,
s'estend depuis les dernieres costes iusques à la fin de l'os sacrum, & est diuisee
en partie superieure & en partie inferieure. La superieure est dite en Latin *pulpa*, du
verbe *palpare*, qui signifie *taster* : pource
que c'est par là qu'on taste les animaux
pour sçauoir s'ils sont gras : les Grecs la
nomment *psoas*, à raison que les muscles
psoas occupét cet endroit. L'inferieure se

Et par derriere en partie superieu- re.

decouppé en partie dextre, moyenne & seneftre. La dextre & la feneftre font dites en Grec *gloutoi*, en Latin *nates*, & en François *les fesses*; & la moyenne est dite la raye ou le cul, auquel fe voyét les rugofitez autour de l'anus, que les Grecs nomment *pyga*. Voyla vne fort particuliere diuifion du ventre en fes principales parties.

La figure. La figure du ventre humain, comme Riolan rapporte aprés Hippocrate, eft fort differéte de celle des autres animaux; car l'homme, eu efgard à la grandeur de fon corps, a le ventre fort eftroit de la partie pofterieure, vers celle de deuant, & principalement auprés du thorax.

La fubftance. La fubftance du ventre eft molle & charnuë par deuant, afin de fe pouuoir eftendre ou refferrer librement pour la reception & coction des alimens, pour l'expurgation des excremens, & pour la portee des enfans.

La compofition qui eft de parties contenantes ou cōmunes. Sa compofition eft de grand nombre de parties diuerfes, lefquelles les Anatomiftes diuifent ordinairement en *contenantes & en contenuës*.

Des contenantes ils en font les vnes communes, qui fe trouuent par tout le corps & font cinq; *la cuticule, la peau, la graiffe, le panicule charneux, & la tunique commune des*

muscles: Et les autres *propres*, qui se trou- *Ou pro-*
uent seulement en ceste region, comme *pres.*
les muscles de l'epigastre & le peritoine.

Des parties contenuës, les vnes seruent *Et de*
à la coction des alimens, les autres à l'ex- *conte-*
purgation des excremens, & les autres à *nuës.*
la procreation.

De la Cuticule, nommee en Grec Epiderma.

CHAP. III.

LA 1. des cinq parties contenantes com- *La Cuti-*
munes, c'est la cuticule, qui est la *cule.*
superficie & la fleur de la peau (qui
ressemble aux pellicules des oignons)
priuee de sang & de sentiment, & engendree en partie de l'humidité oleagineuse de la peau, & en partie des vapeurs
halitueuses des parties internes, qui se
meslent auec vn excrement grossier & terrestre. Hippocrate veut qu'elle soit engen- *Dequoy*
dree sur la peau par le froid externe; & à *engen-*
ceste cause qu'elle ne se trouue point au *dree.*
fœtus, la peau duquel paroist fort rouge &
toute parsemee de venules. Es corps viuãs
elle se separe euidemment d auec la peau,
quãd aux bruslures il s'esleue des cloches:
mais es morts, elle ne se separe point si
on ne la grille auec vne chandelle al-
lumee.

Elle differe de la peau, en ce qu'elle n'a

point de sentiment ny de vaisseaux, en ce qu'estant denuee, elle se regenere facilement, & en ce qu'elle est plus dense & espaisse, côme tesmoignent les humeurs, qui chassees du centre du corps à la superficie, passent à trauers de la peau & s'arrestent en la cuticule, où elles font des pustules, vessies & bubettes. Elle est aussi plus dure aux pieds qu'au reste du corps, afin que la peau ne soit offensee quand on chemine par des lieux rudes & raboteux.

En quoy diffère de la peau.

Sa couleur est par tout semblable, hors-mis es endroits où les parties frayent les vnes contre les autres, où elle paroist plus rouge. Elle tombe d'elle-mesme tous les ans es serpens, ce qui n'arriue iamais à l'homme, si ce n'est par maladie, ou par artifice.

Sa couleur.

Ses vsages sont en grand nombre. 1 Elle sert de moyen au tact. 2. Elle defend la peau des iniures externes. 3. Elle bousche les orifices des vaisseaux qui aboutissent à la peau, cela se void aux escorcheures, où la peau paroist tousiours mouillee, à raison de l'humidité qui exude côtinuellement: car en rempliffant les plis, & en applaniffât les rides, elle rend la peau vnie, lisse & polie. Doncques la sage Nature n'abuse

Ses vsages.

de cét excrement, ains elle l'employe vtile-
ment pour la generation de ceste Cuticule.

De la peau, que les Grecs nomment Derma, & les Latins Cutis.

CHAP. IV.

LA peau, la 2. des parties contenantes *La peau*
communes, est definie par Du Laurens,
la membrane la plus grande & la plus espaisse
qui soit au corps, engendree du meslange de la se-
mence & du sang, & ornee d'vne temperature
mediocre, pour seruir d'organe à l'attouchement
externe, & de couuerture, de defense & d'em-
bellissement à toutes les parties.

La couleur, la texture, le sentiment & l'v- *est vne*
sage demonstrent assez clairement que c'est *membra-*
vne membrane: car elle est blanche, elle s'e- *ne,*
stend, elle est de sentiment fort exquis, &
faite pour la conseruation & la defense des
parties, qui sont conditions qui luy sont
communes auec les autres membranes. Mais
elle est d'autant plus grande & plus espaisse,
que la masse de tout le corps est plus grande
qu'vne partie. Elle differe toutesfois des au- *differente*
tres membranes, en ce qu'elle est engendrée *des au-*
non de la semence seule, comme les mem- *tres.*
branes vrayes; mais de la semence & du sang
meslangez ensemble, en telle façon que la
semence domine par dessus le sang: & de là
vient qu'elle est tenuë pour partie spermati-

que, & qu'elle ne se reünit iamais par la premiere intention, mais seulement par vn
moyen d'autre nature, qu'on appelle *cicatri-
ce*, qui ne se repeuple plus de poil en l'homme, à raison de son espaisseur & dureté.

*Son tem-
pera-
ment.* Elle est moyenne en temperature, & tient
comme le milieu entre les extremitez: à ceste cause Galien la tient pour l'organe de l'attouchement, l'arbitre & iuge des qualitez
traittables, tant premieres que secondes. Or
elle est temperee, tant par son temperament
naturel, d'autant qu'elle est comme vn nerf
charneux ou vne chair nerueuse; que par celuy qu'on appelle influent, parce qu'elle reçoit autant de chaleur & d'humidité des muscles, des veines & des arteres, de leur sang &
de leurs esprits, que de froidure & de seicheresse des nerfs, des ligamens, des cartilages
& des os.

sa figure. Elle couure tout le corps, comme vn accoustrement fait tout d'vne piece, & n'ayant
point de figure particuliere, elle l'emprunte
des parties qu'elle enueloppe, estant tantost
égale, & tantost inégale; tantost esleuee &
tantost enfoncee, & entre couppee de force traces, lignes, plis & rides, selon la diuersité des mouuemens.

*sa cou-
leur.* La couleur des parties spermatiques, bien
qu'elle soit blanche, si est-ce qu'elle appa-

roiſt diuerſe en la peau, ſelon les diuerſes humeurs qui la teignent : car telle qu'eſt l'humeur (dit Hippocrate) telle paroiſt la couleur
en la peau. Es perſonnes valetudinaires cela
ſe voit euidemment : car les bilieux l'ont pal-
le & iaunaſtre, les melancholiques noiraſtre,
& les ſanguins l'ont vermeille comme vne
roſe. Elle change auſſi diuerſement ſelon
les diuerſes paſſions de l'eſprit, comme en la
cholere, en la ioye, en la crainte, en la triſteſ-
ſe, &c. quand les eſprits & le ſang ſe retirent
de la ſuperficie au centre ; ou au contraire,
quand du centre ils s'eſpandent à la ſuperficie.

Encores que la peau ſemble toute continuë, *Elle eſt*
toutesfois elle eſt percee de tout plein de *toute con-*
meats & de trous, deſquels les vns ſont ap- *tinuë en*
parents, & les autres ſont imperceptibles. *ſoy.*
Les premiers ſont en petit nombre, & ſont
deſtinez pour mettre quelque choſe dedans
ou dehors du corps, comme aux yeux, aux
oreilles, au nez, à la bouche, au nombril,
aux parties genitales & au fondement ; Les
derniers ſont infinis : car la peau en toutes
ſes parties eſt poreuſe & percee, comme vn
crible, pour la tranſpiration inſenſible, &
pour donner iſſuë aux ſueurs & aux excremens vaporeux & fuligineux.

Les differences de la peau ſe prennent 1. de *ſes dif-*
ferences.

sa substance, à raison de laquelle l'vne est molle, rare, & delice, comme au visage; l'autre est dure, comme en la teste; & l'autre moyenne en mollesse & dureté, comme es mains & es doigts, pourueu qu'elle ne soit point calleuse ny pleine de durillons, comme celle des manœuures.

2. De la connexion, l'vne est adherente, & se separe difficilement, comme en la paulme de la main: l'autre est lasche & se separe facilement, comme en la poictrine & aux autres parties. Celle qui est adherente, tient ou à la chair musculeuse, comme en la face; ou aux tendons, comme aux paulmes des mains. Celle qui est lasche est seulement suspenduë à la chair.

3. Du mouuement, l'vne se meut selon le commandement de la volonté, comme celle du front & de presque tout le visage: l'autre est totalement immobile, comme au reste du corps; i'entends de l'homme, parce qu'il y a plusieurs animaux, qui meuuent toute leur peau selon qu'il leur plaist, comme l'Herisson & le Cheual, &c. parce qu'ils ont le cuir attaché contre le pannicule charneux.

4. Du sentiment, car encore que la peau aye du sentiment par tout, il est toutefois plus exquis en certaines parties, comme aux racines des ongles, au bout de la verge & des mam-

mammelles, à raison des nerfs qui y aboutissent: & plus obtus en d'autres, comme à
la teste.

5. Du poil, l'vne est veluë, & l'autre sans
poil.

La peau, bien qu'elle ne fasse point d'a-
ction commune & officiale, elle ne laisse
pas d'en faire vne pour son vtilité particuliere, à sçauoir la nutrition, qui est vne
action similaire, parce que toute partie qui a
vie, se nourrit par consequent necessairement. Toutesfois Du Laurens luy donne
aussi vne action animale: parce qu'estant l'organe immediat de l'attouchement externe,
elle doit receuoir toutes les qualitez, qui peuuent alterer l'attouchement: car bien que la
reception soit vne passion, comme est tout
sentiment, si est-ce toutesfois qu'elle ne se
fait point sans action: *Quia omnis actio repa-*
tur agendo, & omnis passio reagit patiendo,
selon la maxime Physique.

Doncques le 1 vsage de la peau est de seruir
d'organe à l'attouchement, car ce sentiment
estant absolument necessaire à la vie, il falloit qu'il fust espandu par tout le corps, tant
dehors que dedans. Les organes de l'attouchement interne, sont les membranes internes: & de l'attouchement externe, la peau.

Le 2. est de vestir & couurir tout le corps; &

V

de conseruer la chaleur comme vn habille-
ment. Le 3. est d'allier & vnir par le moyen
de la peau tant de dissemblables & differétes
parties, dont le corps humain est composé.
Le 4. pour euiter les choses nuisibles ; desquelles elle nous aduertit aussi tost, pource
qu'elle est exposée aux premieres rencontres,
& a d'vn sentiment fort exquis. Le 5. pour
seruir de bornoi & empescher que le corps
ne croisse en vne grandeur demesurée. Le 6.
pour receuoir les excremens des parties internes, qui est la cause pourquoy on l'appelle *l'emonctoire vniuersel,* & que Galien le met
au rang des parties destinées aux euacuatiós.

De la Graisse.

CHAP. VIII.

La grais-
se.

L Angraisse est la 3. des parties contenantes communes. Or par la graisse on entend en general toute ceste substance blanche, qui aux corps des animaux se void ra-
massée & figée comme de l'huile espaissie,
laquelle dissoute par la chaleur du feu se fond
& liquefie.

ses diffe-
rences
sont.

Or comme ceste substance differe en forme & en consistence, non seulement en diuers, mais aussi en vn mesme corps, ainsi les
Autheurs en ont constitué plusieurs differences, entre lesquelles nous en remarquerons,
apres Ioubert, trois principales, distinguées

par leur seichereſſe & dureté, par leur molleſſe & humidité, & par la nature des animaux, & des parties où elles s'engendrent;
lesquelles ſont nommees *Suif, Graiſſe & Axunge, ou Oing.*

Le Suif eſtant ſec & terreſtre, ſe fige & dur- *Le ſuif.*
cit, en ſorte qu'il eſt aiſé à rompre & friable
lors qu'il eſt refroidy. Les beſtes à cornes en
amaſſent beaucoup, & principalement au
ventre inferieur & autour des reins.

La Graiſſe, ainſi particulierement dite, s'en- *La graiſ-
gendre en l'epigaſtre, & à l'enuiron des roi- ſe.*
gnons aux corps moins ſecs, lesquels toutesfois ne ſont pas beaucoup humides: les beſtes
à cornes en amaſſent auſſi ſur les parties
muſculeuſes, mais elle eſt plus ſeiche & plus
dure. Doncques le Suif & la Graiſſe different, en ce que le ſuif eſt friable & fort ſec, &
la graiſſe plus aërée, moins dure & ſe fige
plus tardiuement.

L'Axunge s'engendre aux animaux plus *L'Axun-
humides, à ceſte cauſe elle eſt plus aqueuſe, ge.*
plus molle & nullement friable. Le porc le
plus humide des animaux, en amaſſe beaucoup. En l'homme la graiſſe doit pluſtoſt
eſtre dite axunge que graiſſe.

Outre ces trois eſpeces nous adiouſterons *Et la
pour quatrieſme, apres Ariſtote & Ioubert, mouëlle.*
la mouëlle des os; car ſi tout ce qui aux corps

des animaux peut estre fondu par la chaleur elementaire, est graisse, & que la mouëlle des os se fond au feu & coule comme de l'huile: il s'ensuit qu'elle peut à bonne raison estre qualifiee de ce nō. Mais afin d'auoir vne cognoissance plus certaine de la nature de la graisse, nous examinerons sommairement toutes les causes qui cōcurrent à sa generatiō.

La cause materiel-le. La materielle c'est la portion la plus aërée & la plus grasse du sang, laquelle exudant comme vne rosee à trauers des tuniques des veines, & découlant sur les membranes qui sont denses, y est retenuë, & s'y fige, à raison des fibres qu'elle retient du sang.

L'effi-ciente. L'efficiente c'est le froid, non certes actuel, car il n'y en a point de tel au corps viuant; mais vne chaleur douce & remise, laquelle comparée à vne intense, est estimee froidure. Ainsi le plomb fondu tiré hors du feu se reprend, non point par vne froidure actuelle, car il brusle encor si on le touche; ny aussi par vne chaleur excessiue, car elle le fond; mais par vne chaleur mediocre & remise, qui cōparee auec vne chaleur excessiue tient lieu de contraire: parce que les qualitez moyennes, comparees aux extremes, tiennent lieu de contraires. Partant nous disons, que trois choses sont requises à la generatiō de la graisse; vn sang aëré & gras, comme cause materielle; vne chaleur moderee & remise, comme cause efficiente; & l'espaisseur & densité des membranes, comme cause adiuuante.

La formelle, c'est l'ame nutritiue, ou bien la temperature & la blancheur. Sa temperature, eu égard à la cause materielle, est chaude & humide : or elle est blanche, tant parce qu'elle s'amasse sur les membranes qui sont parties spermatiques & blanches, que pource qu'auec le sang pur dont elle est engendree, il y a beaucoup d'air subtil mesté, qui fait qu'elle flotte tousiours sur l'eau. *La formelle.*

La finale est de plusieurs sortes ou plustost vsages. 1. Elle defend tout le corps des iniures externes, en le couurant côme vn accoustrement. 2. Elle conserue la chaleur naturelle, empeschant qu'elle ne sorte, ou que le froid n'entre ; & ainsi elle nous eschauffe côme vne fourrure. 3. Elle enduit & reuest les parties chaudes & seiches pour les temperer, comme au cœur. 4. Elle asseure & defend les vaisseaux qui vont à la peau. 5. Elle rend le mouuement plus souple, en humectant les ligamens. 6. Elle remplit les lieux vuides, & sert comme de cuissin à certaines parties. 7. Elle sert de nourriture à la chaleur ignee, & d'aliment au corps dans les grandes abstinences. *Et la finale.*

CHAP. VI.

Le Pannicule, quel aux animaux

LA quatriesme partie contenante commune qui couure tout le corps, est la membrane espaisse, qu'on appelle communement *Pannicule charneux*, parce qu'en tous animaux, excepté (comme remarque Courtin) aux pourceaux, elle est entretissuë de fibres charnuës, par lesquelles elle est immediatement attachée au cuir, qui est cause qu'ils meuuent & froncent leur peau à leur gré.

Il aux enfans.

Aux enfans elle paroist aussi toute rouge & parsemee de fibres charnuës, lesquelles par laps de temps disparoissent, en sorte qu'en ceux qui sont parcrus elle debient membraneuse, nerueuse & comme graisseuse, ce qui a induit Du Laurens à l'appeller *pannicule nerueux & adipeux.*

Aux hommes.

Aux homes il n'est point continu à la peau, comme aux animaux, car la graisse est entre deux, il est seulement attaché par quelques fibres. Il faut toutesfois excepter la face, car n'y ayant point de graisse en cét endroit, le pannicule est tellement adherent à la peau, qu'à peine l'en peut-on separer: de là vient que de toute la peau, l'homme ne meut seulement que celle de la face volontairement.

Son origine.

Il est engendré auec les autres membranes

dans la matrice, & est enduit, du costé qu'il
regarde les muscles, d'vne humidité glaireuse, afin de ne leur point donner d'empeschement en leur mouuement.

Il a le sentiment fort vif, & quand il est pic- *Son sen-*
quotté & irrité par l'acrimonie de la bile ex- *timent.*
pulsee du dedans au dehors, il cause vn mouuement concussif que l'on nomme *frisson.*

Ses vsages sont, 1. pour appuyer les vais- *ses vsa-*
seaux qui vont à la peau. 2. De retenir les va- *ges.*
peurs aërees du sang, & les tourner en graisse. 3. De defendre les parties internes. 4.
D'empescher que la chaleur interne ne sorte,
ou que le froid externe n'entre pour offenser
les visceres.

De la Membrane commune des Muscles.
CHAP. VII.

L A derniere des parties contenantes com- *Son ori-*
munes est la membrane, qu'on dit estre *gine.*
commune à tous les muscles. Elle est engendree des fibres des muscles, ou plustost de la
semence en la premiere conformation.

Son vsage est de reuestir & allier tous les *son vsa-*
muscles du corps, qui sont parties de mesme *ge.*
espece, & rendre aux muscles le mesme office que fait le perioste aux os. En ceste region
elle enueloppe & separe les muscles de l'epigastre, & les contient en leurs lieux.

Des Muscles de l'Epigastre.
Chap. VIII.

AYant expliqué les parties contenantes communes à tout le corps, il faut parler de celles qui sont contenantes propres à ceste region, qui sont les muscles de l'epigastre, & le peritoine. Nous auons descrit l'histoire des muscles au liure precedent, reste celle du peritoine.

Du Peritoine.
Chap. IX.

LA membrane qui est tenduë tout à l'entour des parties du ventre inferieur, est nommée des Grecs *peritoine*, & des Arabes *Siphac*. Elle contient en gros, & reuest en détail toutes les parties de ceste region.

sa figure. Sa figure approche de l'ouale; car elle est arondie, quoy qu'vn peu plus longue que large. Par dehors elle est fibreuse, afin de s'attacher plus fermement aux muscles, & par dedans lisse & comme enduite d'vne humidité aqueuse, afin que les visceres reposent plus doucement dans sa capacité.

son origine. Elle a son origine de la semence en la matrice, & est fort adherente aux trois vertebres superieures des lombes.

sa substance. Elle est membraneuse, tres forte & deliee. Membraneuse, pour prester & s'estendre quand le ventre vient à s'enfler. Tres-forte,

afin qu'elle ne se des●●●e quand elle souffre
vne violente distension. Et deliée, afin de ne
point presser & charger les parties. Or combien qu'elle soit deliée, si est-ce qu'elle est
par tout double. Car par deuant elle côtient
entre ses deux tuniques les vaisseaux vmbilicaux: par derriere elle enferme les roignons,
& par em-bas la vessie. Elle est plus espaisse
par derriere que par deuât. Elle est aussi plus
espaisse aux hommes, depuis le cartilage xiphoïde iusques au nombril, afin d'obeyr à la
diste●sion du ventricule dans les grands excez du boire & du manger, ausquels ils sont
plus subiets. Et aux femmes au contraire, elle
est plus espaisse depuis le nombril iusques au
penil, afin qu'elle puisse prester autant qu'il
est de besoin pour l'accroissement du fœtus
en la matrice. Elle a des fibres de toutes sor- *ses fibres.*
tes, qui luy ont esté données pour la rendre
plus forte, & afin qu'elle resiste mieux à
l'extension.

Elle est trouee par en haut, par deuant & *ses trous.*
par em-bas. Par en haut où elle est adherête
au diaphragme, elle est percée au costé droit
pour la veine caue ascédante, au gauche pour
l'œsophage & la grosse artere descendante.
Par deuant, pour les vaisseaux vmbilicaux.
Et par le bas au fondemêt, au col de la matrice, & par les endroits que les vaisseaux sper-

matiques deſcendent ... les eiatulatoires ſe-
montent. Mais Riolan veut que ce ne ſoient
point proprement trous, mais productions &
allongemens comme des canaux, par leſquels
le peritoine, en ſe continuant auec les vaiſſeaux, leur donne entrée & iſſuë.

Il a trois vſages. Le 1. eſt de contenir comme vn ſac, & d'allier comme vne membrane, toutes les parties du ventre inferieur, afin
qu'aucune ne bouge de ſa place. Le 2. de leur
dóner des tuniques particulieres, pour les defendre, & les ſeparer les vnes des autres. Et
le 3. pour expulſer les excremens & les vents,
en preſſant les boyaux par deſſus, comme
auec des mains, pour en prouoquer la ſortie.

Des Vaiſſeaux vmbilicaux.
CHAP. X

D'Autant que les vaiſſeaux vmbilicaux
paſſent entre les deux tuniques du peritoine, l'ordre de diſſection requiert qu'on en
face la demonſtration auant que le retran-
cher. Nous en auons donné l'hiſtoire au
chap. 8. du 4. Liure, & la repreſenterons
derechef au ch. 5. du huictieſme.

Denombrement des parties contenuës au
ventre inferieur.
CHAP. XI

Yant deſcrit les parties contenantes
communes à tout le corps, & les par-

Les par-
ties con-

ties contenantes propres au ventre infe- *tenuës* rieur : il nous faut passer à celles qui y sont *ministres* contenuës, lesquelles sont de deux sortes, les vnes ministrantes à la coction, & les autres à la procreation.

La coction officiale & commune est *Ou à la* double, la chylification & la sanguifica- *chylifica-* tion. A la premiere seruent le ventricule, *tion.* les boyaux & l'epiploon. Le ventricule, receptacle du boire & du manger, cuit le chyle, les boyaux gresles le distribuent, les gros portent hors les matieres fécales, & l'epiploon comme vne fourrure, l'es- chauffe & luy ayde à faire la digestion.

Les veines mesaraïques, le foye, la vei- *Ou à la* ne caue, la vessie du fiel, la ratte & les reins *sanguifi-* ministrent à la sanguification. Les veines *cation.* mesaraïques preparent le chyle, & luy donnent comme vn commencement de sang ; le foye luy donne la forme & la rou- geur, la veine caue le distribuë, la vesicu- le, la ratte & les roignons vuident toutes les immondices de la sanguification.

Voilà le denombrement des parties de- diees aux coctions, en la description des- quelles nous garderons l'ordre, non de nature ny de dignité, mais de dissection. Or de toutes ces parties contenuës, la pre- miere qui se presente c'est l'epiploon, puis

les boyaux, le mesentere & les rameaux
de la veine porte. Ces parties leuees on
void le ventricule, puis le foye, la vesicule du fiel, la ratte, & finalement la veine
caue, les reins, les vertebres & la vessie.

Ou à la generation.

Des parties dediees à la generation, les
vnes sont particulieres aux hommes, & les
autres aux femmes. Celles des hommes,
sont les vaisseaux spermatiques, les testicules & la verge : & celles des femmes
sont les mesmes vaisseaux spermatiques,
les testicules & la matrice : qui seront re-
presentees au 7. Liure.

De l'Epiploon.
Chap. XII.

L'epi-
ploon que c'est.

LA partie que les Grecs nomment *epiploon*, les Latins *omentum*, & les Arabes *zirbus*, est ce que les François appellent *la coëffe* ou *la crespine* : & est vne membrane double & fort adipeuse ou grasse,
laquelle nageant sur les boyaux superieurs, ne descend à l'homme gueres au
dessous du nombril, ains se ramasse quasi
toute au costé gauche vers la ratte.

Sa com-
position.

Sa composition est de deux membranes,
d'vn nombre quasi infiny de veines, d'arteres & de nerfs, & de beaucoup de graisse.
La raison de cette composition est, qu'il
faut qu'elle soit chaude, dense & legere.

Chaude, pour ayder au ventricule à faire
la coction. Dense, pour renfermer & resserrer la chaleur naturelle. Et legere, pour
ne point charger les boyaux.

Des deux membranes, la superieure est
attachee à la partie gibbeuse du ventricule, & à la partie caue de la ratte ; & l'inferieure au peritoine & au boyau colon : &
estans couchees l'vne sur l'autre sans s'allier, ressemblent à la gibbessiere d'vn fau-
connier. Ayant deschiré vne de ces membranes par quelque endroit, on peut couler la main entre deux , & recognoistre
comme elles sont separees l'vne de l'autre.

De deux membranes.

Toutes ses veines naissent de la porte :
ses arteres de la céliaque : & ses nerfs de la
sixiesme paire.

Entre ces vaisseaux se trouuent beaucoup de graisse fangeuse , molle & qui
se corrompt facilement, apposee en maniere de rets sur les tuniques : laquelle empesche que la chaleur ne se dissipe, & que
le froid ne puisse penetrer pour offenser
les boyaux. Et toutesfois l'epiploon varie
grandement selon la diuerse constitution
des corps : car aux personnes maigres, il
est maigre & mince : & aux grasses, il est
gras & fort humide. Et combien que naturellement il ne descende guere plus bas

De veines, d'arteres , de nerfs & de graisse.

que le nombril, si est ce qu'il s'allöge quelquesfois aux hommes iusqu'au penil, & passant par les productions du peritoine, tombe dans le scrotum, & fait l'hernie, qui de son nom est dite *epiplocele* & *zirbale.* Aux femmes il couure aussi quelquesfois le col de la matrice & l'orifice interieur d'icelle, en telle sorte qu'elle ne peut receuoir la semence virile : par l'Aphorisme 46. du 5. Liure.

Il tombe par fois dans le scrotum.

Sa temperature est chaude & humide, parce que les veines, les arteres, le sang, les esprits, la graisse le rendent tel.

Son temperamēt.

Il a connexion auec le ventricule, la foye, la ratte, les boyaux duodenum & colon, & le mesentere, duquel, selon Riolan, il prend son origine, n'estant rien que le mesentere continué.

Sa connexion.

On luy donne cinq vsages. Le 1. pour conseruer la chaleur naturelle du ventricule & des boyaux, & ainsi ayder à la chylification. Le 2. pour appuyer & conduire les branchages du rameau splenique. A ceste cause il est seulemēt adheré aux parties qui reçoiuent les veines de ce rameau, cōme sont le vētricule, la ratte, le pancreas & les boyaux duodenum & colon. Le 3. pour retenir les vapeurs lentes qui voltigent par tout le ventre inferieur, & les

Ses vsages.

conuertir en graisse. Le 4. pour seruir comme de mesentere au colon, lors qu'il monte de la ratte au ventricule, & qu'il passe de là à la partie caue du foye. Le 5. pour receuoir & contenir dans soy les impuretez des parties internes, & specialement celles de la ratte.

Des Intestins ou Boyaux en general.
CHAP. XIII.

LEs intestins sont nommez des Grecs *entera & endina*, des premiers Auteurs Latins *intestina*, & des modernes *chorda*, parce (peut estre) que la plus part des chordes des instrumens de musique se font de boyaux desseichez.

Or bien que les intestins, considerez en leur nature & en leur continuité, ne seblent faire qu'vn corps, qui s'estend depuis l'orifice inferieur du ventricule iusqu'au fondement: si est ce qu'à cause de la diuersité de leur substance, de leur office, de leur figure & de leur situation, on les diuise diuersement. Mais la diuision la plus generale est celle, qui à raison de la varieté de la substance de leurs tuniques, les departit en gros & en menus. Les gros sont ceux qui ont leurs tuniques espaisses, serrees & charnuës: & les menus ceux qui les ont subtiles, rares & membraneuses.

Les boyaux sont vn corps continu, mais diuisé.

Premiere diuision en gros & en menus.

Ces derniers sont trois, le Duodenum, le
Ieiunum, & l'ileon. Les gros sont pareillement trois, le cæcum, le colon & le Rectum.

De leur office ou action on les distingue
en ceux qui seruent à la distribution du
Chyle, & en ceux qui reçoiuent les excremens. Ceux qui distribuent le Chyle, sont
les trois gresles, & ceux qui reçoiuent les
excremens, les trois gros.

De la figure, les vns sont droits, lesquels ne sont point de tours ny de circonuolutions, comme le duodenum & le rectum, & les autres entortillez, comme le
ieiunum, l'ileon & le colon.

Et de la situation, les vns sont dits superieurs, & les autres inferieurs.

Leur substance est membraneuse, composée de deux tuniques propres, & d'vne
troisiesme commune: d'vn nombre quasi
infiny de veines & d'arteres, & de quelques nerfs.

Elle est membraneuse, afin qu'elle se
puisse estendre sans se deschirer, &
qu'elle ait le sentiment fort vif, afin que
les boyaux ne soient point incitez par la
nature seule à descharger leurs excremens, mais qu'ils soient aussi aiguillon-
nez

nez par l'acrimonie de la bile.

Ceste substance est faite de deux tuniques propres, afin que la faculté expultrice soit plus puissante, & que l'vne d'icelles
souffrant deperdition ou putrefaction en
sa substance, comme aux grandes dysen-
teries, l'autre puisse rester saine & entiere. De ces tuniques, l'interne est plus charnuë, & l'interne plus nerueuse. L'interne
est beaucoup plus longue que l'externe,
a force rides & plis, qui font que le chyle met plus de temps à passer; elle est aussi
recouuerte par dedans d'vne crouste spongieuse & comme veloutee, laquelle s'engendre des excremens de la troisiesme coction, & empesche que le chyle ne remonte, & que les veines ne se bouschent.
Elle est aussi éduite de beaucoup de graisse, qui empesche que la bile par son acrimonie ne blesse les membranes. Ces deux
tuniques ont tout plein de fibres droites, transuerses & circulaires, par le moyen
desquelles elles poussent hors les excremens, & font le mouuement peristaltique
tout particulier aux boyaux. Elles sont reuestuës par dehors d'vne troisiesme commune, qui prend son origine du peritoine.

Leurs veines, qui viennent du rameau
mesenterique, se trainent obliquement

De deux tuniques propres.

Entre-tissuës de fibres.

Et d'vne troisiesme commune.

Leurs veines.

entre les deux tuniques, pour succer & tirer la portion la plus pure du chyle, & la
porter au foye pour engendrer le sang, &
rapporter au foye le sang pour nourrir les

Leurs ar-
teres &
nerfs.

boyaux. Leurs arteres naissent de la delia-
que & de la mesenterique: & leurs nerfs
de la sixiesme paire du cerueau.

Leur lon-
gueur.

Leur longueur, selon Hippocrate, est
de treize coudees: on a remarqué que
estans desseichez, ils égalent sept fois la
longueur du corps dont ils sont tirez.

Leur si-
tuation.

Ils sont situez sous l'epiploon, & remplissent quasi toute la capacité, qui est depuis le ventricule iusques au penil. Les
grefles, comme plus nobles, occupent le
milieu, & sont enuironnez de toutes parts
des gros comme d'vn rempart.

Leur fi-
gure.

Leur figure est caue, ronde & longue,
afin de contenir beaucoup, & entortillee
de force plis, tours & destours: afin que le
chyle tardant plus longuement à passer, les
veines mesaraiques ayent plus de loisir de
tirer ce qu'il y a de bon en iceluy, Et mesmes s'il en estoit eschappé au premier tour
& reply, il peust estre succé au second,
ou en quelqu'vn des suiuans.

Leur tem-
perature.

Leur temperature varie selon la diuersité de leur substance, & toutefois ceste
substance estant molle, charnue, medio-

crement espaisse, & parsemée d'vne mil-
liasse de veines & d'arteres, il semble qu'on
doit dire en general, apres Galien, qu'elle est chaude & humide.

Leur mouuement est naturel & nullement volontaire, les Grecs le nomment
peristaltique : & se fait quand les fibres
transuerses & circulaires viennent à les
resserrer. Ce mouuement est de deux sortes, l'vn selon nature, & l'autre contre
nature. Le premier se fait quand les fibres resserrent les boyaux de haut en bas,
afin de pousser hors par le siege les humeurs, les vents & les matieres fécales.
Le dernier se fait tout au rebours, quand
les fibres resserrent les boyaux de bas en
haut, & poussent hors par la bouche le chyle, les vents & les autres excrements, qui
deuoient sortir naturellement par em-bas.
Ce mouuement *peristaltique*, depraué &
cõtraire au naturel, se void en *l'iliaque passion*, que le commun appelle *miserere mei*,
en laquelle les matieres fécales, les cly-
steres & mesmes quelquesfois les supposi-
toires (chose horrible à voir) sont rejettez
par la bouche.

Ils ont connexion auec le cerueau, par
les nerfs ; auec le cœur, par les arteres ;
auec le foye, par les veines ; auec le ven-

Leur con-
nexion.

X ij

tricule, par le pylore, auec la rate, pa
les veines hémorrhoidales ; auec le dos
par le mesentere ; & bref auec toutes les
parties du ventre inferieur, par le couuer
que qu'ils empruntent du peritoine, le
quel les contient en gros, & reuest en de
stail toutes.

Leurs vsages sont diuers, car les grelles
seruent à contenir & distribuer le chyle,
& les gros pour receuoir & porter hors les
matieres fecales.

Des menus Boyaux.

CHAP. XIV.

Le duode-num.

LES boyaux grelles sont trois, *le Duo-denum, le Ieiunum & l'Ileon.* Le Duode-num est ainsi nommé, parce qu'il a enuiron douze trauers de doigts de longueur.

Sa situa-tion.

Il prend son origine du pylore ou orifice in-ferieur du ventricule. Sa situation est au co-sté droit, & descend vers l'espine, sans faire aucun tour, ny circonuolution. Il est le plus menu & le plus estroit de tous, & a

a quatre choses particu-lieres.

quatre choses particulieres. La 1. est la veine intestinale, qui venant du tronc de la veine porte, se traine non obliquement ny transuersalement, mais selon la longi-tude du boyau. La 2. c'est qu'il ne reçoit aucune veine du rameau mesenterique. La 3. qu'il reçoit le meat cholidoche, par

equel le foye & la veficule du fiel def-
hargent la bile. Et la 4. qu'il a fous luy
le pancreas, qui luy fert de cuiffin.

Le iciunum eft ainfi nommé, parce *Leiciunũ.*
qu'on le trouue toufiours, non tout à fait
uide, mais moins plein que les autres.
Les caufes de cefte vacuité font quatre. La
1. eft la proximité du foye, qui tire de luy le
chyle plus promptement que des autres.
La 2. vn plus grand nombre de veines qui
e fuccent. La 3. la confiftence fluide du
chyle, qui fait qu'il tarde moins à defcendre. Et la 4. le voifinage du meat cholidoche ou porte-fiel, qui defgorgeant la bile
en iceluy, le contraint de chaffer hors
tout ce qu'il contient. Il prend fon commencement à l'endroit où le duodenum
vient à fe courber en rond. Sa fituation
eft en la region vmbilicale : & du cofté
droit du ventre, il s'en va pour la plufpart
au gauche, en s'eftendant par fes circõuo-
lutions iufques aux iles. Sa couleur eft rougeaftre & fa lõgueur d'enuiron cinq pieds.

L'ileon, ainfi dit des Grecs, à raifon de la
multitude de fes entortillemens, eft par *l'Ileon.*
excellence nommé *le boyau grefle*, parce dit
Courtin, que luy foul eft plus long que *Sa longueur.*
tous les autres enfemble : ayant par fois
iufques à vingt pieds de long Son origine

X iij

est à l'extremité du ieiunum. Il occupe
presque toute la region vmbilicale, s'estendant par ses circomuolutions iusques aux
iles de costé & d'autre, En substance & en
couleur il ressemble fort au ieiunum, qui
est cause qu'il n'est point aisé de discerner
la fin de l'vn ny de l'autre. On le peut neãt-
moins discerner. 1. Parce que l'ileon
ne se trouue iamais vuide. 2. Parce que ses
veines sont moindres. 3. Parce qu'il est

Il tombe dans le scrotum. quelque peu plus noirastre. Ce boyau tombe souuent dans le scrotum, & fait l'ente-
rocele, ce que ne peuuent faire le cécum
ny le colon, qui sont estroittement attachez aux parties voisines.

Plis & rides en leur tuni-que in-terne. La tunique interne de ces trois boyaux
gresles, ressemble à la partie velue du ve-
lours, & est comme recouuerte d'vne
certaine crouste : Et d'autant qu'elle est
trois fois plus longue que l'externe : de là
vient qu'elle paroist toute pleine de rides
& de plis transuersaux, semblables à ceux
qu'on void au membre viril, & specialement au prepuce, où la peau se monstre
ridee & froncee par dehors, à raison que
celle qui est externe, est beaucoup plus
longue que l'interne.

Des gros Boyaux.
CHAP. XV.

LEs gros boyaux ainsi dits, parce que
leurs membranes sont plus espaisses, &
qu'ils contiennent la plus grossiere partie
du chyle, sont trois, nōmez Cécum, Colon *Le Cécum.*
& Rectum. Le Cécum, c'est à dire *aueugle*,
est ainsi nommé, parce qu'il n'a qu'vn seul
trou, & non deux opposez cōme les autres
boyaux, par lequel il vuide dans le Colon
tout ce qu'il reçoit de l'Ileon. On le nōme
aussi *monoculus* & *saccus*; cōme qui diroit *bor-
gne* & *sac.* Ce boyau, si on en croit Galien,
est comme vn second vétricule, qui attire,
digere, chasse & expulse dans ledit Colon.
Et de fait aux porcs, aux chiés, & en beaucoup d'autres animaux il est fort gros: mais
en l'homme il n'est guere plus gros que le
poulce. Au cōmencement d'iceluy se void
en l'homme vne appendice membraneuse,
qui ressemble à vn ver de terre, faite de l'as-
semblage des trois ligamens du colon : de
laquelle l'vsage semble estre d'empescher,
que ce qui est vne fois entré dās le cécum,
ne puisse plus retourner dans l'ileon. Ce
boyau commence à l'extremité de l'ileon,
& est situé en l'hypochondre droit au dessus du foye, & plus bas que le rein dextre,
où il est estroictemēt attaché au peritoine.

Le Colon. Le Colon est le plus gros de tous les boyaux, & quand on parle du gros boyau simplement, on entend le colon. Il est ainsi nommé du verbe Grec *colazesthai*, qui signifie *gehenner* & *tourmenter*, parce que les douleurs, qui de son nom sont dites coliques, se font ordinairement en iceluy. Son commencement est de la fin du cœcum. Sa substance est moins nerueuse que des gresles. Il est porté du rein droit à la partie caue du foye, où il touche la vessie du fiel; de là il descend & s'attache au fond du ventricule: puis s'auançant vers la ratte, il s'attache par quelques membranes au roignon gauche, où il se recourbe ordinairement en arriere, en faisant deux tours, en forme d'vne S. capitale, & finit au commencement de l'os sacrum. Tellement qu'en faisant tout ce chemin, il enuironne quasi tous les menus boyaux par ses circonuolutions.

A deux choses particulieres. On remarque en luy 1. Vne valuule membraneuse & circulaire, apposee à son commencement, laquelle regardant en bas, sert comme de volet, pour empescher que les excremens & les humeurs ne remontent en haut: 2. Trois ligamens larges, qui s'auancent selon la longueur, desquels deux l'attachent aux parties superieures & inferieures, pour empescher qu'il ne soit deschiré par

l'incursion des vents qui se ramassent ordinairement en luy. Le troisiesme ayant enuiron demy poulce de largeur, semble n'estre
rien autre chose, que la substance mesme du
boyau deuenuë plus espaisse: laquelle s'a-
uance selon la longueur & partie superieure
d'iceluy, pour former les cellules qui s'y
voyent, & les contenir en leurs places; c'est
pourquoy ces cellules s'effacent aussi-tost
que ce lien est rompu. Riolan l'accompare
au fil que les femmes passent à leurs fraizes
pour contenir les plis & mouleures en estat.
Quand le Colon est paruenu à l'hypochondre gauche, ses cellules finissent, & s'estrecit:
d'où il aduient que les douleurs coliques
font plus cruelles en cét endroit, & que les
vents ne peuuent que difficilement sortir par
em-bas, si ce n'est en pressant la region de la
ratte auec la main. C'est dans ces cellules
que les matieres fécales reçoiuët leur figure.

Le dernier c'est *le rectum*, ainsi dit, parce *Le re-*
qu'estant couché sur l'os sacrum, & adherent *ctum.*
à iceluy, il descend tout droit & sans aucunes
circomulutions pour aboutir au fondement.
Il commence où finit le colon, & lors que
les intestins ne font plus de tours ny d'anfractuositez, Sa substance est plus charnuë que
des autres. De là vient estant blessé, qu'il se
reünit facilement. Il est long d'enuiron vn

empan, & plus ample par en bas, que par en
haut. Il est situé dans le bassin ou creux de
l'hypogastre, & attaché par le moyen du peritoine à l'os sacrum, afin qu'estant remply
d'excremens, il ne sorte dehors, emporté par
leur pesanteur. Il a aussi connexion aux hommes auec le col de la vessie, & aux femmes
auec celuy de la matrice: delà naist la grande vnion & sympathie qui est entre ces parties. A la fin de ce boyau se trouuent quatre
muscles descrits au 36. chap. du 5. Liure.

Du Mesentere.
CHAP. XVI.

SAns nous arrester à l'opinion de ceux qui
veulent que *mesentere* soit vn nom general, qui a deux parties: *le Mesaréon*, qui contient les menus boyaux, & *le Mesocolon* qui
contient les gros: nous disons que le mesentere est vn corps membraneux, composé de
deux tuniques redoublées, d'vne infinité de
veines, d'arteres, de glandes & de graisse,
lequel attache les boyaux ensemble, & les
contenant chacun en leurs places, empesche
qu'ils ne se meslent & confondent.

Ces tuniques sont engendrées auec les autres membranes en la matrice. Elles sont
doubles, pour mieux soustenir les veines mesaraïques qui vont au foye, & pour empescher
que les boyaux ne se meslent aux mouue-

Le me-
sentere
que c'est.

Il est
composé
de deux
tuniques.

mens violents. Les veines viennent du rameau mesenterique. Les arteres de la céliaque & des deux mesenteriques. Et les nerfs
de la sixiefme coniugaison du cerueau & de
quelques vnes de celles des lombes. Les
glandes font de deux fortes; comme aussi
leur vsage est double. Les vnes affermissent
la diuision des vaisseaux, & font fermes, denses & seiches. Elles empeschent aussi qu'ils
ne soient pressez par les boyaux quand ils
font remplis, ou bien par les muscles de l'e-
pigastre quand ils compriment le ventre, &
par ce moyen que la distribution du chyle &
du sang ne soit empeschée. Les autres contiennent vne humeur sereuse pour humecter les boyaux, & pour ceste fin elles font
rares, humides & spongieuses, & ont des
veines particulieres. La graisse le rend plus
chaud, plus humide & plus mol.

*De vei-
nes, d'ar-
teres, de
nerfs, de
glandes.*

Le Mesentere comme membraneux, semble estre froid & sec: toutesfois ayant esgard
au sang & aux esprits qu'il reçoit abondam-
ment des veines & des arteres, & à la graisse dont il est recouuert, il peut estre dit
chaud & humide.

*De grais-
se.

Son tem-
pera-
ment.*

Il a connexion auec toutes les parties principales du corps, auec le cerueau & la medulle lombaire, par les nerfs; auec le cœur,
par les arteres; auec le foye, par les veines;

*Sa con-
nexion.*

auec les vertebres des lombes, par deux liens
de nerfs, desquels Fallope veut qu'il prenne
son origine; & auec le peritoine, par ses
membranes, d'où Riolan veut qu'il soit fait
du peritoine redoublé enuiron les lombes,
tout ainsi que le Mediastin est fait de la reduplication de la pleure.

*Les vsa-
ges.*
Ses vsages sont deux: Le 1. est d'attacher
les boyaux, de contenir leurs circonuolutions en leurs lieux, & empescher qu'ils ne se
meslent & confondent. Le 2. d'affermir les
vaisseaux, & empescher qu'ils ne soient ou
pressez ou rompus, aux efforts & mouuemens violens.

Du Pancreas,
CHAP. XVII.

*Le pan-
creas que
c'est, sa
situation,
ses vsa-
ges.*
LE Pancreas est vn corps quasi tout charneux & glanduleux, lequel depuis la premiere vertebre des lombes, est couché entre le foye & la ratte sous le fonds du ventricule, le boyau duodenum & la veine porte.
Il sert pour asseurer la diuision des rameaux
de ladite veine, qui se distribuent au ventricule, au duodenum & à la ratte; & de cuissin, de peur que le ventricule ne soit offensé
par les os de l'espine. Il reçoit des veines, de
la porte; des arteres, de la céliaque; & des
*ses vais-
seaux.*
nerfs, des coniugaisons des lombes. Tout ce
corps composé d'vne chair glanduleuse & de

vaisseaux, ayant enuiron quatre trauers de
doigts de largeur, est couuert & reuestu d'v-
ne membrane deliée, laquelle deuenuë plus *sa mem-*
espaisse dãs les maladies, par l'affluéce des hu- *brane.*
meurs, elle se separe d'auec le corps du pancreas, & fait comme vn sac, ainsi que Riolan dit auoir souuentefois remarqué aux
corps consommez & morts de maladie.
Ceste partie, si nous en croyons le docte
Fernel, est le siege & le foyer des fieures in-
termittentes, & de la melancholie hypo-
chondriaque, & comme l'esgoust public, où
conflue & s'amasse la redondance & les impuretez de tout le corps.

De la Veine porte.
CHAP. XVIII.

D'Autant que la veine porte respand ses
rameaux dans les boyaux & le mesentere, l'ordre de dissection requerroit que
nous en adioustassions icy la description:
mais l'ayant desia fait au quatriesme Liure, ce
seroit abuser du temps que de la transcrire
icy: c'est pourquoy le Lecteur est prié de la
reprendre de là.

Du Ventricule, nommé communement
Estomach.
CHAP. XIX.

LE ventricule est le receptacle commun *Le ven-*
du boire & du manger, & comme la mar- *tricule.*

mite, en laquelle se fait la premiere coction,
qu'on appelle *chylification.* Hippocrate veut
qu'il soit aux animaux, ce qu'est la terre aux
plantes, & à ceste cause s'il est le moins du
monde affecté, & s'il deuient paresseux &
comme oublieux de son deuoir, que toute
l'œconomie naturelle en dechet & se ruine
en suitte. Mais donnons en icy l'histoire
briefuement.

que c'est.   Le ventricule est vn corps *membraneux,*
rond & long, composé de deux tuniques propres,
entretissues de toutes sortes de fibres, & arrou-
sees de grand nombre de veines, d'arteres &
de nerfs, ordonné pour retenir le boire & le
manger, & pour engendrer le chyle.

sa figu-   La figure de cet organe est ronde, mais
re.   plus longue que large, ressemblant assez
bien à vne cornemuse. Elle est ronde, parce
qu'entre toutes les figures la ronde est la
plus capable. Elle est plus longue que large, à raison de ses deux orifices, par l'vn
desquels il reçoit les viandes, & par l'autre il
les pousse en bas dans les boyaux. Il ressemble vne cornemuse, & nommément quand
il est plein: car le bourdon qui est au costé
gauche, represente l'œsophage; & le bout où
on applique la pipette, le commencement
des boyaux.

Sa sub-   Sa substance est membraneuse, dure & den-
stance

se, & faite de deux tuniques propres, desquelles l'interne est nerueuse & continue à l'œsophage & à toute la bouche. Elle est recouuerte par dedans d'vne crouste comme ve-
loutée, qui s'engendre des excremens de la
troisiesme coction : on remarque aussi en
icelle des rugositez qui seruent à la retention
du chyle. Elle est entre-tissuë de fibres droictes, obliques & transuerses, par le moyen
desquelles se font l'attraction, la retention &
l'expulsion. La tunique exterieure est plus
charnuë & a force fibres transuerses pour
l'expulsion. Elle est recouuerte par vne troisiesme commune, laquelle Du Laurens dit
estre la plus espaisse des trois ; qui vient du
peritoine, & engendre l'epiploon anterieur.

Il reçoit toutes ses veines de la porte. Le
tronc luy enuoye la grande gastrique & la
gastr'epiploïque ; & le rameau splenique, la
petite gastrique, la coronaire, l'epiploïque
posterieure, & le *vas venosum*, autrement dit
vas breue. Ces veines luy apportét du foye le
sang pour sa nourriture, & reportent au foye
la plus subtile portion du chyle pour la generation du sang. Les arteres viennent du rameau céliaque, & les nerfs de la sixiesme
paire du ceruean. Ces nerfs sont confusé-
ment entrelassez à l'orifice superieur, puis se
distribuans par vne infinité de branchages

par tout le corps du ventricule, se perdant finalement en des filets fort menus.

Son temperament.

Des parties qui composent le ventricule qui sont toutes spermatiques, on peut recueillir que son temperament est froid & sec, & toutesfois il est chaud & humide par accident, tant à cause du sang & des esprits qu'il reçoit des veines & des arteres, qu'à raison des parties chaudes qui l'environnent de toutes parts : lesquelles tout ainsi qu'vn bon feu allumé autour d'vne marmite aident à la coction des alimens.

Sa situation.

Sa situation est au dessous du diaphragme, entre le foye & la ratte : en sorte toutesfois qu'il occupe plus le costé gauche que le droit, parce que le foye estant beaucoup plus gros que la ratte, nature a logé la plus grande partie du ventricule en l'hypochondre gauche, afin de le rendre égal au droit, & seruir à la ratte de contrepoids contre le foye. Or nature l'a logé au ventre inferieur, & l'a separé de la poictrine, on mettant le diaphragme entre deux : non seulement pour rendre la respiration libre, mais principalement pour empescher que le cœur & le cerueau ne soient offensez par les mauuaises vapeurs & odeurs qui s'esleuent ordinairement de la cuisine.

Pourquoy au ventre inferieur.

Il est vnique en l'homme & aux autres animaux qui ont des dents aux deux maschoires.

Les

Les oiseaux en ont deux. Le 1. est comme
vne pochette ioignant le gosier, & l'autre
est ce qu'on nôme *le iusier*, qui est leur propre ventricule. Les bestes qui n'ont point
de dents en haut, & qui ruminent, en ont
quatre, desquels les trois premiers ne font
seulement que preparer la mangeaille, &
le quatriesme la cuit & digere. On tient
aussi que les poissons ont de certaines
boursettes au deuant de leur ventricule,
où ils reseruent leur manger, pour en apres
le bailler au ventricule pour le cuire & di-
gerer.

La grandeur de ceste partie ne peut estre
bien iustement definie, & suit ordinairement la grandeur du corps, auquel pour
estre naturelle elle doit estre proportion-
nee. Elle est toutesfois fort capable en
l'homme, & si on en croit Hippocrate, le
ventricule a cinq paulmes de largeur.

Il est attaché par en haut au diaphragme: par embas, à l'epiploon: par derriere,
au dos: par le costé droit, au duodenum: &
par le gauche, à la ratte: & ce pour empescher quand il est remply & tendu, que sa
pesanteur ne l'emporte en bas. Il a connexion auec le cerueau, le cœur & le foye,
par le moyen des veines, des arteres & des
nerfs; qu'on appelle ligamens communs.

son vsa-
ge.
Quant à son vsage, il est double. Le 1. est
de receuoir les viandes & breuuages: & le
2. d'engendrer le chyle. Il fait le premier,
parce qu'il est caue: & le dernier, par sa
forme & par sa temperature, aydé neantmoins par la chaleur des parties qui sont
autour de luy.

Des parties dissimilaires du ventricule.

CHAP. XX.

L'orifice
superieur
LEs parties dissimilaires du ventricule
sont trois, les deux orifices & le fond.
L'orifice superieur, est à raison de sa grandeur nommé des Grecs *stomachos*, qui vaut
autant comme bouche ou entrée. Les anciens l'appelloient *cardia*, c'est à dire le
cœur, parce qu'il est d'vn sentiment fort
vif, & qu'il cause des accidens semblables
à ceux qui suruiennent quand le cœur est
affecté. Les Medecins logent en luy le sie-
est le sie-
ge de la
faim ani-
male.
ge de la faim & de l'appetit animal: parce
qu'estant d'vn sentimét fort exquis, il res-
sent aussi-tost le succement des autres parties, qui espuisees tirent de celles qui leur
sont voisines par continuité, iusques à ce
que l'attraction soit paruenuë iusques à
luy: & lors sentant ce succement, il incite l'animal à manger, afin de reparer par
la nourriture la substance charnuë & solide du corps qui s'est dissipee. Cét orifice

a vne tres-grande sympathie auec le cœur
& le cerueau. Auec le cœur, à raison du
voisinage. Auec le cerueau, à raison des
nerfs stomachiques. Il a grand nombre de
fibres circulaires, qui l'estrecissent, & qui
ferment son entree, pour empescher que
ce qui est vne fois entré dans le fond, ne
puisse sortir ny remonter en haut.

L'orifice inferieur est nommé des Grecs *L'orifice*
pyloros, & des Latins *janitor*; c'est à dire *inferieur,*
portier, parce qu'il empesche que la vian-
de ne sorte du ventricule, que la digestion
ne soit parfaite. Ces deux orifices differêt
en situation, & en grandeur. En situation,
parce que le superieur est au costé gauche
vers l'espine, enuiron l'onziesme vertebre
du dos, & d'inferieur est au droit. Et en
grandeur, parce que le superieur est ample
& large, d'autant qu'en la faim on aualle
bien souuent les morceaux tous entiers ou
mal maschez : & l'inferieur plus estroit,
parce que rien ne sort du ventricule, qui
ne soit attenué, cuit & digeré.

La substance de ces deux orifices est plus *Leur sub-*
espaisse que le reste du ventricule, & enui- *stance.*
ronnee de fibres circulaires & charnues,
afin qu'ils se puissent eslargir, resserrer, ouurir & fermer. Le superieur s'ouure quand
il donne l'entree aux viandes pour descen-

dre dans le ventricule; & l'inferieur, quand
il permet la sortie au chyle apres la digestion, pour descendre dans le duodenum.
L'inferieur se ferme, afin que rien ne sorte
du ventricule, qui ne soit cuit & bien digeré; & le superieur pour empescher que les
vapeurs n'exhalent : tant afin qu'elles seruent à la coction des alimens, qu'aussi
pour ne point offenser le cœur, ny troubler
le cerueau de ces fumees de cuisine. Au
reste l'ouuerture & closture de ces deux
orifices ne se fait point au gré de la volonté, mais par la seule impulsion de nature,
ainsi que tous les autres mouuemens du
ventricule.

Le fond
où situé.

Le fond est situé quasi au milieu de l'e-
pigastre, inclinât neantmoins dauantage
au costé senestre : il est le magazin & comme le garde-manger du corps.

Pour bien comprendre la perfection de
ces fonctions, il faut considerer la composition des parties superieure & inferieure du
ventricule. La superieure est plus nerueuse
& deliée, afin qu'elle se puisse estendre &
resserrer plus facilement pour embrasser la
viande, & auoir le sentiment plus vif, & par
la continuité qu'il a auec l'orifice superieur,
ressentir plus promptement la faim & la soif.
L'inferieure est plus charnuë & plus espais-

se, afin de conseruer la chaleur, & d'ayder à
la chylification.

C'est en ce fond que les Medecins con- *il est le*
stituent le siege de la premiere coction: *siege de la*
car la chylification, qui est l'action propre *premiere*
& officiale du ventricule, ne se fait point *coction.*
aux orifices, mais au fond, & ce en partie
par vne forme & proprieté specifique de
l'organe, & en partie par la chaleur, tant
du ventricule, que des parties circonuoisi-
nes. Qui est la cause, pour laquelle nature
l'a enuironné de tous costez de parties,
lesquelles tout de mesme qu'vn grand feu
allumé autour d'vne chaudiere, aident
par leur chaleur à cuire les alimens. Car le
foye le couure & eschauffe par le costé
droit, la ratte par le gauche, le diaphragme
& le cœur par en haut; l'epiploon, le peritoine, les muscles de l'epigastre & la veine
vmbilicale par deuar; les trones de la veine
caue & de la grosse artere, auec les muscles
espineux & l'espine dorsale par derriere;
l'espine luy sert comme de boulleuart, & les
muscles comme de lictiere ou de cuissins.
Du Foye, nommé des Grecs Hepar, *& des*
Latins. Iecur.

CHAP. XXI.

A Yant examiné toutes les parties qui
ministrent à la chylification, il faut

passer à la deduction de celles, par lesquelles est faicte la sanguification.

Dignité
du foye.

Or il conuient commencer par le foye,
lequel (selon Hippocrate) est la radaction
des veines, la boutique de la sanguification, le
magazin du sang, l'architecte de l'esprit naturel, & le principe des veines, non de generation, mais de distribution : par lesquelles comme par des aqueducts & ruisseaux, il arrouse la
republique de tous les membres, & nourrit comme vn prince liberal, la famille de tout le corps à
ses propres cousts & despens. Grande donc est la
dignité & la necessité de ce viscere : ce qui
a induit Galien à luy dôner le premier lieu
d'origine & de nature estre les parenchymes.

Sa situa-
tion.

Il est situé en l'hypochondre droict, enuiron vn trauers de doigt au dessous du
diaphragme, afin de luy laisser son mouuement libre. Au foetus il occupe aussi
bien le costé senestre que le dextre, à raison que le ventricule ne fait point d'office,
& ne se dilate point.

Le foye est vne partie noble, & est vnique, & iceluy continu & sans lobes. Il a
seulement en son milieu vne fente, qu'on
appelle *fissure*, dans laquelle se cache la
veine vmbilicale, nourriciere de l'em-
bryon ; car en cét endroit il est comme
esbreché, & ressemble en quelque façon

à vne roche qui commence à se fendre. Il
est concaue en sa partie inferieure, pour
ce respect nommée *caue* ; qui couure le
ventricule ; & vouté en la superieure nommee *gibbeuse*, iouxte la cambreure du
diaphragme & des costes.

Sa figure est comme ronde. Car par la
partie qui regarde le diaphragme, il est *La figure.*
poly, égal & rond, comme la surface
d'vne voute, afin de ne point nuire au
mouuement dudit diaphragme : Et par la
partie qu'il touche le ventricule, il est caue, inégal, & ressemble assez bien aux
enfonceures & precipices des rochers, &
ce pour donner issuë à la veine porte, & aux
conduits qui purgent la bile : il est aussi
arondy par le costé droit : mais par le gauche il s'estrecit peu à peu, & se termine
comme en vn angle aigu.

L'homme entre tous les animaux a ce
viscere fort grand, tant pource qu'il a la *La ma-*
peau plus rare & plus deliee, à trauers de *gnitude.*
laquelle se fait vne plus grande euapora-
tion, que pource qu'il fait vne plus grande diuersité de fonctions, lesquelles ne
se font point sans grande quantité d'e-
sprits, qui ont par consequent besoin de
beaucoup de sang qui leur fournisse de
matiere.

Y iiij

Il est composé de chair, de veines, d'artes res, de menus rameaux porte chai, de nerfs & d'vne tunique qui les enuelope.

La chair qui luy est particuliere, ressemble à du sang caillé, les Anatomistes l'appellent *parenchyme.* Sçauoir s'il de prend par le froid, ou par la chaleur. Galien dit, que s'il se figeoit par le froid qu'il se feroit vn thrombus qui seroit suiuy de corruption : mais qu'il se caille, & prend par la chaleur naturelle, qui donne de l'embellissement aux choses qu'elle façonne. Or elle fait cela en cuisant le plus subtil, & en condensant le plus grossier & terrestre. L'vsage de ceste chair est d'engendrer l'esprit naturel, de donner la rougeur, la temperature & la forme au sang, & de remplir les espaces vuides qui sont entre les racines des veines porte & caue.

Des veines, les vnes luy portent le chyle dont il engendre le sang ; & les autres versent le sang desia engendré, au tronc de la veine caue. Les racines de la veine porte font le premier, & celles de la veine caue le dernier.

Les racines de ces deux veines espandues par toute la chair du foye font entr'elles vn entrelassement admirable, qui sert à cuire & elabourer plus parfaitement le sang ;

& forment des anastomoses merueilleuses,
par lesquelles elles s'embouchent les vnes
dans les autres, afin que le sang puisse passer
d'vn vaisseau en l'autre, & toutes les veines
auoir entr'elles communication dans la
chair du foye, comme dans leur propre matrice, d'où s'ensuit qu'à bon droit il en est dit
le principe.

Il reçoit bon nombre d'arteres de l'artere
céliaque, qui s'espandent seulement en la
partie caue : car la gibbeuse est continuellement ventilée par le mouuement du diaphragme, comme d'vn esuentail.

Entre les racines des veines sont dissemi-
nez tout plein de menus rameaux caues,
comme autant d'arteres ; qui sont destinez
pour separer la bile & la porter dans la vesicule.

Tout ce corps du foye est couuert d'vne
membrane fort deliée, qui vient du peritoine, dans laquelle s'espandent deux petits
nerfs, desquels l'vn vient de la sixiesme paire du cerueau, & l'autre du costal.

De ce que dessus on peut recueillir, que son
temperament est chaud & humide. Chaud,
afin de promouuoir la coction, parce que de
toutes les qualitez il n'y en a point de plus efficace que la chaleur : & humide, afin d'arrouser tout le corps, d'où il est dit par Hip-

pocrate la source & la fontaine d'humeur gracieuse.

Il a connexion auec le cerueau, par les nerfs: auec le cœur, par les arteres & par le tronc ascendant de la veine caue: auec le ventricule, les boyaux, le mesentere, la ratte & l'epiploon, par la veine porte: auec toutes les autres parties du corps, par les ruisseaux de la veine caue: & finalement auec toutes les parties encloses en l'epigastre, par le moyen du peritoine. Il a de plus trois liga-

Ses liga-mens. mens propres. Le 1. rond & tres-fort, l'atta-che au diaphragme, le vulgaire le nomme *le suspensoire du foye.* Le 2. l'attache aux co-stes & aux lombes. Et le 3. c'est la veine vm-bilicale, qui l'attache au nombril, & empes-che qu'il ne penche en arriere vers le dos.

Son d'Ction. Ce viscere (selon les Medecins) est le siege de la faculté naturelle, car c'est luy qui en-gendre le sang & l'esprit naturel. D'où il ap-pert qu'il a double action; l'vne officiale & publique, qui est la sanguification, autre-ment dite seconde coction; & l'autre priuée & particuliere, propre à toutes les autres parties du corps, qu'on nomme troisiesme & derniere coction, par laquelle il pouruoit à son indigence & nourriture particuliere.

De la Vesicule du fiel.
CHAP. XXII.

D'Autant qu'en la seconde coction qui se
fait au foye, outre le sang alimentaire,
il s'engendre encore trois excremens ineptes
à nourrir le corps, à sçauoir la bile, le suc
melancholic & l'humeur sereuse : nature
pouruoyant à la santé de l'indiuidu, a ordóné
à ces excremens des receptacles particuliers
pour les attirer & contenir, iusques à ce que
venant à irriter, ou par leur qualité, ou par
leur quantité, ils soient chassez hors, & le
sang par ce moyen rendu pur, net & mieux
espuré. Ces receptacles sont la Vesicule, la
Ratte & les Reins. Or la bile, comme elle ir-
rite par son acrimonie plus que les deux autres, aussi est-elle la premiere purgée, & son
receptacle est si proche du foye, qu'il est attaché & pendu en la cauité dextre d'iceluy,
ainsi que nous l'allons representer.

La vessie ou vesicule du fiel est nommee *Ses noms.*
des Grecs *cystis choledochos*, & des Latins *ve-*
sicula fellis & *folliculus felleus*, & ce de son
office, qui est de tirer le fiel & de le contenir.

Elle est vnique, parce que l'humeur bilieu- *Le nom-*
se est en petite quantité. *bre.*

Sa grandeur est assez notable, & sa cauité *Sa gran-*
telle, qu'elle est capable de contenir beau- *deur.*
coup.

Sa figure. Sa figure est ronde & longuette, approchant de celle d'vne grosse poire, car estant estroitte en son col, elle va en eslargissant iusques à son fond.

Sa sub-stance. Sa situation est en la partie caue & dextre du foye, & touche du costé droict le ventricule & le duodenum.

Ses tuniques. Sa composition est de deux tuniques, de quelques petites veines, arteres & nerfs.

Elle est membraneuse, afin qu'elle se puisse dilater & resserrer. Des deux tuniques l'vne est propre, qui est espaisse, forte & entretissuë de trois sortes de fibres, par lesquelles elle attire la bile, la retient & la chasse finalement dans le duodenum.

Ceste tunique propre est reuestuë par la partie qu'elle pend hors du foye, d'vne deuxiesme commune qui vient du peritoine.

Ses veines. Ses veines nommées cystiques, luy portent le sang pour sa nourriture. A ceste cause il ne faut point croire ceux qui disent qu'elle se nourrit de la bile. Ses arteres viennent de la celiaque, & ses nerfs du rameau de la 6. coniugaison, qui se traîne dans la tunique du foye.

De la composition de la vesicule, qui est toute de parties nerueuses & exangues, on peut facilement coniecturer que son temperament est froid & sec.

Voila les parties similaires de ce receptacle. Les dissimilaires sont trois, le fond, le col & les conduits.

Le fond est la partie la plus large & la plus ample, & est le receptacle de la bile ; le col est la partie la plus estroitte. Quant aux conduits, Courtin les fait de trois sortes. Les premiers semez en la partie caue du foye entre les racines des veines porte & caue, de plusieurs sont reduits à peu, & de peu encore à moins, iusques à ce qu'ils viennent à sortir du foye au nombre de trois ou de quatre au plus. Les seconds, sont ces trois ou quatre, lesquels sortis du foye se reduisent à vn seul, qui se traine obliquement entre les deux tuniques du duodenum, & perce l'interne, pres du commencement du ieiunum. Le troisiesme est vn canal commun aux deux autres, par lequel la vesicule attire la bile, & la chasse puis apres dans les boyaux. De ces canaux ceux qui sont en la partie caue du foye, trient & separent la bile d'auec la masse du sang. Le deuxiesme porte la plus grossiere portion de ceste bile au duodenum. Et par le troisiesme la vesicule attire la plus subtile partie du fiel, dont elle s'esgaye quelque temps, & lors qu'elle commence à irriter, elle la chasse dans le canal, qui la descharge dans les boyaux.

Ceste veſicule a connexion auec le cerueau
& le ventricule, par ſes nerfs : auec le cœur,
par ſes arteres: auec le foye & les boyaux, par
ſes veines & par ſes conduits porte-fiel : &
auec toutes les parties du vêtre inferieur, par
ſa tunique commune, qu'elle reçoit du peritoine.

Son action eſt triple, l'attraction, la retention & l'expulſion de la bile : d'où reſultent
deux vtilitez, la purification du ſang, & l'expulſion des excremens des boyaux.

De la Ratte nommée des Grecs, ſplen,
& des Latins lien.

CHAP. XXIII.

L A Ratte eſtant le receptacle ordonné
pour purger l'humeur melancholique, &
n'ayant point de cauité ſenſible pour le contenir; Nature l'a faite d'vne ſubſtance rare &
ſpongieuſe, afin qu'elle la puiſſe receuoir
dans ſa chair poreuſe, l'attenuer & la chaſſer
dehors.

Sa magni-
tude.　Elle eſt vnique, auſſi bien que la veſicule,
parce qu'vn ſeul organe ſuffiſoit à purger l'excrement terreſtre qui eſt en petite quantité.
Elle n'eſt point en tous de pareille groſſeur,
ny de meſme couleur, quoy que la groſſeur
de ceſte partie eſt en general pire que la peti-
teſſe. Hippocrate eſcrit que ceux à qui le corps
fleurit & eſt bien diſpoſé, la ratte diminuë : &

que quand elle s'enfle, le corps amaigrit.
L'Empereur Trajan l'accomparoit au fisc,
où thresor du Prince: car comme le corps diminuë à mesure que la ratte grossit, ainsi le
peuple s'appauurit à mesure que le fisc s'en-
richit.

Elle est située en l'hypochondre gauche *Sa situa-*
au dessous du diaphragme, auquel elle est *tion.*
adherente: & aux corps bien habituez, elle
ne descend gueres plus bas que la derniere
coste.

Sa figure est diuerse, selon la diuersité des
parties qu'elle touche, gibbeuse vers la partie
caue du diaphragme, & caue vers la partie
gibbeuse du ventricule. On luy donne toutesfois vne figure longuette, & quasi quadrangulaire, fort approchante de celle d'vne *Sa com-*
langue de beuf. Hippocrate escrit qu'elle res- *position.*
semble à la plante du pied de l'homme.

Sa composition est de chair, de veines, d'ar- *De chair.*
teres, de nerfs & d'vne tunique. Sa chair est
comme vn parenchyme rare, poreux &
spongieux, propre pour receuoir & contenir
les excremens plus grossiers de la masse du
sang. Ses veines viennent du rameau spleni- *De vei-*
que, & luy portent le suc melancholique, *nes.*
meslé de beaucoup de sang louable: lequel
elle attenuë & raffine par le battement de ses
arteres, afin de s'en nourrir: & chasse hors

par apres la portion plus terrestre, tantost par
le vas breue au fond du ventricule : tantost
par les veines hémorrhoidales au siege, &
D'arteres. tantost par les émulgentes aux reins. Ses arteres qu'elle a en grand nombre, viennent
de la céliaque, & seruent par leurs battemens
pour attenuer le suc melancholic, pour le ha-
ster d'entrer dans la chair de la ratte, & pour
ventiler la chaleur naturelle, aucunement
embarassée par ce suc grossier, & pour distribuer la faculté vitale à la ratte.

De nerfs Et ses nerfs du stomachique, qui s'espan-
& d'une dent dans sa tunique : laquelle naissant du pe-
tunique. ritoine, reuest & enueloppe tout son corps
ainsi composé de diuerses parties.

Son tem- De la composition de la ratte, de sa consi-
perament. stence terrestre, de sa couleur noire, de sa sa-
ueur acerbe, & de sa nourriture, qui est vn
sang grossier & terrestre, on recueille que
son temperament naturel est froid & sec. Et
toutesfois elle peut estre dite chaude & humide par accident, à raison qu'elle reçoit par
les veines & les arteres beaucoup de sang &
d'esprit vital.

Sa conne- Elle a connexion auec le cerueau & l'orifi-
xion. ce superieur du ventricule, par ses nerfs : auec
le cœur, par ses arteres : auec le foye, par ses
veines : auec le diaphragme, par sa partie gibbeuse : auec le ventricule, par sa partie caue.

& par

& par le *vas breue* auec le rein seneftre, &
toutes les parties du ventre inferieur, par le
moyen du peritoine.

De fon action, qui eft d'attirer le fuc me- *Son a-*
lancholique, & de purifier la maffe du fang, *ction &*
refulte cefte vtilité, que tout le corps fe nou- *vfage.*
riffant d'vn aliment plus loüable, eft entretenu & conferué en vne meilleure & plus
parfaite fanté.

De la veine caue defcendante.
C H A P. XXIV.

LE fang repurgé de fes excremens, de la
bile & du fuc melancholic, eft renuoyé
dans la veine caue defcendante : la defcription de laquelle a efté exprimée au chapitre
cinquiefme du quatriefme Liure.

Des Reins, nommez en Grec Nephroi, &
en Latin Renes.
C H A P. XXV.

L'Excrement fereux des deux premieres
coctions ayant fait fon office de deftrem-
per le fang, & de le porter du foyé dans les
veines, il s'en va en fes receptacles & refer-
uoirs. A cefte expurgation font ordonnez
trois fortes d'organes, defquels les vns attirent la ferofité, comme les rognons : les autres la conuoyent & portent apres qu'elle eft
feparée, comme les vreteres; & les autres finalement la reçoiuent, la contiennent & la

Z

chaſſent dehors, comme la veſſie.

Le nom-
bre.

Les reins ſont ordinairement deux, afin
qu'l'vn eſtant affecté, l'autre puiſſe ſuppleer
au defaut. Ils ſont de groſſeur connenable
pour attirer & purger la ſeroſité, & en corps
bien ſains, l'vn ne doit point eſtre plus gros

La magni-
tude.

que l'autre, afin qu'ils tiennent le corps en
equilibre, encore que l'on trouue ordinairement le dextre plus gros que le gauche.

Leur figure reſſemble fort à celle d'vn ana-
carde, que le commun peuple nomme arca-
ja. Aucuns leur donnent la figure d'vn croiſſant ou d'vn phaſeole (ſorte de legume.) Car
par la partie qu'ils regardent la veine caue,
ils ſont enfoncez, & par celle qu'ils regardent les coſtes & les iles, gibbeux & longues. Leur couleur eſt rougeaſtre, qui ſe
change pour peu d'occaſion aux maladies.

Ils ſont couchez ſur les muſcles des lombes
nommez pſoas, au deſſous de la derniere coſte, & cachez dans la duplicature du peritoine, qui eſt cauſe qu'on ne les ſçauroit trouuer, que premierement on ne l'ait deſchirée
auec les ongles. A

Leur ſituation eſt vn peu au deſſous du
foye, afin de ſeparer plus promptement la ſeroſité d'auec le ſang, & aſſis aux deux coſtez
de la veine caue, afin de ne point empeſcher
le cours du ſang en bas : & toutesfois ils ne

sont point opposez diametralement, ains le
dextre est ordinairement plus bas, & le gauche plus haut: autrement l'vn empescheroit
l'attraction de l'autre, & l'vrine demeureroit
comme suspenduë entre les deux. Celuy qui
est le plus haut, n'excede point en hauteur
son compagnon de la moitié de sa grosseur,
estans esloignez l'vn de l'autre, d'enuiron
quatre trauers de doigts.

Hippocrate met la substance des reins au
rang des glandes. Galien la rapporte aux
parenchymes, & Aretée veut qu'elle ressēble
à celle du foye. Riolan soubscrit à l'opinion
de Galien. Et de fait, leur substance est toute
particuliere, dure, dense & massiue. Particuliere (dis-je) parce qu'elle fait vne action particuliere & propre. Dure, dense & massiue,
pour attiter & separer plus puissamment les
serositez d'auec le sang, & empescher que
par vne trop grande mollesse & lascheté elle
ne les laisse couler trop promptement.

Leur temperature est chaude & humide. *Leur tem-*
Leur connexion est aux lombes, au diaphrag- *perament.*
me & au colon, par le moyen du diaphrag-
me: au cerueau, au cœur & au foye, par le
moyen des nerfs, des arteres & des veines.

De leur action, qui est la separation de l'humeur sereuse & aqueuse, on recueille que
leur vsage est de faire que les parties soient

Z ij

nourries d'vn sang pur, & loüable,& le corps
garenty des inconueniens & indispositions
qui arriuent par la retention des serositez.

Pour mieux cognoistre la structure des
reins, il faut remarquer que des parties d'i-
ceux, les vnes sont externes, & les autres internes. Les premieres sont les tuniques, les
vaisseaux & les glandes.

Les tuni-
ques.

Les tuniques sont deux, l'vne externe, &
l'autre interne. L'externe enueloppe le rein
par tout, & est couuerte de beaucoup de
graisse, elle naist du peritoine. Sur ceste tunique, dans la graisse qui est en la partie superieure vers la veine caue, est attachée vne
glande, qui (selon Riolan) sert pour appuyer
la diuision du nerf costal, qui se distribuë au
mesentere. L'interne couure immediatement la chair du rein. Elle est plus deliée que
l'externe, & priuée de graisse. Elle prend
son origine de la tunique commune des vaisseaux qui entrent dans les roignons, laquelle
vient du peritoine.

La glan-
de.

Les vaisseaux sont ou entrans, ou sortans.
Ceux qui entrent sont de trois sortes, ou veines, ou arteres, ou nerfs.

Les veines naissent du tronc de la veine caue descendante, & sont deux, l'emulgente
& l'adipeuse. L'emulgente, qui est quelquefois double & triple, s'insere en la partie caue

du rein. C'est par elle qu'il tire naturellement l'humeur sereuse, estant sollicité à ce
faire, non point pour sa nourriture, mais par
vne mutuelle & commune familiarité &
sympathie qui est entr'eux. Il y a aussi vne
autre veine appellée adipeuse, qui n'entre
point dans le roignon, ains elle se perd dans
les tuniques qui l'enueloppent: & est ainsi
nommée, parce qu'elle porte le sang dont
s'engendre la graisse, qui se void autour de
la partie.

L'artere qui entre dans le rein auec la veine, est grosse & notable, & naist de la grosse
artere. Or elle est ainsi grosse, non seulement pour porter l'esprit vital au rein, car
vne moindre pouuoit suffire à cela; mais
principalement pour repurger le sang arterieux, & vuider les serositez des arteres. *L'artere.*

Les nerfs sont petits, & viennent du stomachique. C'est par eux que se fait l'admirable
communication d'entre le ventricule & les
reins: à raison de laquelle il se fait vne telle
subuersion d'estomach en la nephritique,
que les malades rejettent & vomissent aussi-
tost ce qu'ils ont pris. *Les nerfs.*

La graisse qui se void icy en grande quantité, est engendrée de la partie aërée & plus
pure du sang, parce que l'aqueuse & la terrestre sont conuerties en nourriture. Elle sert *La graisse.*

Z iiij

pour conseruer la chaleur naturelle. Le rein
droict comme plus chaud en est touſiours
moins garny que le gauche, ce qui monstre
qu'elle s'engendre par vne chaleur semise &
debile.

Les vaiſſeaux qui ſortent ſont deux, vn de
chaque rein. Le chapitre ſuiuant en repre-
ſentera l'histoire.

Aux parties internes, il faut remarquer que
la partie caue, qui reçoit les vaiſſeaux est
comme toute torſe, & diuiſée aſſez profondement en trois ou quatre parties. C'est icy

que commence la diuarication des veines &
des arteres, qui ſe diuiſent premierement en
trois ou quatre branches, & chacune d'icelles derechef en d'autres, iuſques à ce qu'elles
deuiennent auſſi menuës que des cheueux,
en s'eſpandant diuerſement par toute la
chair du rein iuſques à la partie gibbeuſe d'i-
celuy : & toutesfois la plus grande partie de
ces veines & arteres capillaires s'en va rendre
à certaines caruncules mammillaires, à trauers deſquelles ſe fait la transcolation de la
ſeroſité dans les rameaux des vreteres qui
aboutiſſent à icelles. Les nerfs ne ſe perdent
point auſſi aux tuniques, comme eſtiment
pluſieurs, ains ils ſe traînent iuſques aux parties internes des roignons, & ſi on en croit
Fallope, font le meſme chemin que les veines & les arteres.

Les vreteres estans entrez dans les reins,
viennent premierement à s'estendre & dilater & à ne faire qu'vne seule cauité : puis ils
se diuisent comme les veines & les arteres
en plusieurs rameaux, tantost plus, tantost
moins. Mais il y en a trois principaux, lesquels se diuisent derechef en d'autres : tellement qu'ils sont en tout neuf ou dix tuyaux,
ausquels il conuient remarquer deux choses.
La premiere, qu'ils ne se terminent point en
des filets capillaires, comme font les veines
& les arteres, ains qu'ils sont plus larges en
leurs extremitez. Et la 2. qu'ils sont souuent
percez au milieu. Ce que i'estime auoir esté
fait yafin qu'ils reçoiuent les petites caruncules semblables à de petits mammellons :
car chacun des bouts de ces tuyaux reçoit vn
de ces boutons, & tient à iceluy par ses filamens tellement que chaque trou est bousché
par vne caruncule. Or ceste caruncule est vn
petit corps fait de la chair mesme du rein, laquelle estant large en sa base, se termine peu
à peu en pointe, & est eminente à guise
de mammellon. C'est au trauers de ces
caruncules ou mammellons, que l'vrine coule & distille peu à peu dans les tuyaux formez de l'vretere, & d'iceux dans la cauité
commune, d'où elle passe par les vreteres à

Z iiij

la vessie. Voila quelle est la structure des
reins, pour l'esclaircissement de laquelle
nous adiousterons ce peu de lignes tirées du
docte Riolan.

Ayant remarqué les parties externes du
rein, & les vaisseaux entrans & sortans, on
ouurira le rein, afin de contempler sa structure interieure, en laquelle on considerera premierement la diuersité de sa chair, puis apres
les caruncules, & finalement la cauité faite
de l'vretere dilaté. Donques ouurant le rein
par la partie gibbeuse, on rencontre premierement vne chair nouastre & deliée, qui enuironne tout le corps. Puis au dessous d'i-
celle on trouue vne autre chair plus rouge,
faite des glandes qui s'vnissent ensemble
pour composer le rein du fœtus, qui est la
premiere & la vraye chair du roignon: autour
de laquelle s'engendre & s'amasse petit à petit
par laps de temps ceste noire substance noirastre du sang qui y afflue, lequel estant là arresté,
& s'y condensant par la chaleur, fait ceste
chair dense & noire: laquelle en remplissant
les fentes qui sont entre les glandes, rend la
superficie du rein lisse & polie, laquelle autrefois paroissoit creuassée & inegale. lib. 2.

Les caruncules mammillaires sont les extremitez des glandes qui font le rein, lesquel-

les d'vne base large aboutissent en pointe,
& finissent auec les extremitez des veines
& des arteres emulgentes. En ces caruncules se fait la separation de l'vrine d'auec
le sang, apres laquelle separation elle coule à trauers de leurs substances, & distille
dans les tuyaux de l'vretere, comme fait la
eaue par la paille qui bousche le trou de
la cuue.

La cauité commune qui se void dans le
reins, est enuironnee par tout de la membrane de l'vretere, laquelle en se dilatant
fait neuf ou dix tuyaux fistuleux : lesquels
en se separant les vns des autres, font comme vn pied d'oyson, & s'abbouchent par
leurs orifices auec les caruncules mammillaires. Ceste cauité est le vray couloit
& ramis de l'vrine, & selon Riolan, il n'en
faut point chercher d'autre.

Des Vreteres. CHAP. XXVI.

A serosité separee dans les reins d'auec
le sang, est portee à la vessie par des canaux, nommez *vreteres.*

Ils sont deux, vn de chaque costé, parce
qu'il y a deux reins. Leur longueur est
autant de chemin, qu'il y en a depuis
rein iusques à la vessie.

Leur figure est ronde & caue, comme

*Le nom-
bre.*

*La lon-
gueur.*

La figure.

celle des veines & artères, d'autre

leur vest blanche, y comme est

rement celle des parties spermatiques

qui a induit les anciens a les nommer tan-

tost veines, & tantost artères blanches.

Leur si-
tuation.

Ils sont situez en cet espace qui est

le rein & la vessie; car estans sortis du

vessie, ils montent entre les deux tuniques

du peritoine tout le long du muscle psoas

à la partie cave du rein dans lequel estans

entrez & se rendans qu'ils se transfigure

produisent neuf ou dix rameaux.

Et si on veut qu'on remarque l'origine

ou si on ayme mieux, l'insertion de l'u-

retere, comme du fond de la vessie qu'il s'a-

vance par une reflexion son tortueuse jus-

ques au col d'icelle entre les deux tuni-

ques, qu'il n'est ce celles inserer obliquement

afin d'empescher que l'urine qui est en-

tree en la vessie, ne puisse plus remonte

ny resortir. Tellement que autant elle n

se fasse place, & ne bride le bouche en

pressant la tunique interne, le plus pa

lequel elle est entree

La con-
nexion.

Ils ont connexion auec les reins & la

vessie, par leur continuité, & auec toute

les parties du ventre inferieur, par ayant

que qu'ils reçoiuent du peritoine

Leur   Leur composition est de deux tuniques

de quelques veines, arteres & nerfs. Des *composi-* uniques l'externe est commune, & vient *tion est de* du peritoine ; l'interne propre & sembla- *deux tu-* ble à celle de la vessie. Elle est dense & tis- *niques.* suë seulement de fibres obliques, par les- quelles ils se dilatent, estrecissent & resi- stent aux efforts.

Les veines & les arteres viennent des *& de* lombaires, & sont si delices qu'on ne les *vais-* peut voir ; comme sont pareillement les *seaux.* nerfs qui naissent de quelques-vns de ceux des lombes.

De leur substance & composition on re- *Leur* cueille, que leur temperament est froid & *tempera-* sec. Quant à l'action ils n'en ont point *ment.* d'officiale. Ils ont seulement vn vsage, qui *Leur vsa-* est de receuoir l'vrine separee par les reins *ge.* d'auec le sang, & de la porter & conduire dans la vessie.

De la vessie de l'urine, nommee des Grecs cystis ourodochos, & des Latins Vesica vrinaria.

CHAP. XXVI.

L'Vrine portee par les vreteres est fina- lement receuë dans la vessie, comme dans vne bouteille, où elle est retenuë iusques à ce qu'irritant ou par sa qualité, ou par sa quantité, elle incite la nature à la chasser dehors.

Il n'y a qu'vne vessie, parce que l'excrement sereux n'estant que d'vne sorte,
vn seul receptacle suffit pour la receuoir
& la contenir. Et il aduient icy comme aux
bastimens, où plusieurs goutieres ramassent toutes les eaux & les portent en vne
cuue commune : car les vreteres deschar-
gent toutes les eaux du corps, qui passent
par les roignons, dans la vessie comme
dans vn bassin.

Sa grandeur est suffisante pour receuoir
la serosité, & sa capacité se recognoist
quand on la remplit d'eau ou de vent : car
alors elle s'accroist autant que sa magnitude naturelle le peut permettre. A ceste
cause quand elle est vuide, elle se retire &
deuient de la grosseur du poing. Ce qu'on
peut aisément recognoistre, à proportion,
par l'extension & dilatation d'icelle d'vn
porc. Et afin qu'elle se puisse ainsi estendre, Nature l'a faite membraneuse : car
ceste proprieté n'a esté donnee qu'aux
membranes seules.

Elle est de figure ronde & longue, &
ressemble assez bien à ceste sorte de bouteille de peau, que le Democrite François
appelle d'vn terme fort propre *guedufle*,
qui estant pleine semble ronde, & vuide
paroist platte.

Le nom-
bre.

Sa ma-
gnitude.

Sa figure.

Sa situation est en la partie moyenne & *sa situa-*
férieure de l'hypogastre, estant cachee *tion.*
suspenduë dans la duplicature du peritoine, en telle sorte qu'elle n'apparoist
point, que premierement on ne l'ait cou-
pee ou deschiree. Et d'autant que les
playes de ceste partie sont incurables, nature l'a couuerte en deuant & par en haut,
des os pubis : par derriere & par em bas,
de l'os *sacrum* : & par les costez, des os
des hanches : comme de bouleuarts, pour
defendre des iniures externes.

Sa composition est de parties similaires
& de parties dissimilaires. Les similaires
sont les tuniques, les veines, les arteres
& les nerfs.

Les tuniques sont trois, vne commune *sa com-*
& deux propres. La commune vient du *position*
peritoine, & attache la vessie au *rectum* *est de*
& aux os des iles. Les propres sont espais- *trois tu-*
ses, solides & dures : de peur qu'elles ne *niques.*
soient offensees par l'abondance ou acrimonie de l'vrine, ou par la dureté & inégalité des pierres : & toutesfois l'interne
est moins solide & plus mince & deliee.
Elles sont entretissuës de toutes sortes de
fibres, par le moyen desquelles se fait l'attraction, la retention & l'expulsion de
l'vrine. L'interne est de plus recouuerte

par dedans d'vne crouste, qui s'engendre
des excrémens de la troisiesme coction.

Dans ces tuniques sont semées plusieurs
veines & arteres, des veines & arteres hypogastriques, desquelles leur portent le
sang, tant veineux qu'arterieux, pour les
nourrir & les viuifier.

Les nerfs sont deux. L'vn vient de la 6.
coniugaison du ceruecau, & s'espand dans
le fonds de la vessie: & l'autre de la mouelle del'os sacrum, & s'en va au col d'icelle.

Outre ces vaisseaux, il y a vne production nerueuse, nommée *ouraque*, laquelle
du fonds de la vessie monte entre les deux
tuniques du peritoine au nombril, & sert
auec la veine & les arteres vmbilicales
faire le boyau du fœtus, comme il sera dit
au 8. Liure.

Son temperament, eu esgard aux parties qui la composent, qui sont toutes
spermatiques & exangues, doit estre tenu pour froid & sec.

Les dissimilaires sont deux, la superieure est dite le fonds ou le corps de la vessie,
& l'inferieure le col. Le fonds est la partie

Le fonds. qui reçoit & contient l'vrine. Il est rond,
& posé dans le bassin fait des os pubis, sacrum & des iles. A cause de la figure
droicte du corps humain, le fonds est
en haut, estant couché aux hommes sur le

boyau rectum, & aux femmes sur la matrice. Ce fonds d'vne largeur & capacité
notable, s'estrecit peu à peu, & se termine
au col, qui est plus espais & plus charneux.
Aux femmes il est plus court, plus large &
plus droict : & finit en la partie anterieure
du col de la matrice : & aux hommes plus
long, plus estroit & plus tortueux, & s'a-
uace iusques au comencemét de la verge.

En la vessie il y a trois trous, deux inter-*Les trous.*
nes, qui sont faits par les vreteres qui entrent prés du col en la vessie, pour y descharger l vrine. Le 3. est exterieur, & est
celuy par lequel l'vrine est chassee hors : il
est fermé par vn muscle, nommé *sphincter*,
qui empesche que l'vrine ne coule contre
nostre volonté. C'est au dessous de ce muscle, tirant vers l'entree de l'vrethre, que
sont situez les prostates glanduleux.

Sa connexion est auec les reins, par les
vreteres : auec toutes les parties du ventre
inferieur, par sa tunique commune : auec le
foye, le cœur, le cerueau & la moüelle
dorsale, par les veines, arteres & nerfs :
auec le boyau rectum aux hommes, &
auec le col de la matrice aux femmes, par
des fibres membraneuses : qui font la
gràde sympathie qui est entre ces parties.

L'action qui luy est propre & comme

vnique, c'est la contraction, par laquelle
estant irritée, ou par l'abondance, ou par
l'acrimonie de l'vrine : elle se resserre naturellement par le moyen de ses fibres, &
en se resserrant la chasse vers le muscle, lequel irrité se lâche & la laisse couler, des
muscles de l'epigastre en pressant la vessie,
aydans beaucoup à ceste expulsion.

Son vsage, en receuant, contenant &
chassant hors l'vrine, est de purifier la
masse du sang, & de preseruer le corps
des maladies qui luy aduiennent par la
suppression des serositez.

Fin du sixiesme Liure.

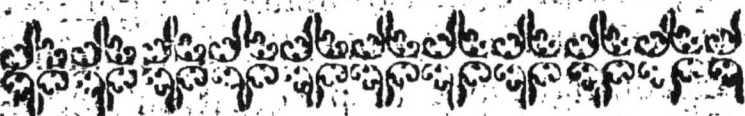

LE
SEPTIESME
LIVRE,
DESCRIT L'HISTOIRE DES PARTIES QVI SERVENT A LA GENERATION

De la nécessité des parties Genitales.

CHAPITRE PREMIER.

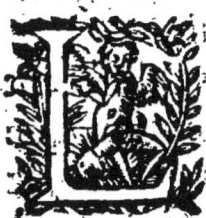

Nature, combien soigneuse.

LA Nature (qu'Hippocrate appelle la puissance ordinaire de Dieu,) soigneuse de sa conservation, a engendré en chaque chose qui a estre vn desir de s'eterniser. A quoy ne pouuant paruenir par l'indiuidu, à raison que sa condition est mortelle : elle s'efforce d'y atteindre par la propagation des formes & de l'espece. Pour ceste cause elle en fait la multiplication aux elemens, par la transmutation : aux metaux, par

Aa

apposition : & aux animaux, par generation. Car ainsi chaque indiuidu, comme
rajeunissant par la procreation de son
semblable, est en quelque façon rendu
immortel ; le pere vit en son fils : & celuy
ne meurt point, qui laisse aprés la mort
vne image viuante de soy.

Comment
se fait la
genera-
tion.
Or la generation des animaux parfaits,
se fait par l'effusion de la semence des
masles, & par la conception des femelles :
& pour cet effect, ont esté creées en chaque sexe, des parties qui seruent à ceste
action : & nature a infus à tous les animaux le desir & appetit de procreer leur
semblable. Et pour les y inciter plus viue-
ment par vn sensible & voluptueux cha-
touillement, elle a doüé les parties genitales d'vn sentiment fort exquis.

Les par-
ties geni-
tales en
quay dif-
ferent.
Ces parties aux deux sexes, different
non seulement en situation, entant que
celles de l'homme pendent par dehors, &
celles de la femme demeurent cachees au
dedans : mais aussi en nombre, en figure
& en composition. En nombre, parce
que la femme n'a point d'epididyme, de
parastates ny de prostates. En figure, parce qu'il n'y a point de ressemblance entre

de la matrice. La diuarication des
vaisseaux preparans, l'insertion des eiaculatoires, & la magnitude & figure des
testicules sont aussi fort dissemblables.
Et en composition, parce que la verge est
faite de trois corps caues, là où le col de
la matrice n'a qu'vne seule cauité, pour
receuoir le membre viril. En quelque maniere donc qu'on renuerse la matrice, on
n'en sçauroit former aucunes parties, qui
puissent representer la verge ny le scrotū.

Puis donc que les parties genitales de *celles des*
l'homme sont si differentes de celles de la *hommes.*
femme, il s'ensuit que pour en tracer l'histoire plus nettement, il est necessaire de
les descrire separément. Celles de l'homme sont en grand nombre. Toutesfois
elles visent toutes à produire la semence,
de laquelle se puisse former vn homme.

Et d'autant que la semence, auant que
d'estre ornee de sa vraye forme, a besoin
de diuerses preparations, decctions & raf-
finemens, de là vient que la structure de
ces parties est fort curieuse, & l'artifice totalement admirable. Car aux vnes a esté
seulement donnee la charge de la preparer, comme aux veines & aux arteres spermatiques : aux autres de la cuire à perfection, comme à l'epididyme : aux autres

de la rendre feconde, comme aux teſticules : aux autres de la tranſporter, comme
aux vaiſſeaux eiaculatoires : aux autres de
la reçeuoir, contenir & garder pour la neceſſité, comme aux paraſtates, & aux proſtates ; & aux autres finalement de la verſer aux cachots de la matrice, comme à la
verge.

Celles des
femmes.

Des parties de la femme, les vnes preparent la ſemence, comme les veines &
les arteres ſpermatiques : les autres luy
donnent la forme, comme les teſticules :
les autres la portent, comme les vaiſſeaux
eiaculatoires : & les autres enfin la reçoiuent, contiennent & fomentent pour la
conception, comme la matrice. Nous
traicterõs de toutes ces parties par ordre,
en commençant par celles des hommes.

Des vaiſſeaux qui preparent la ſemence.
C H A P. II.

Les vei-
nes &
arteres
ſpermati-
ques.

LES vaiſſeaux nommez *ſpermatiques* &
preparans, ſont quatre, deux veines &
deux arteres. Des veines, la dextre naiſt
immediatement du tronc de la caue deſcendante, & la ſeneſtre de l'emulgente :
mais les deux arteres ſortent immediatement du tronc de l'aorte.

Ces quatre vaiſſeaux ayans ainſi pris
leur origine, ſortent du ventre inferieur,

accompagnez du muscle suspenseur, par
la production du peritoine : & auant que
former l'epididyme, les veines & les arteres qui estoient separees, s'vnissent, & par
vn entrelassement admirable, qui ressemble aux fleaux des vignes, font vn lacis la-
byrintique, par lequel les veines entrent
dans les arteres, & les arteres dans les veines, & se confondent en telle façon, qu'il
est impossible de les pouuoir separer. Ce
qui se faict, afin que le sang & les esprits,
matiere de la semence future, se puissent
mesler ensemble exactement, & receuoir
leur premiere preparation : car à ces vaisseaux ainsi entortillez, a esté donnee par
l'irradiation des testicules, la faculté d'esbaucher la semence, & luy bailler ses premiers crayons, & quelque commencement de blancheur.

De l'Epididyme.
CHAP. III.

CEs quatre vaisseaux ainsi entrelassez,
degenerent en fin en vn corps variqueux, blanc, longuet, & assez semblable à
vn ver à soye, nommé des Grecs *Epididyme.*
Ce corps semble estre moyen entre les
vaisseaux & les testicules : car en la superficie, il paroit membraneux ; mais par dedans, il est glanduleux & cauerneux.

Il reçoit par vn bout les vaisseaux pré-
parans, & par l'autre il donne issue aux
eiaculatoires. Il est attaché à la teste & au
fond des testicules : mais il est separé par
l'espace qui est entre les deux extremitez.
Il sert pour allier les vaisseaux, tant preparans qu'eiaculatoires, auec les testicules,
& pour elabourer & blanchir la semence.
Car ayant receu la matiere, & l'ayant preparée & blanchie, il l'enuoye aux testicules par certains petits canaux, pour en receuoir la forme : & puis il la retire par des
mesmes tuyaux, pour la verser dans les
vaisseaux eiaculatoires. Galien ne donne
point d'epididyme aux femmes.

Des Testicules.
CHAP. IV.

LA semence preparée en l'epididyme
passe par des tuyaux fort estroicts, dans
la substance rare & cauerneuse des testicules, où elle reçoit sa forme, sa perfection & la fecondité. C'est à raison de ce-
te faculté seminifique qu'ils sont tenus
pour les premiers organes de la generation, & decorez du tiltre de parties nobles. Ils sont deux pour la fecondité.

Dignité
des testi-
cules.

Leur situation est apparente, car ils sont
suspendus en dehors entre les cuisses. Galien veut que ce soit pour la chasteté :

Riolan estime, que c'est afin que la semence portee par vn plus long chemin, soit elabouree plus parfaictement.

Ils sont suspendus par les muscles suspenseurs, de peur qu'ils ne tirent & chargent trop les vaisseaux. Leur figure est ronde, mais vn peu plus longue que large. Les Arabes leur donnent la forme d'vne oliue ou d'vn œuf.

Leur composition est de chair, de veines, d'arteres, de nerfs & de tuniques.

La chair est spongieuse & glanduleuse, & telle qu'il ne s'en trouue point de semblable au reste du corps.

Les veines & les arteres sont les spermatiques.

Ils reçoiuent (dit Courtin) quelques nerfs fort menus de la 4. & 5. coniugaison des lombes, & de la 5. & 6. de l'os sacrum.

Les tuniques sont cinq: deux cōmunes & trois propres. Les communes enueloppēt tous les deux testicules: & les propres n'en enueloppent qu'vn particulierement.

Des communes, la 1. est faite de la cuticule & de la peau. Elle est assez deliee, fort ridee & toute parsemee de poil aux puberes. Les Latins l'appellent *scrotum*, & est comme separee en deux, par vne ligne, laquelle du fondement passe par le perinée iufques au gland.

La 2. prend son origine du panmicule
charneux, & eſt nommée des Grecs *darto*,
De ſon milieu s'auance vne cloiſon membraneuſe, qui ſepare les teſticules l'vn
d'auec l'autre, de peur qu'ils ne ſe froiſ-
ſent en s'entretouchant.

Des propres : la 1. nommée *erythroïde,*
eſt parſemée de fibres charnuës qui la
font paroiſtre rougeaſtre, & eſt engendrée du muſcle ſuſpenſeur.

La 2. dite *elythroïde,* eſt vne production
du peritoine, elle enferme le teſticule
comme vn eſtuy.

La 3. nommée *albugineuſe & membraneuſe* naiſt des tuniques des vaiſſeaux, & enueloppe immediatement la ſubſtance du
teſticule. Au reſte ces cinq tuniques
ſe trouuent ſeulement aux teſticules des
hommes, à cauſe qu'ils pendent en dehors:
car ceux des femmes n'en ont qu'vne qui
eſt le dartos.

Sous ces tuniques ſe deſcouure la ſubſtance molle, glanduleuſe & ſpongieuſe
du teſticule, dans laquelle la ſemence reçoit ſa perfection, ſa forme & ſa fecondité, tout ainſi que le ſang dans le parenchyme du foye, & l'eſprit animal dans la
ſubſtance du cerueau.

On pro-
pres, &
ſont trois.

Leur temperament est chaud & humide,
qui sont qualitez fort propres à la generation
de la semence.

Ils ont connexion & fort grande sympathie
auec toutes les principales parties du corps
par leurs vaisseaux. Ils ont aussi vne tres-
grande puissance d'alterer l'habitude & la
temperature de tout le corps, & mesme les
mœurs, comme on void euidemment aux
chastrez, ainsi que monstre Du Laurens *en la
question 5. du 7. liure de son Anatomie.*

Au reste au testicule on considere la teste, la   *Leurs par-*
queuë & l'espace d'entre-deux. La teste est   *ties.*
la partie superieure, par laquelle il est sus-
pendu, & à laquelle s'attachent les entortillemens des vaisseaux preparans : La queuë
est la partie inferieure, d'où sort le vaisseau
eiaculatoire. Ce qui est entre la teste & la
queuë, est le milieu, auquel l'epididyme
n'est point adherent.

Des vaisseaux eiaculatoires.
CHAP. V.

LA semence ayant receu sa forme & sa fe-   *Les vais-*
condité dans l'epididyme & les testicules,   *seaux*
est enuoyee des testicules & de l'epididyme   *eiacula-*
par certains petits tuyaux dans deux vais-   *toires.*
seaux (vn de chaque costé) qui sortent de
l'epididyme, & sont nommez *deferents* & *eia-*
culatoires. Ces vaisseaux en leur origine sont

assez gros, spongieux & fort entrelassez:
mais quand ils s'esloignent des testicules, ils
deuiennent ronds & blancs comme de gros
nerfs. Ils n'ont point de cauité sensible, parce que la semence estant ignée & aérée, passe
facilement par des canaux qui n'ont point de
cauité apparente.

Ces vaisseaux montent par la production
du peritoine, par laquelle descendent les
preparans: d'où portez par vn chemin tortueux à la partie posterieure & externe de la
vessie, ils deuiennent plus gros & plus am-

Insertion. ples, & s'en vont abboutir au commencement du col de la vessie, en certaines vessies
qui sont entre la vessie & le rectum. Ils n'ont

Et vsa- point d'action, ains seulement vn vsage, qui
ge. est de transporter la semence des testicules,
& de l'epididyme aux petites vessies, pour
estre tousiours preste au besoin.

Des Parastates & Prostates.
Chap. VI.

LEs vaisseaux eiaculatoires ayans deschargé la semence dans les parastates variqueux, elle en est par apres exprimée & chas-
sée hors, & receuë par les prostates glanduleux. Il y a donc deux sortes de parties ordonnées pour recueillir & contenir la semence, les Parastates & les Prostates.

Les Pa- Les Parastates sont de petites vessies, assi-
rastates.

ses au commencement du col de la vessie, entre la vessie & le rectum, qui sont iusques au
nombre de quatre & de cinq, distinguees les
vnes des autres, & formees (selon Riolan)
de la dilatation des vaisseaux eiaculatoires,
pour, comme reseruoirs, recueillir & contenir la semence, afin qu'il y en ait tousiours
de reserue au besoin.

De ces vessies la semence est puis apres exprimée peu à peu, (côme on espreint le laict
des mammelles) par certains petits tuyaux
au col de la vessie, où elle est receuë par les
prostates, qui sont deux corps glanduleux
& tres blancs, situez au commencement du
conduit de l'vrine, lesquels la contiennent
& conseruent pour la necessité. Ces Prostates sont couuerts d'vne membrane deliee, *Les Pro-*
percée de force petits trous, afin que la se- *states.*
mence ne coule d'elle-mesme, mais qu'elle
soit espreinte comme goutte à goutte.

Ie diray ne passant, que la gonorrhee viru-
lente a son siege és Parastates & Prostates.

Riolan remarque que les deux vaisseaux
eiaculatoires s'vnissans par vne mutuelle
anastomose entre ces Prostates, ne font
qu'vn trou aboutissant dans le conduit de la
verge, lequel est bousché par vne caruncule
mammillaire, en telle sorte que la semence
faisant effort, la leue pour sortir : puis estant

fortie, elle s'abbaiſſe ſoudain pour refermer
le paſſage. Il dit auſſi, que ceſte caruncule re-
ſiſtant à l'algalie, trompe ſouuent les igno-
rans Operateurs, leſquels la prenant pour
vne carnoſité, & la conſumant par medicamens cathéretiques ou corroſifs, cauſent
vne gonorrhée perpetuelle & incurable.

Leur vſa-
ge.　Du Laurens leur donne quatre vſages.
Le 1. eſt de recueillir la ſemence & l'accu-
muler en telle quantité, qu'il y en ait ſuffi-
ſamment pour vne ou pluſieurs charges, tout
ainſi que les Canonniers tiennent des gar-
doches touſiours pleines & preſtes, pour
s'en ſeruir au beſoin. Le 2. eſt d'eſpaiſſir &
elabourer la ſemence à perfection. Le 3. eſt
d'engendrer vne humidité ſaliuale, pour en
arrouſer le conduit de la verge, & empeſcher qu'il ne ſoit offenſé par l'acrimonie de
l'vrine. Et le 4. d'accroiſtre le plaiſir en la copulation: car ils engendrent continuellement vne humeur ſereuſe, qui en paſſant par
la verge, excite vn prurit & chatoüillement.

Du Membre Viril.
Chap. VII.

LA ſemence recueillie aux proſtates, en-
flant par ſon abondance, & chatoüillant
par ſa qualité cherche à ſortir, repreſente des
eſpeces plaiſantes à l'imagination: & finalement par la preſence d'vn objet deſiré, ſe

respand par vn canal longuet en la cauité de
la matrice.

Ce canal est nommé par excellence des Les noms
Grecs morion, des Latins *membrum virile*, & de la ver-
des François *le membre viril*, & simplement ge.
le membre.

Sa situation est fort cognuë & euidente,
car il occupe la partie externe & extreme du
ventre inferieur, estant adherent par sa racine à l'os du penil, & comme siché dans le petit ventre, hors duquel il sort & pendille entre les cuisses.

Sa structure est telle qu'il est requis pour le
congrez, pour l'eiaculation de la semence &
pour la volupté, car il est composé de deux
nerfs caues, d'vn conduit conimun à la semence & à l'vrine, de quatre muscles, de grand
nombre de veines, d'arteres & de nerfs, d'v-
ne membrane nerueuse, & d'vne peau faite
auec vn admirable artifice.

Il falloit qu'il fust caue, & d'vn sentiment
exquis. Caue, afin qu'emply de sang & d'esprits, il roidist, & vuide d'iceux, il s'amollist
& relaschast, & d'vn sentiment exquis, afin
que le coit ou copulation fust accompagné
de plaisir. Il a donc esté fait de deux nerfs &
d'vn canal qui est entre les deux.

Les nerfs, ayans pris naissance la ma- De deux
tiere des ligamens, de la partie inferieure ligamens
caner-
neux.

des os pubis, & superieure des os ischium
estans au commencement separez, & puis
s'vnissans, s'auancent iusques au grand aelle-
ment que la chair d'iceluy les couure par le
bout. Leur substance interne caue, noiraste
& spongieuse est remplie d'vn gros sang
noir, comme si elle estoit tissue de sions de
veines, d'arteres & de nerfs.

Entre ces deux corps caues, se void le conduit commun à la semence & à l'vrine, nommé des Grecs *ourethra*, qui n'est autre chose
que la substance ou le col de la vessie allongé
iusques au bout de la verge.

Les muscles sont quatre, qui ont esté descrits au chap. 39. du 5. Liure.

Les veines & les arteres qui luy apportent
le sang & les esprits, tant pour le nourrir &
viuifier, que pour le tendre & bander au
temps du coit, viennent de l'hypogastrique
& de la honteuse; & les nerfs, de la moüelle
de l'os sacrum.

Et de la peau. Tout ce corps ainsi composé est couuert du
panicule charneux (qui est foy nerueux) de
la peau & de la cuticule; car de graisse il ne
s'y en void point: d'autant qu'en grossissant
la verge desmesurement, elle nuiroit par sa
mollesse à la tuation.

Sa figure. Il est rond, afin de s'ajuster & accommo-
der à la cauité ronde du col de la matrice. Il

est vny & lisse, afin de ne point offenser ledit
col, ains plustost l'eschauffer & chatoüiller
en la copulation: & plus court qu'aux autres
animaux, à raison de la façon que l'homme
tient au coit, contraire à celle des bestes, qui
s'accouplent par derriere.

Au bout du membre se void le balanus ou *Le gland.*
gland, qui est la teste & partie charnuë d'i-
celuy, qui ressemble à vne glande dure, solide, & blanchastre, ayant vn meat en son milieu pour l'excretion de la semence & de l'v-
rine. Il est toutesfois moins dur que le reste
de la verge, de peur qu'il ne blesse la matrice. Il se termine vn peu en pointe, afin qu'il
entre plus facilement : & fort sensible, pour
accroistre par le chatoüillement le plaisir en
la copulation. Quand le sang & les esprits y
affluent, il s'enfle & deuient plus vermeil;
mais quand ils se retirent, il se ride & pallit.

Le gland n'est point immediatement cou- *Le prepu-*
uert de la peau, comme le reste de la verge, *ce.*
mais d'vne membrane tres-deliée, laquelle
est couuerte par dessus de la peau lasche de
la verge, qui s'allonge pour faire le prepuce, & se rebrousse aisément pour couurir &
descouurir le gland. Et en passant, il faut remarquer, que le prepuce est fait d'vne tunique double, de peur qu'en la couppant au
phymosis on ne touche seulement qu'à l'ex-

terieure, ſans inciſer l'interieure, qui ſeroit, ne rien auancer.

Le prepuce eſt attaché au gland, par deſſous par le moyen d'vn ligament dehez, qui ſe ter-

Le frein. mine au pertuis du gland (qu'on nomme le frein.) Le cercle qui ceint & enuironne tout le gland eſt nommé la couronne.

La partie inferieure du membre qui va tout du long, eſt dite la couſture de la verge. Et celle qui va iuſques au ſiege, tanrus. Tout l'eſ-

Le peri- pace qui eſt entre la verge & le fondement
nee. eſt nommé le perinee.

Des parties genitales de la Femme.
Des vaiſſeaux qui preparent la ſemence.
CHAP. VIII.

L'origine LES vaiſſeaux ſpermatiques de la femme
& inſer- ſont de deux ſortes, les vns preparent la
tion des ſemence, & les autres la portét, apres qu'elle
vaiſſeaux a receu ſa forme & perfection dás les teſticu-
prepa- les. Les preparans ſont quatre, deux veines
rans. & deux arteres, leſquels en leur origine ſont
ſemblables à ceux des hommes, mais leur inſertion eſt fort differente: car aux hommes
ils s'en vont tous aux teſticules, mais aux
femmes la veine & l'artere ſe diuiſent en
deux, Leur plus grande partie s'en va au
teſticule, & la moindre s'eſpand au fonds
de

de la matrice. Ceste premiere portion a plusieurs tours & destours: afin que
la semece y seiournant plus longuement
y acquiere son premier crayõ & esbauche.
Et finalemét fait vn corps variqueux, mol
& glanduleux. Fallope nie qu'il y ait communion entre les testicules & les vaisseaux preparans, parce qu'ils sont distans
d'vn grand poulce. Mais Riolan dit auoir
tousiours remarqué 4. ou 5. tuyaux,
qui de ces vaisseaux preparans se trainent
entre deux membranes aux testicules, &
leur portent la matiere de la semence
pour la perfectionner, & en apres la retirent & versent dans les vaisseaux eiaculatoires.　*Des Vaisseaux Eiaculatoires.*

CHAP. XI.

LEs deux vaisseaux eiaculatoires nais- L'orifice.
sent des quatre preparans. Ils sont plus
entrelassez qu'aux hommes, afin que la
briefueté du chemin soit recompensée
par la multitude des anfractuositez. Ils
sont gros, larges & fort entortillez aupres
des testicules : mais quand ils en sont
quelque peu esloignez, ils s'estrecissent &
se departent en deux rameaux, desquels
le plus gros & le plus court se termine aux
cornes de la matrice : & le plus menu & le
plus long se trainant entre deux membra-

nes par les coftez du corps de la matrice,
va finir au col d'icelle proche de fon orifice interne. Par le premier les femmes qui
ne font point enceintes, font eiaculation
de leur femence au fonds de la matrice:&
par le dernier, celles qui font groffes(defquelles l'orifice interieur de la matrice eft
exactement fermé) la iettent au col d'i-
celle. De là vient, felon Du Laurens, que
les femmes enceintes ont plus de plaifir
au coït; car la femence paffant par ce canal, qui eft plus long & qui s'efpand dans
le col de la matrice qui eft membraneux
& d'vn fentiment fort vif, leur excite vn
plus grand chatoüillement, & leur caufe
plus de volupté.

Des Tefticules. CHAP. X.

LES Tefticules font fituez aux coftez
de la matrice, vn de chaque cofté.
Ils different de ceux des hommes. En fubftance, parce qu'ils font mols. En grandeur, parce qu'ils font plus petits. En fituation, parce qu'ils font cachez au dedans. En figure, parce qu'ils font larges
& applatis. En temperature, parce qu'ils
font plus froids. Et en compofition, parce qu'ils ne font couuerts que d'vne feule
tunique, & qu'ils ne font point fufpendus
par aucun mufcle cremaftere, mais feu-

lement affermis par vn large ligament.

La nature a fait les testicules pour elabourer & perfectionner la semence; car quoy que dient les Peripateticiens, les femmes contribuent vne semence prolifique, aussi bien que les hommes.

Au reste elles n'ont point de parastates, de prostates, ny d'epididyme, si on ne prend pour epididyme le corps variqueux, & comme glanduleux, auquel finit le vaisseau preparant, tout ioignant le testicule.

Des parties similaires de la Matrice.
C H A P. XI.

COmme les semences des plantes ne peuuent produire aucun fruict, si elles ne sont iettees en vne terre fertile & bien cultiuee : ainsi celles des animaux ne le peuuent non plus, si elles ne sont receuës en vn lieu, qui ait la vertu de les reduire de puissance en acte. Or ce lieu c'est la matrice, qui pour ceste raison est dite estre le lieu de la reception, conception & nutrition de la semence.

Nature luy a donné vne situation commode pour ces actions : car elle l'a cachee au dedans, afin qu'elle fust réchauffee par la chaleur des parties internes : & placee entre la vessie & le rectum, afin que la veffie luy feruift comme de cuiffin par deuant, & le boyau par derriere.

Elle occupe iuftement le milieu, afin que le corps foit en equilibre, & bien contrepefé.

En celles qui ne font point groffes, à peine monte elle plus haut que les os pubis & la veffie: mais en celles qui font enceintes, elle s'eftend iufques aux iles.

Elle n'eft point de pareille grandeur en toutes: car en celles qui font vn peu aagées, elle eft plus groffe qu'elle n'eft aux fteriles. Les accouchées & celles qui ont porté des enfãs, l'ont auffi plus groffe.

La longueur, en celles qui ont atteint leur grandeur, depuis le fonds iufques à l'orifice exterieur, eft ordinairement d'onze poulces, & la largeur de trois.

Sa figure eft ronde, longuette & affez femblable à vne groffe poire: car d'vn fonds rond, large & égal, elle fe termine peu à peu en vn orifice eftroit.

Sa fubftance eft nerueufe & membraneufe, afin qu'elle fe puiffe fermer pour la conception, eftendre pour l'accroiffement du fœtus: & refferrer pour chaffer hors en l'accouchement l'enfant, l'arrierefaix & les vuidanges.

Elle eft compofée de tuniques, de vei-

nes, d'arteres, de nerfs, & de ligamens. *s'acompo-*
Les tuniques sont deux, l'vne externe & *sition est*
l'autre interne. L'externe vient du peri- *de deux*
toine: l'interne est charneuse, & surpasse *tuniques.*
en espaisseur toutes les membranes du
ventre inferieur. Elle est entretissuë de
trois sortes de fibres, par lesquelles elle fait
l'attraction, la retention & l'expulsion.
L'espaisseur de ces tuniques est differente selon la diuersité des aages, &
selon les diuers temps des purgations &
des grossesses : car les pucelles qui n'ont
point atteint l'aage de puberté, les ont deliees: celles qui sōt reglees de leurs fleurs,
les ont plus espaisses : & celles qui ont éu
des enfans, tres-espaisses. Aux femmes enceintes la substance de la matrice n'apparoist plus membraneuse, ains quasi toute
charneuse, cauerneuse, spōgieuse, & se di-
uisant facilement, comme vn champignō,
en plusieurs escorces. Ce qui a esté fait
pour contenir dauantage de sang & d'esprits pour la vie & la nourriture du fœtus.
Ces tuniques (au contraire de toutes les
autres du corps) plus elles se dilatent, plus
elles s'espaississēt, & ce à mesure que l'enfant croist en hauteur, largeur, & espaisseur; tellement qu'aux derniers mois de la
grossesse, elles ont presque deux doigts
d'espais. Bb iij

Et de vaiſ-ſeaux.

Les veines ſont quatre, deux de chaque coſté. D'icelles les vnes ſont ſuperieures, & les autres inferieures. Les ſuperieures viennent des ſpermatiques, auant qu'elles ſe diſtribuent aux teſticules, & s'en vont au fonds, & quelquefois auſſi au col de la matrice : Et les inferieures du rameau hypogaſtrique. Ces veines s'embouchent l'vne dans l'autre en la tunique charnue, ou entre les deux tuniques : & c'eſt par ceſte anaſtomoſe ou embouchement que les femmes groſſes iettent quelquefois grande quantité de ſang de la matrice, encore que l'orifice interieur ſoit exactement fermé : car aux autres temps Fallope veut que le ſang menſtruel vienne du fonds de la matrice. Outre ceſte anaſtomoſe il y en a encore vne ſeconde, par laquelle les veines dextres & ſeneſtres s'embouchent les vnes dans les autres, & par ce moyen le ſang eſt fourny au fœtus par l'vne & l'autre veine, encore que le placenta & la veine vmbilicale ne touchent point à la matrice que d'vn coſté.

Il y a auſſi quatre arteres qui accompagnét ces veines, pour luy porter l'eſprit vital, mais elles ſót moindres que les veines.

Ses nerfs viennent de la ſixieſme coniugaiſon du cerueau, & de celles de l'os ſacrum & des lombes.

Les ligamens qui l'attachent eſtroitte- *Ses liga-*
ment aux parties voiſines, & qui la tien- *mens.*
nent ferme en ſon lieu, ſont quatre, deux
ſuperieurs, & deux inferieurs. Les ſuperieurs ſont des productions larges & membraneuſes du peritoine, qui s'inſerent aupres des cornes. Les inferieurs nerueux,
ronds & caues, ſortent des parties laterales du fonds, & montant par les aines, percent les tendons des muſcles de l'epigaſtre qui ſont en cét endroit, & ſe diuiſent
en pluſieurs parties, deſquelles les plus
courtes vont aux os pubis aupres du clitoris: & les plus longues s'eſpandent dans la
membrane adipeuſe au dedans de la cuiſſe, & peuuent (ce dit Riolan) eſtre conduites iuſques au bout du pied. Et d'icy peut
eſtre renduë raiſon, pourquoy les femmes
durant leur groſſeſſe ſe pleignent aſſez ordinairement de douleur au dedans des
cuiſſes. Ces ligamens ſont laſches, afin
qu'ils puiſſent preſter, s'eſtendre & ſuiure
la matrice, ſans ſe déchirer ny rompre: car
il faut quand la femme eſt enceinte, que la
matrice s'eſtende & amplifie à proportion
de l'accroiſſement du fœtus: & apres l'enfantement il faut qu'elle retourne à ſa premiere dimenſion.

La matrice eſt donc ainſi attachee aux os *Sa con-*
nexion.

B b iiij

voisins par ces quatre ligamens propres,
mais elle a de plus connexion auec toutes
les parties principales du corps par les ligamens communs, auec le cerueau & la
moüelle dorsale, par les nerfs, auec le cœur
par les arteres, auec le foye par les veines,
auec la vessie & le rectum, par des fibres &
membranes tres deliees; & c'est de là que
suruiennent le tenesme & la stranguric
aux inflammations de matrice, ainsi qu'escrit Hippocrate, *lib. 1. de Morb. Mulier.*

Des parties dissimilaires de la Matrice.
De l'Orifice externe.

CHAP. XII.

Diuision de la ma-trice.

LA matrice est diuisee en quatre parties
dissimilaires, qui sont le fonds, l'orifice
interne, le col & l'orifice externe. Et d'autant que ceste derniere se presente la premiere en la dissection, nous commencerons par icelle.

La partie honteuse.

La substance de cet orifice, qu'on appelle ordinairement *la nature ou la partie honteuse,* est charneuse, spongieuse, & entretissuë de force veines & arteres, afin qu'elle
se puisse remplir de sang & d'esprits en la
copulation, pour rendre l'entree plus estroi-
cte, & embrasser le membre viril serré-
ment durant le coït. Elle est plus molle &
plus charnuë aux pucelles qu'aux femmes

qui ont eu des enfans, ou qui s'exercent
souuent au combat venerien.

Son amplitude est d'enuiron quatre ou *son am-*
cinq poulces. Aux femmes qui ont eu des *plitude.*
enfans, elle est plus grande, mais aux filles
elle n'a point (dit Oribase) plus d'ouuerture que celle de l'orifice exterieur de
l'oreille.

En la description de ceste partie se rencontrent diuerses particules, les vnes dés
l'entree & sans dissection, & les autres cachees vn peu plus auant, soubs les premieres. Celles qui se voyent sans dissection
sont le penil, la motte, les deux leures & la
fente.

Le penil, nommé des Latins *pecten*, & *Le penil.*
pubes, est situé en la partie anterieure des
os barrez.

La motte qui est releuee comme vne *La motte.*
colline, s'appelle ordinairement *le mont
de Venus*. Elle est reuestue & garnie de poil,
qui le plus souuent est iaune & plus frisé
aux femmes qu'aux pucelles. Il commence à sortir aux filles, aussi bien qu'aux gar-
çons, enuiron l'aage de quatorze ans.

Les deux leures sont peaussaires (c'est à *Les deux*
dire d'vne substance qui tient plus de la *leures.*
peau que de la chair) mais spongieuses &
garnies de graisse. Elles sont situees aux

costez de la grande fente, & touchent aux os du penil.

La fente est plus longue que le trou qui reçoit le membre viril, parce que la peau plus espaisse que les membranes, n'eust peu s'estendre & prester assez en l'enfantement.

Ces levres estant ainsi entr'ouuertes & separees, on void les aïles ou aïlerons (les Grecs les nomment *pterygomata*) qui sont des membranes charnuës, mölles, spongieuses, assez longuettes, mais deliées & estroittes, lesquelles on dit s'accroistre en plusieurs de ces femmes Egyptiennes si demesurement, qu'elles pendent hors de la fente, & sont contraintes de se les faire coupper. Leur vsage est de defendre la matrice & la vessie du froid & des iniures externes. Il y en a qui les appellent *nymphes*, d'autant qu'elles president sur les eaux, & qu'elles conduisent l'vrine en sorte, que bien souuent elle sort sans mouiller les bords de la partie honteuse.

Au derriere de ces nymphes apparoissent 4 caruncules, qui ressemblent à des fueilles de myrte : lesquelles aux pucelles sont grassettes, releuees & rougeastres : & s'vnissent par le moyen de certaines

membranes , en telle sorte qu'à l'entrée de
l'orifice elles ne laissent qu'vn petit trou, par
lequel à peine le petit doigt peut il entrer.
Ces caruncules ainsi iointes ressemblent à
vn bouton de rose ou à vn œillet, qui commence à s'espanouyr. De ces caruncules l'anterieure & la plus haute couure le meat vrinaire: l'autre posterieure, & la plus basse : &
les deux autres, laterales. Elles defendent la
matrice de l'air, & des iniures externes, &
chatoüillent la verge en la copulation. Car
comme elles sont remplies de sang & d'esprits, estans eschauffees elles l'estreignent
tout ainsi que si on le serroit auec la main.
En la partie superieure & anterieure de cét
orifice, se trouue vne particule, que les modernes appellent *clitoris*, & les François *la
landie*; qui est composée, comme le membre
viril, de trois ligamens, de quatre muscles,
de plusieurs veines & arteres, & d'vne pellicule.

Des trois ligamens, qui sont nerueux, spon- *ses liga-*
gieux & remplis d'vn gros sang noir, les *mens.*
deux lateraux naissent, vn de chaque costé,
de la tuberosité de l'ischion, & le troisiesme
qui est entre deux, sort de la symphyse qui
conjoint les deux os du penil. Ces trois ligamens s'vnissans enuiron l'endroit où le troisiesme prend son origine, font le corps du

clitoris, lequel en outre a quatre muscles, qui
ont esté descrits cy-deuant au chap. 40. de
5. Liure.

ses muf-
cles.

Les veines & les arteres qui s'espanden
dans ce petit corps, ressemblent à celles qu
se voyent au membre viril.

Et afin que rien ne manquast à ceste verge
feminine, elle a au bout vne chair qui ref-
semble à vn petit gland: laquelle bien qu'ell
ne soit point trouée, ne laisse point pourtan
d'estre couuerte d'vne pellicule qui luy ser
de prepuce, & estât assez profondement im-
primée à la sommité de ce gland, fait qu'on
y remarque comme le vestige d'vn meat.

Au reste le clitoris ne se remarque qu'à
peine aux corps morts : parce qu'estant fort
petit, il disparoist aussi-tost que le sang & les
esprits, dont il estoit remply, sont dissipez.
En quelques femmes il croist si demesuré-
ment, qu'il pend hors de la fente, dont il y
en a qui en abusent ; que les autheurs
nomment à cause de cela *Tribades*, d'où peut-
estre les François ont tiré le nom de *Ri-*
baudes.

Du col de la Matrice.
CHAP. XIII.

Le col de
la matri-
ce.

LA Matrice estant cachée au dedans du
corps, nature a mis au deuant vn long canal, afin que le membre viril y entrast, pour

y porter & ejaculer la femence, ioignant l'o-
rifice interieur d'icelle. Dautant qu'afin que
la conception fe face, il faut que l'intromif-
fion precede, encore que quelques authoritez des modernes atteftent du contraire. Or
fous le col nous comprenons tout l'efpace,
qui eft depuis les quatre caruncules iufques à
l'orifice interne : & eft vn long canal, fait
comme vn fourreau, où s'infinuë le membre viril.

Sa fubftance interieure, en quelque façon
nerueufe, eft neantmoins molle & fpongieufe, afin qu'elle fe puiffe dilater au temps
du coït, & refferrer iceluy finy. L'exterieure
eft entretiffuë de quantité de fibres charnuës.
Et fi on en croit Arantius, c'eft vn mufcle
rond, qui l'embraffe de toutes parts, & en le
dilatant & refferrant fait qu'il fe meut, bien
qu'obfcurement, au gré de la volonté.

La fubftance ou tunique interne, qui eft
molle & fort delicate aux pucelles, s'endurcit peu à peu par la collifion frequente du
coït, en forte qu'elle paroit dure, calleufe en
celles qui ont plus d'aage, & quafi cartilagineufe aux vieilles. La fuperficie interne hors
du coït, eft ridee comme le gofier d'vne Va-
che, afin que la matrice ne foit touchee du
froid externe. Outre plus ces rides aident à
ferrer plus eftroittement la verge en la copu-

*Sa fub-
ftance.*

lation, pour en augmenter le plaisir par
chatoüillement reciproque des parties. C
bien que ce col soit plus tendu & dilaté du
rant le coit, afin de mieux embrasser & suc
cer la verge: si est-ce qu'il ne perd pas ses ri
des tout à fait, ains tantost il s'accourcit &
s'allonge, tantost il s'estrecit & dilate en l
copulation, afin de s'ajuster à la verge quã
elle est trop longüe ou trop grosse, ou luy al
ler au deuant quand elle est trop courte o
trop menuë.

L'Hy-
men.
Quelques Anatomistes mettent au milieu
de ce col, & d'autres immediatement au des
sous du conduit de l'vrine, vne membrane
transuersale, qu'ils nomment *hymen* ou *le*
pucellage : dont les vns veulent qu'elle
ait en son milieu vn trou fort petit; & les
autres qu'elle soit percee comme vn crible,
pour donner passage aux purgations menstruelles. Et d'autant qu'elle se deschire, non
sans quelque effusion de sang, par l'effort qui
se fait en la premiere iouste venerienne, de
là vient qu'ils l'appellent *la closture virginale*
& la gardienne du pucellage.

Les autres dénient tout à plat cét Hymen,
& disent auoir diligemment consideré, &
mesme sondé des filles de tous aages, & n'a-
uoir trouué aucune membrane trauersiere au
col de la matrice qui fist resistance. Ils disent

de plus qu'elle n'auroit aucun vsage ; & si quelquesfois il se trouue quelque chose de semblable, qu'elle est tousiours contre nature & vn vice de mauuaise conformation. Ils mettent donc pour la cloison virginale les quatre caruncules, situees à l'entree du col de la matrice, qui s'vnissent par le moyen de quelques petites membranes deliees, en telle sorte qu'elles font comme vn bouton de rose ou d'œillet, qui n'est point encore espanoüy. Car ces petites membranes estans deschirees, auec douleur & effusion de sang au premier coït, la fleur virginale perit, & les caruncules froissees se separent, comme si elles n'auoient iamais esté iointes ensemble.

Pour moy, ie ne veux pas dénier absolumēt l'Hymen, veu l'authorité de tant d'excellens Anatomistes, qui disent l'auoir veuë en quelques femmes. Mais seulemēt ie dénie qu'elle se trouue indifferemment en toutes. Et partant que celles où elle ne se trouue point, ne doiuent point pour cela estre tenuës pour deflorees, pourueu que les autres parties de l'orifice interne, & nommément les quatre caruncules, retiennent leur angustie, situation & couleur naturelle.

L'orifice interne.

LA troisiesme partie dissimilaire de la matrice, qu'Hippocrate appelle orifice ou
bouche internes, est vn conduit fort estroit, auquel le corps ou fonds ample & spacieux de
la matrice, en s'estrecissant petit à petit,
vient enfin à aboutir. Il est estroit, afin
d'empescher que rien d'estrange ne puisse
entrer dans la cauité. Galien dit qu'il ressemble au gland du membre viril, & les autres à la gueule d'vne tanche, ou au museau
d'vn chien nouueau nay.

Sa substance.

Sa substance est espaisse & solide en tout
temps: mais quelque peu auant qu'enfanter,
elle deuient plus espaisse, & s'amasse sur icelle, vne substance visqueuse comme de la glu,
afin qu'elle preste en l'accouchement.

Cét orifice est tousiours fermé, horsmis
quand il s'ouure, ou pour receuoir la semence, ou pour donner issuë aux menstruës & à
l'enfant au temps de l'accouchement. Or il
se ferme, apres que la matrice a receu la semence, si exactement, que la pointe d'vne aiguille (si on en croit Hippocrate) n'y sçauroit passer. Et afin que la semence receuë soit
retenuë auec plus d'asseurance, nature a posé à la sortie d'iceluy vn tubercule longuet
qui s'applique par dessus, & barre la sortie
fort

fort estroittement. Au reste l'action par laquelle cét orifice s'ouure & ferme, est totalement naturelle, & nullement volontaire.

Du fonds ou corps de la Matrice,
CHAP. Ve.

LE fonds de la partie plus haute & plus
large de la matrice, couché sous le fonds
de la vessie, sans estre pourtant attaché à iceluy, afin qu'il se puisse estendre à mesure
que le fœtus croist, & resserrer apres l'enfantement.

Ce fonds est égal en hauteur à celuy de la
vessie quand elle est vuide.

Il est rond, mais vn peu applaty par deuant
& par derriere. En celles qui ont eu des enfans, il deuient rond: parce qu'en la grossesse il acquiert vne égale espaisseur en toutes
ses parties, laquelle il retient, par proportion, apres l'enfantement.

La cauité qui se void en ce fonds est fort
petite, afin qu'elle puisse embrasser iustement la semence, en si petite quantité qu'elle
soit: & n'est point comme aux bestes, diuisée
en plusieurs cellules: mais seulement distinguee en partie dextre & senestre, par vne ligne ou cousture, qui va exterieurement tout
le long de la tunique charnuë, qui ressemble
à celle qui my-partit la langue & le scrotum
en parties dextre & senestre.

Cc

Les parois de ceste cauité ne sont point lisses ny glissans, ains rudes & inégaux, à fin qué la semence y puisse adherer plus facilement.

Les cornes.

La superficie externe est vnie & égale, & s'esleue de part & d'autre vers les cites pour faire les apophyses mammillaires, qui ressemblent aux cornes des veaux qui ne font encore que sortir. C'est dans ces cornes que se terminent les vaisseaux eiaculatoires de la femme, & où se descharge la semence, pour estre versée dans la capacité de la matrice.

Fin du septiesme Liure.

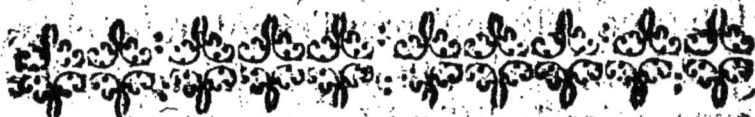

LE
HVICTIESME
LIVRE,

DESCRIT L'HISTOIRE
du Fœtus humain.

Quelles choses sont requises à la generation.

CHAPITRE PREMIER.

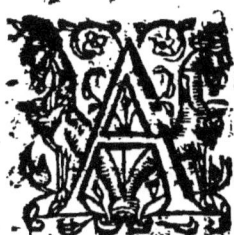

APRES l'histoire des parties Genitales, il est à propos de faire suiure celle du Fœtus. Mais il semble necessaire de monstrer premierement quelles choses sont requises à la generation: Quelle est la constitution de la matrice en la femme enceinte: Qu'est ce qu'il faut entendre par les Cotyledons: Combien il y a de membranes en l'arrierefaix: Et quelle est la generation & le nombre des vaiſſeaux vmbilicaux. Afin qu'apres l'expoſition de ces queſtions, nous puiſſions pourſuiure le reſte auec moins de difficulté.

Nous diſons donc, que trois choſes ſont requiſes à la generation des animaux parfaicts; la diuerſité des ſexes, leur conſonction, & quelque matiere prouenant du maſle, & de la femelle, qui contienne l'idée de toutes les parties.

La diuer-ſité des ſexes. La generation ne ſe fait point ſinon par le moyen des ſemences, & les ſemences ne produiſent point de fruict, ſi elles ne ſont ſemees en quelque champ, qui ait la puiſſance de reſuſciter la vertu cachee qu'elles ont en elles, de procreer le ſemblable à l'indiuidu dont elles prouiennent, & le fomenter & nourrir: Or l'homme ne pouuant faire ne l'vn ne l'autre, d'autant qu'il n'a point de lieu propre pour receuoir & conceuoir les ſemences, & qu'il n'a point d'excremens vtiles pour nourrir ce qui ſeroit conceu: il a fallu le ſecours ſubſidiaire de la femme, laquelle fourniſt de lieu pour conceuoir les ſemences, & de matiere pour les accroiſtre & nourrir. Et c'eſt ce qui a induit les Anciens à definir la femelle, vn animal qui engendre dans ſoy. Comme au contraire, ils ont definy le maſle, vn animal qui engendre en autruy.

Or pour les inciter à la propagation de Leur con-
leur espece, Nature leur a donné des aiguil- ionction.
lons de volupté, & vn desir incroyable de
copulation, afin qu'estans allechez par ces
amorces, ils en vinssent aux accollades reciproques. Or ces estraintes amoureuses ne
suffisant point à la generation, il faut qu'il
y interuienne quelque autre chose,prouenant
de l'vn & de l'autre, dont soit engendré vn
nouueau suppost. Doncques en la copulation
l'effusion des semences qui tiennent lieu de
principes, est necessaire à la procreation. Et Et l'ef-
ainsi nous concluons,qu'en la generation des fusion des
animaux parfaicts, il faut que trois choses semen-
concurrent, la diuersité des sexes, leur copu- ces.
lation, & l'effusion des semences.

Quelle est la matrice aux femmes enceintes.
Chap. II.

L A substance de la matrice, qui aux fem- La sub-
mes non enceintes est charnuë, solide stance de
& dure, deuient peu à peu en celles qui sont la matri-
grosses, molle, & comme spongieuse. ce.

Ceste substance membraneuse, contre la
nature des autres membranes, quoy qu'elle
se dilate & s'estende, deuient neantmoins
plus espaisse: tellement qu'au temps de l'accouchement elle a vn bon poulce d'espaisseur, & en son fonds deux trauers de
doigt.

Cc iij

Sa substance a deu estre telle, afin de contenir beaucoup de sang & d'esprits, pour les distribuer à goise de rosee au placenta, pour nourrit & viuifier le fœtus.

La situation.

En celles qui sont grosses elle est couchee sur les boyaux gresles, en sorte qu'elle leur fait changer de place; & si l'enfant occupe le costé droict, elle le pousse au gauche; & si le gauche, elle le chasse au droict: ce qui trompe quelquesfois les femmes, qui à raison de cela pensent estre enceintes de deux enfans: mais ils reprennent leur situation naturelle, aussi tost qu'elle est deliurée.

Sa figure.

Sa figure est fort semblable à ces longs pots de terre ausquels on sale le beurre, parce que son corps est rond & long, & son fonds large & plat, ayant ses testicules placez aux deux costez, quasi au milieu de son corps : car apres que la femme a conceu, autant que le fonds de la matrice monte en haut, autant semble il que les testicules descendent en bas.

Son orifice interne durant tout le temps de la grossesse, est si estroittement fermé, que la pointe d'vne aiguille n'y sçauroit entrer: mais quinze iours auant l'enfantement, il s'abreuue d'vne certaine humeur, afin que sans se deschirer il se puisse dilater & ouurir; car en l'enfantement il s'ouure en sorte

qu'on ne void qu'vne cauité presque égale,
depuis le fonds de la matrice iusques à la partie honteuse.

Des Cotyledons.

CHAP. III.

GAlien remarque que les femmes con- *Quand la*
çoiuent principalement au temps au- *femme*
quel les vaisseaux de la matrice viennent à *conçoit.*
s'ouurir, ce qui arriue quand elles se purgent
par leurs fleurs : Car alors les orifices des
vaisseaux, pour donner issuë au sang, s'ouurent, se tumefient & font des éminences as-
pres & inégales, contre lesquelles la semence receuë en la matrice s'attache facilement. Or ces éminences sont ce qu'Hippocrate appelle *Cotyledons*, à raison (peut-
estre) qu'elles ressemblent à l'herbe nommee des Latins *Vmbilicus Veneris*, laquelle
les Grecs nomment *Cotyledon*.

Il y a eu de tout temps du debat entre les
Anatomistes touchant ces Cotyledons : d'autant que les vns les admettent en la matrice
de la femme, & les autres les rejettent tout à
fait. On peut voir les raisons des deux partis
dans leurs Autheurs.

Du Laurens pour vuider la difficulté, dit *signifi-*
que la signification du mot *Cotyledon*, est tri- *cation*
tre. 1. Qu'il se prend pour les sinus & caui- *premiere.*
tez apparentes, ausquelles abboutissent les

veines de la matrice, lesquels ressemblent
assez bien à l'Vmbilicus Veneris. Or à le
prendre en ceste signification, il signifie la
matrice de la femme n'en a point.

Deuxies-
me.　　　2. Qu'il designe les orifices des vaisseaux
qui auancent & se iettent en dehors en maniere de boutons ou de mammillons. Il est
aussi, qu'il ne s'en trouue point en la matrice
de la femme.

Troisies-
me.　　　3. Qu'il signifie les orifices des vaisseaux
qui s'ouurent dans la cauité de la matrice, par
lesquels elle verse & decharge le sang. Et à
le prendre ainsi, Du Laurens, Coiterin & autres les admettent.

Mais pour en dire la verité, s'il n'y a point
de veine qui se ramifie dans la substance de
la matrice, en sorte qu'elle s'ouure dans sa
cauité, comme nous dirons au chapitre 5. il
s'ensuit aussi qu'il n'y a point de Cotyledons,
& qu'au lieu d'iceux le Placenta attaché aux
parois internes de la matrice par vne infinité
de filamens ligamenteux, succe par toute son
corps le sang veineux & arteriel de la mere, espandu dans la substance, lequel est en
apres tiré par les veines & arteres vmbilicales, & transporté au fœtus pour le nourrir &
viuifier.

De l'Arriere-faix.
CHAP. IV.

A L'ouuerture de la matrice se presente l'arriere- *L'arriere-*
l'Arriere-faix, lequel, au rapport d'Hip- *faix.*
pocrate, est le premier formé. Les anciens le
composoient de trois membranes du Chorion, de l'Allantoïde & de l'Amnios. Ce qui
se trouue veritable aux brutes : mais en la
femme, il est seulement fait de deux, du
Chorion & de l'Amnios, ayant au lieu de
l'Allantoïde, ce qu'on nomme *Placenta.*

Des trois membranes de l'arriere-faix des
brutes, le Chorion est entierement adherant à la matrice, par le moyen des veines &
des arteres vmbilicales : & est vne membrane forte, quoy que deliée, & toutesfois double, qui enueloppe tout le fœtus , & couure
tant les vaisseaux vmbilicaux, que ceux de la
matrice de tuniques simples. Quant aux vaisseaux qui viennent du fœtus , elle les couure
de la tunique interne : & ceux qui vont à la
matrice, de l'externe.

L'Allantoïde ainsi dite , parce qu'elle res- *De l'Al-*
semble à vne andouille ou saucisse : ceint seu- *lantoïde.*
lement le fœtus, comme vne bande large,
depuis le cartilage xiphoïde iusques au bas
des iles. Elle est attachée aux cornes & au
fonds de la matrice, & est destinée pour re;
ceuoir & contenir l'vrine.

L'Amnios, qui est deliée comme vn par-
chemin, enueloppe immediatement le fœtus, & sert pour receuoir & contenir la sueur.

L'arriere faix de la femme est seulement
fait de deux membranes, ayant au lieu de
l'Allantoïde le Placenta. Le Chorion est la
premiere, qui enueloppe l'enfant de toutes
parts, & est nerueuse, deliée, forte & double,
engendrée dans les six premiers iours de la
conception (selon Hippocrate) de la portion plus froide & plus vile de la semence dé
l'homme & de la femme, 1. pour couurir
& enuelopper le fœtus: 2. pour le separer
par son interposition, d'auec ses excremens:
3 pour vnir & appuyer les vaisseaux: 4. pour
ioindre & attacher le fœtus auec la matrice:

Sur le Chorion est couché le Placenta, qui
est vne masse charnuë, en laquelle on voit vn
entrelassement admirable de veines & d'arteres. Elle n'est point engendrée de la semence, comme les membranes: mais du sang qui
affluë là apres le 30. iour, pour la nutrition &
accroissement des parties. Sa figure est ronde, son amplitude comme d'vn plat mediu-
cre, & son espaisseur d'enuiron vn poulce.
Elle est attachée & comme suspenduë par le
milieu au canal seminaire de l'vne des cornes de la matrice, & n'est iamais que d'vn
costé. Les gemeaux n'ont qu'vn Placenta
cómun, qui reçoit les vaisseaux vmbilicaux de

tous les deux.) Son vsage est fort contro-
uersé. Vesale veut qu'il ait esté fait
pour receuoir, appuyer & assembler les
veines & les arteres du fœtus & de la matrice: qui semble aussi estre l'aduis du docte Du Laurens, quand il luy attribuë le
mesme vsage qu'au pancreas D'autres disent, qu'il sert pour elabourer, & comme raffiner le sang de la mere, afin qu'il
puisse estre distribué plus pur au fœtus;
& de cet vsage ils l'ont nommé *iecur vteri-*
num, c'est à dire foye vterin, qui est l'opinion la plus vray-semblable.

La 2. tunique, qui est plus prochaine du
fœtus, est l'Amnios, ainsi dite des Grecs,
à raison de sa delicatesse & blancheur; &
des Latins *Agnina,* comme qui diroit peau
d'Agneau. Elle est beaucoup plus deliée
que la premiere, à laquelle elle est fort adherente par l'endroit que le nombril sort
de l'epigastre. Son vsage est de receuoir
& contenir les eaux qui prouiennent de
l'vrine & de la sueur de l'enfant.

L'vtilité de ces eaux est double. L'vne *Les eaux*
pour souslever le fœtus, afin que le fardeau *& leur*
soit plus leger & moins ennuyeux à la ma- *vsage.*
trice: car le fœtus nageant en icelles, est
assis comme dans vn bain, donnant par ce
moyen moins de peine aux vaisseaux par

lesquels il est attaché. L'autre est de rendre en l'enfantement les passages plus glissans, afin que l'enfant puisse couler plus aisément, & l'enfantement en soit par ce moyen plus prompt & moins laborieux. Donecques de ces deux tuniques & du Placenta ainsi assemblez, est fait le corps qu'on nomme *les Secondines* ou *l'Arrierefaix* au fœtus humain.

Des Vaisseaux Vmbilicaux.
CHAP. V.

LEs membranes de l'Arrierefaix ainsi formées, la faculté formatrice qui reside & preside en la semence, iette les fondemens de toutes les parties; & afin de n'estre point contrainte d'interrompre son ouurage à faute de matiere, elle faict sortir des cornes de la matrice deux vaisseaux, menus comme des cheueux, vn de chaque costé (Varolius les nomme *les racines dorsales*) lesquels s'inserent en la partie superieure & posterieure de la semence.

Les vaisseaux vmbilicaux. Apres que les fondemens de toutes les parties ont esté produicts & parachevez, ces deux petits vaisseaux s'effacent, & au lieu d'iceux sont engendrez les Veines & les Arteres vmbilicales, qui puisent du Placenta le sang veineux & arteriel de la mere, & le transportent au fœtus, pour le nourrir & viuifier.

Ces vaisseaux sont trois, vne veine &
deux arteres. La veine est vn rameau de
la veine porte du fœtus, qui sort de la fissure du foye, & se rend au nombril. Les
deux arteres sont des productions des
deux arteres iliaques du fœtus, lesquelles
montent en haut, vne de chaque costé,
appuyees sur les costez de la vessie, pour
se rendre au nombril, où ils s'assemblent,
en sorte que des deux arteres il n'en est
faict qu'vne. Outre ceste veine & cest
artere il y a l'Ouraque: qui est vne production neruause, qui du fonds de la vessie
du fœtus, se rend aussi au nombril. De
ces trois vaisseaux attachez ensemble par
des membranes espaisses & visqueuses, est
faict vn corps membraneux & long, qu'on
appelle le boyau ou le cordon, par lequel
le fœtus est attaché à l'arrierefaix. Et ainsi
les vaisseaux vmbilicaux sont 4. estans
au dedans de l'abdomen, vne Veine, deux
Arteres & l'Ouraque: mais en estans sortis, ils ne sont que trois, vne veine, vne
artere, & l'ouraque.

Quand ce cordon est paruenu au chorion, la veine se diuise & ramifie en vne
infinité de veuules qui se iettent dans le
Placenta, & l'artere se ramifie pareillemét

en vn nombre infiny de petites arteres
qui s'espandent aussi dans le Placenta. La
veine tire le sang veineux de la mere contenu au Placenta, & le transporte par la
fissure du foye aux racines de la veine porte, & d'icelle aux rameaux de la veine caue, qui le distribuë pour nourrir toutes les
parties: & l'artere tire le sang arterieux &
vital de la mere contenu au Placenta, &
le porte aux arteres iliaques, qui le versent puis apres en la grosse artere, laquelle se depart à toutes les parties, pour les
viuifier. Partant ceux-là se trompent, qui
veulent que les veines & arteres du fœtus
s'abouchent auec les veines & arteres de
la matrice, pour tirer d'icelles le meilleur
& le plus pur de ce qu'elles contiennent
car les veines & arteres hypogastriques
& spermatiques, qui sont les vaisseaux
particuliers de la matrice, ne se ramifient
point dans la substance du corps de la matrice pour s'espandre dans sa cauité, comme elles sont aux bestes pour engendrer
les cotyledons, ainsi eoignant & embras-
sant le col & l'orifice interne de la matrice, le sang veineux & arterieux est porté
de bas en haut, comme par des tuyaux &
canaux semblables à ceux qu'on voit aux
esponges, dans toute la substance molle

& spongieuse de la matrice, & succé par le Placenta, qui est attaché contre les parois internes d'icelle, lequel les meslange & confond, afin que le sang veineux, grossier & impur, puisse estre attenué, purifié & raffiné par l'arterieux. Apres lequel meslange & raffinement chaque vaisseau, tire celuy qui luy est propre & familier, la veine le sang veineux & alimentaire, & l'artere l'arterieux & vital, qu'elles portent pour nourrir & viuifier le fœtus.

Ces vaisseaux qui seruent au fœtus pendant qu'il est en la matrice, aussi tost qu'il en est sorty, la partie qui est au dedans de l'abdomen, se flaine, retire & degenere en des ligamens: dont la veine sert à suspendre le foye, les arteres pour affermir la grosse artere, & l'ouraque à suspendre la vessie. Ce qui rend vn tesmoignage tres-euident de la sagesse admirable de la nature, laquelle destruit & abolit les parties, aussi tost qu'elles n'ont plus d'vtilité. Et pour le regard de l'autre partie qui est hors de l'abdomen, qu'on appelle *le cordon*, les sages femmes le lient & retranchent incontinent apres l'enfantement. Ce cordon au fœtus d'vn mois, à peine est-il de la longueur du doigt: mais il s'allonge de

Que deuiennent les vaisseaux vmbilicaux quand l'enfant est nay.

La longueur du cordon.

iour en iour, en telle sorte qu'en l'enfantement faict à temps il n'a guere moins de
demie aulne de longueur.

Ceste longueur a ses vtilitez: car le sang
porté par ce lõg chemin, est elabouré plus
parfaictement. Elle permet aussi au fœtus
de se mouuoir & tourner plus librement,
& auec moins de peril. Qui plus, elle
sert pour faire en l'enfantement, que l'enfant & l'arriere-faix puissent sortir l'vn
apres l'autre: car s'ils sortoient ensemblement, ils causeroient de l'incommodité à
la mere & à l'enfant.

*De la semence, premier principe de la
Generation.*

C H A P. X I X.

TOut ce qui est engendré, est engendré de quelque matiere par quelque
cause efficiente: A ceste cause les Anciens
ont fort bien dit, qu'à la generation de
l'homme concouroient la semence & le
sang maternel. La semence est le principe
par lequel, comme par la cause efficiente,
les parties sont formées: & duquel, comme de la matiere elles sont engendrées,
& nommément les spermatiques. Pour le
sang maternel, il tient seulement lieu de
principe passif & materiel, dont les parties
charnues sont engendrées, & tant les spermatiques

matiques que les charnuës, nourries &
conseruees.

Du Laurens definit la semence, *vn corps* Defini-
humide, chaud, escumeux & blanc, engendré tion de la
aux testicules, des reliques de la derniere nour- semence.
riture, & du meslange des esprits, pour seruir à
la generation du fœtus.

Ceste definition comprend sommairement les causes formele, materiele, efficiente & finale de la semence.

L'humidité, la chaleur, la spumosité & *La cause*
la blancheur designent sa forme. Elle est *efficiente.*
humide de consistence, parce qu'elle est
aucunement coulante : & de puissance,
afin qu'elle puisse estre plus facilement
terminee par la faculté formatrice, & contenir en soy l'idee & forme specifique de
toutes les parties. Elle est chaude, afin de
produire plus promptement au iour les
formes contenuës en icelle, & parce que
le froid n'entre point en la generation, si
ce n'est par accident. Elle est escumeuse,
à cause du meslange des esprits, & du
mouuement. Elle est blanche, parce
qu'elle a en soy beaucoup d'air, & d'esprits, & est elabouree aux vaisseaux spermatiques & aux testicules, qui sont parties
blanches.

La matiere est double, le residu de la

derniere nourriture, & les esprits. Ce residu est le sang, non pas alteré ny blanchy
aux parties solides : ains rouge & pur, porté du tronc de la veine caue par les rameaux spermatiques aux vaisseaux preparans & aux testicules. Les esprits la perfe-
ctionnent : Ce sont eux qui luy donnent
la forme : car estans extraits de tout
le corps, ils contiennent en eux de puissance l'idee & forme de toutes les parties :
laquelle ils communiquent à la semence :
parce qu'estans portez par les arteres spermatiques aux vaisseaux preparans, à l'epididyme & aux testicules, ils se meslangent
exactement auec le sang, & des deux n'est
faict qu'vn corps, comme de la veine & de
l'artere spermatique vn seul vaisseau.

C'est à cause de ceste double matiere,
qu'elle tiét lieu de principe & materiel, &
efficient. De materiel, à raison de la corpulence & espaisseur, dont toutes les parties
spermatiques sont engendrees. Et d'efficient, à raison des esprits dont elle est toute pleine & gonflee.

La semence, eu esgard à sa corpulence,
prouient seulement des vaisseaux : mais si
on considere les esprits qui vaguent &
sont diffus par toutes les parties, on peut
dire qu'elle prouient de tout le corps.

Elle est formee par les testicules, & n'y a
qu'eux seuls qui primitiuement & de soy
ayent vne faculté seminifique : partant si
les vaisseaux spermatiques ont quelque
vertu telle, c'est secondairement & seulement par l'irradiation des testicules : tout
ainsi que les veines ont la faculté sanguifique par l'irradiation du foye.

La cause finale designee en la derniere *La finale.*
particule, est double; l'vne propre, qui est la
nutrition des testicules : & l'autre commune, qui est la generation. Car les testicules
engendrent la semence pour la nourriture : mais ce qui reste comme superflu apres
leur nutrition, est proprement ce qu'on appelle semence, & qui sert à la generation.
Au reste il y a deux semences, l'vne qui *Deux sor-*
prouient de l'homme, & l'autre de la fem- *tes de se-*
me. Celle de l'homme a le principe effi- *mences.*
cient plus puissant que celle de la femme,
& neantmoins tant l'vne que l'autre est
feconde & puissante d'engendrer. Derechef chaque sexe a deux sortes de semences, l'vne plus chaude & plus puissante; &
l'autre plus froide & plus debile. Hippocrate appelle celle là *masculine*, & celle cy
feminine, du diuers meslangé & de la vi-
ctoire desquelles il veut que les masles ou
les femelles soient engendrez.

Du sang menstruel, second principe de la generation.

CHAP. VII.

LE sang maternel est seulement principe passif, ou materiel, dont vne partie
est employée à la generation des chair-
des visceres & des muscles, & l'autre à la
nourriture des parties tant spermatiques
que charnuës, & à leur accroissement. Ce
sang est de mesme nature, que celuy qui
est chassé hors tous les mois par la matrice, qui est la raison pourquoy on le nomme
sang menstruel.

Du Laurens le definit, *l'excrement de la*
derniere nourriture des parties charnuës, qui par
certains temps & periodes reglees, est en quan-
tité moderee purgé par la matrice, pour seruir à
la generation & nutrition du fœtus. Ceste definition contient six choses. 1 La matiere.
2. La cause efficiente. 3. Le temps vniuersel & particulier. 4. La quantité. 5. Les
chemins. 6. L'vsage.

La ma-
tiere.

La matiere c'est le residu de la nourriture des parties charnuës, lequel redonde
plus aux femmes qu'aux hommes : parce
qu'elles ont moins de chaleur, & la chair
plus mollasse, & qu'elles meinent vne vie
plus sedentaire.

Ce sang est dit excrement, non à raison

de sa substance, (car il n'est pas moins alimentaire que le reste de la masse :) mais
de sa quantité : parce qu'en se multipliant
en trop grande abondance, il est rejetté
par les chairs desia soules & pleines, dans
les grosses veines, & d'icelles aux veines
de la matrice, pour estre vuidé. D'où appert que ce sang est loüable, & qu'il peche
seulement en quantité. Les veines remplies & surchargees de ceste trop grande
abondance de sang qui regorge en icelles, aiguillonnent la nature, laquelle estãt
soigneuse de sa conseruation, pousse hors
par le moyen de sa faculté expultrice le
superflu.

Le temps de ceste expulsion est ou vniuersel, ou particulier. Pour l'vniuersel, l'o-
pinion commune est, qu'elle commence
ordinairemét au bout du deuxiesme septenaire, & qu'elle cesse au septiesme Parce
qu'auant l'an 14. les vaisseaux sont trop
estroits, & la chaleur est comme suffoquee
par l'abondance des humiditez. Ioint
qu'auparauant le sang est employé non
seulement en la nourriture, mais aussi en
l'accroissement du corps, qui est cause
qu'il n'y en a point de reste. Mais apres le
second septenaire, la chaleur dominãt
par dessus les humiditez, elle dilate les

*Le temps
vniuer-
sel.*

vaisseaux, elle eschauffe & subtilie le sang,
& la faculté expultrice est si puissãte, qu'el
le chasse hors ce qui est superflu. C'est enuiron ce temps que les mammelles grossissent aux filles : que leurs parties genitales
se couurent d'vn poil follet, & que tout le
corps leur fretille d'vn sensible & voluptueux chatouïllement. Or ceste purgation cesse à cinquante ans, parce que la
chaleur affoiblie, n'engendre plus de sang
superflu loüable, & mesmes s'il en reste, elle n'est pas assez puissante pour le chasser
dehors. Ie tais la necessité de la cause finale, à raison de laquelle comme nature ne
rente point volontiers ceste euacuation
aux filles auant l'aage, auquel elles sont capables de conceuoir, ainsi elle la supprime
me quand la faculté de conceuoir, & la
necessité de nourrir le fœtus viennent à
cesser.

Quant au temps particulier, il ne peut
estre certainement limité, encore que les
mouuemens de nature soient reglez, &
qu'elle ne face ceste euacuation qu'vne
fois le mois, ores en la nouuelle, ores en
la pleine, & ores en la vieille Lune, si ce
n'est que les destroits des chemins, & l'espaisseur des humeurs la retardent, ou que
l'abondãce & acrimonie du sang ou l'irri-

tation de quelque autre cause externe la
forcent auant le terme accoustumé. Ceste
euacuation dure aux vnes plus, & aux autres moins de téps. Aux brunes & en celles
qui sont de forte complexion, elle ne continuë gueres plus de trois iours. Aux blanches & flouëttes iusques à six & sept. Et à
celles qui sont bien temperées, quatre &
cinq iours.

La quantité ne peut bien estre definie.
Car le sang coule en plus grãde ou moindre quantité, selon la diuersité de la couleur, du temperament, de l'aage, de l'habitude & de la saison. Les blanches sont si
pleines d'humeurs, qu'elles découlent de
toutes parts : & les brunes au contraire
sont plus seiches & plus restraintes : & toutesfois Hippocrate veut qu'aux femmes
d'aage, d'habitude & de temperature mediocres, il coule iusques à la mesure de
deux cotyles Attiques, qui font enuiron
vne liure & demie.

Les voyes dediees à ceste purgation, *Les che-*
sont les veines, qui des rameaux hypoga *mins.*
strique & spermatique s'espandent au
fonds & au col de la matrice. Aux femmes
enceintes, le sang se purge par celles du
col, & en celles qui ne le sont point, par les
vnes & par les autres : & ce non par dia-

pedese, ou pour ainsi dire transsudation
ou suintement; mais par anastomose,
c'est à dire dilatation de leurs orifices.
Or ce sang se purge par la matrice plustost
que par ailleurs, afin que la nature ayant
accoustumé ce chemin, le sang y accou-
re plus librement apres la conception
pour la generation des parties charnues,
& la nutrition du fœtus.

*La cause
finale.*

Nous recueillons de là, que la cause finale du sang menstruel est double, la generation des chairs des visceres & des muscles, & la nutrition de l'enfant, tant dehors que dedans la matrice. Car la semence conceuë prend sa nourriture &
son accroissement de ce sang; Et quand
l'enfant est nay, il se nourrit du mesme
sang, converty en laict par les mammelles.

De la Conception. CHAP. VII.

L'Homme & la femme transportés du desir d'engendrer leur semblable, viennent aux embrassemens, & versent leurs
semences en vn lieu commun pour y estre
receuës, fomentées & viuifiées. Partant
l'Homme darde la sienne auec impetuosité
au col de la matrice, & la femme en mesme temps reiette pas seulement la sienne
dans elle mesme, mais encore la matrice
se demet estant desireuse de la semence de

l'homme, luy court au deuant, la succe & la
tire par son orifice interne dans sa capacité, & au mesme instant il s'en faict vn mé-
lange des deux. Et ce meslange est le
premier ouurage de nature en la genera- *Le mé-*
tion. Apres lequel la matrice se resserre *lange des*
en telle façon, qu'il n'y reste aucun espace *semences.*
vuide. Et pour empescher que les semen-
ces receuës & meslangees ne s'escoulent,
elle ferme son orifice interieur si exacte-
mét, que la pointe d'vn daiguille n'y sçauroit entrer. Cela faict, elle commence à ré-
ueiller les facultez des seméces qui estolét
côme endormies, fait sortir en acte ce qui
auparauant estoit seulement en puissance,
& c'est ce qu'on appelle proprement *con-*
ception, qui n'est autre chose que la viuifi-
cation des semences, faict par vne proprieté toute speciale à la matrice pour la
formation du fœtus.

Entre plusieurs signes par lesquels on *signes de*
coniecture si la femme a conceu, Du Lau- *conceptió*
rens en rapporte quelques-vns. 1. Si au
rencontre des deux semences, elle a senty par tout le corps vn petit frissonne-
ment. 2. Si elle a senty sa matrice se resserrer auec quelque plaisir & chatoüillement. 3. Si les semences receuës auec volupté, ne se sont point escoulées. 4. Si l'o-

rifice interne de la matrice s'est exactement fermé. 5. Si elle perçoit quelque leger sentiment de douleur vague autour
du nombril, & par tout le ventre inferieur.
6. Si les purgations menstruelles s'arrestent. 7. Si les mammelles grossissent, dur-
cissent & luy font quelque douleur. 8. Si
l'appetit venerien se refroidit. 9. Si elle
s'attriste & resiouyt côme en mesme téps,
auec des esmotions soudaines. 10. Finalement si elle a des nausées, dégousts,
& appetits de choses estranges.

De fils
ou filles. Mais il est encore aussi difficile de cognoistre, si elle est grosse de fils ou de fille.
On le pourra toutesfois coniecturer par la
doctrine d'Hippocrate, parce, 1. Que celle
qui est enceinte d'vn fils, est bien coloree.
Et celle qui est grosse d'vne fille a le taint
plus mauuais. 2. Que les fils sont ordinairement portez au costé droit, & les filles
au gauche. 3. Que celle qui porte vn fils a
la mammelle droicte plus grosse & plus dure. Et celle qui est enceinte d'vne fille, la
gauche. Mais ce ne sont que coniectures,
& non pas signes certains & infaillibles.

De la faculté formatrice.

CHAP. IX.

LA matrice ayant receu la semence, soigneuse de la conseruer, ferme son ori-

fice interne fi exactement (ainfi qu'il a
efté dict,) & reftrecit fon fonds de telle
forte afin de l'embraffer, qu'il ne refte aucun efpace vuide en iceluy. Alors la femence efchauffee par la chaleur, s'eftend,
fe bourfouffle & leue comme vne pafte fer-
mentee: & la faculté formatrice qui gifoit
en elle comme endormie, eft réueillee par
la chaleur & la proprieté intrinfeque de la
matrice, & excitee pour former toutes les
parties de la matiere feminale. Or cefte
vertu formatrice eft vne faculté infufe en
la femence, par l'efficace & operation de
la vertu vegetatiue: laquelle contenant
actuellement en foy vne forme femblable
à celle dont elle prouient, fe fert de la chaleur & des efprits, comme d'inftrumens,
& du corps de la femence, comme de
matiere, pour former toutes les parties.

Auffi-toft elle commence par la fabrique des membranes de l'arriere-faix, puis
penetrant iufques au centre de fon ouurage, elle trace & crayonne enfemblement, & en vn mefme temps toutes les
parties, defquelles les vnes paroiffent
pluftoft, & les autres plus tard à raifon de
leur petiteffe: en telle forte toutesfois
qu'au quarante-cinquiefme iour elles

La con-
formatiō
diuisee
en 4 tēps.

font toutes distinctes & separees les vnes
des autres. Les Autheurs (apres Hippocrate & Auicenne) distinguent la formation en quatre temps. Ils nomment le

gonē.

premier *gonē*, c'est à dire *geniture & semence*, & dure six iours. En ce temps quoy
que la semence ne paroisse que comme du
laict caillé, toutesfois Hippocrate veut
qu'elle ait tout ce que le corps doit auoir:
mais que les traits en sont si delicats,
qu'on ne les peut voir sinon dans l'eau.

cuēma.

Le second *cuēma*, & dure neuf iours.
En ce temps la semence, qui auparat-
uant estoit coulante, est renduë ferme &
stable.

ēmbryon.

Le troisiesme, *ambryon*, & dure douze
iours. En iceluy ce qui est formé, commence à croistre, & à paroistre quelque
peu plus distinctement. Et lors on peut
remarquer assez apparemment les trois
parties nobles, le foye, le cœur & le cerueau.

pædion.

Le quatriesme *pædion*, c'est à dire enfant,
& dure 18 iours. En ce temps les parties
se monstrent distinctement separees, & le
corps organisé, propre pour seruir de logis
& domicile à l'ame. Et c'est ce qui est
compris sommairement en ce distiche.

Sex in lacte dies , ter sunt in sanguine terni.
Bis seni carnem , ter seni membra figurant.

Elle est six iours en laict blanc,
Et neuf en forme de sang.
Douze aux chairs la forme donnent,
Dix-huict les membres façonnent.

Mais d'autant que ceste matiere est obscure, essayons de l'esclaircir en faueur
des ieunes Anatomistes, par les termes du
docte Du Laurens.

L'esprit, instrument immediat de la faculté formatrice, trauaillant sur la semence conceuë, separe premierement les parties dissemblables qui sont en icelle, &
renferme les plus spiritueuses & les plus
nobles au milieu, lesquelles il enuironne
exterieuremét de celles qui sont plus froides, plus grossieres & plus visqueuses. Il
commence la formation par ces dernieres,
& par vne prouidence vrayement admirable, il en fait & estend les membranes qui
constituent l'arriere-faix. Puis se seruant
de deux facultez, de l'Alteratrice & de la
Conformatrice qui ministrent à la Procre-
atrice, il altere & dispose premierement la
semêce, puis apres quasi au mesme temps,
les premiers traicts de toutes les parties
spermatiques sont grossierement tracez
tous ensemble & tout d'vn coup. Alors on

Ordre de
la forma-
tion.

peut voir trois petites ampoulles, comme
gouttes transparentes, qui sont les principes & sondemens des trois parties nobles
& mille filamens de vaisseaux, comme la
premiere ordissure des parties spermatiques. En quel iour elles commencent à
estre figurees, si le cinquiesme ou le septiesme, il n'y a que le seul Createur, qui en
est le formateur, qui le sçache. Et toutesfois si on en croit Hippocrate, la geniture
au septiesme iour a tout ce que le corps
doit auoir: c'est à dire, qu'au septiesme
iour apparoissent les lineamens de toutes
les parties spermatiques, desquelles sont
en apres acheuees & parfaictes selon leur
rang, & degré: car les plus nobles & les
plus necessaires, comme sont les trois
principes, le foye, le cœur & le cerueau,
& les parties qui naissent des principes,
les veines, les arteres & les nerfs, sont celles qui les premieres paruiennent à leur
perfection.

Les sper-
matiques

Quant aux parties dures, elles sont bien
figurees ensemblement, mais elles n'acquierent pas leur perfection en mesme
temps, ains les vnes plus tost, & les autres plus tard, selon qu'elles sont plus necessaires apres la naissance. Et ainsi la faculté formatrice trauaille continuellemét

& fans interruption à la delineation des parties, iufques à ce que la formation en foit parachcuee. Ce qui arriue, felon Hippocrate, aux mafles au 30. iour, & aux filles au 40. & 45. pour le plus tard. Telle donc eft la conformation du fœtus, laquelle eft toute faite du feul corps de la femence: car les modernes ont remarqué, que le fœtus de quarante iours n'excede point ny en groffeur ny en longueur le petit doigt : que fur la fin du troifiefme mois, il eft long d'vne paulme, & fur le cinquiefme d'vn pied, croiffant ainfi de iour en iour iufques à la fortie en l'accouchement.

Cefte premiere conformation ainfi faite du corps de la femence, eft fuiuie d'vne feconde, qui fe fait de l'autre principe de la generation, qui eft le fang menftruel, duquel les parties charnuës font engendrees. Ce fang (quoy que dient les Anciës) n'affluë point que toutes les parties feminales ne foient figurees. Or il affluë par la veine vmbilicale, qui eft vn des rameaux de la veine porte du fœtus, pour engendrer les chairs & rëplir les efpaces vuides entre les fibres & les parties fpermatiques. Et d'autant qu'il y a trois fortes de chairs : vne dont la fubftance des vifceres eft cô-

*Les char-
nuës.*

posée, qu'on appelle parenchyma, laquelle
adhere aux fibres des muscles, c'on nommé simplement tenir : & la consistance qui
est particuliere à chaque partie. D'autres autres estime qu'elles sont faites separe-
ment & par ordre, & que les parenchymes
sont formez les premiers, puis apres la
chair qui est particuliere à chaque partie,
& finalemét celle des muscles. Il veult aussi
qu'entre les parenchymes, le foye soit engendré le premier parce que la veine umbi-
licale verse là premierement le sang : puis
le cœur, & en suitte les autres visceres.

La conformation de toutes ces parties du
fœtus parfaicte & accomplie, la vertu formatrice quitte la place à l'ame, luy laissant
pour luy servir d'instrumens, la chaleur &
les esprits, par le moyen desquels elle ani-
me, vivifie, parfait & polit le corps.

Mais si la faculté formatrice quitte dés
ce temps-là tout le gouvernement à l'a-
me, pourquoy l'enfant demeure-il plus
longuement prisonnier en la matrice.
C'est parce que les parties, bien que formées & accomplies, ne sont point toutesfois encore suffisamment remplies
ny fournies pour resister aux iniures de
l'air, & faire les fonctions ausquelles elles
sont ordonnées, sans danger. Et bien que
le fœtu

pourquoy
l'enfant
tarde en
la matri-
ce apres
la forma-
tion.

le fœtus ait le sentiment au 45. iour, n'a pas
pourtant le mouuement. Or il est necessaire pour estre censé animal, qu'il ait le mouuement.

Mais quand l'Ame succede à la faculté
formatrice, sçauoir, si elle est introduite
au corps tout à la fois, ou par degrez, &
successiuement ? Il semble qu'Aristote &
Galien veulent qu'elle vienne au corps par
degrez, quand ils disent qu'en la matrice le
fœtus vit premierement de la vie des plantes, puis de celle d'animal, & finalement
de celle d'homme. Parce qu'il faut que la
semence soit premierement animee, puis
par succession de temps qu'elle deuienne
animal, c'est à dire que non seulement elle
ait l'ame comme la plante, mais aussi le sentiment & le mouuement auec les animaux.
Et finalement qu'elle soit faite homme, c'est
à dire qu'outre le mouuement & le sentiment elle ait aussi la raison.

L'Ame comment introdui-te au corps.

Mais s'il estoit ainsi, il faudroit que d'yne
mesme matiere il se fist vne Plante, vn Animal & vn Homme: Ce qui est absurde, parce que chaque chose est faite d'vne certaine
matiere, qui luy est tellement propre, qu'elle ne peut conuenir à aucune autre. 2. Il
faudroit qu'vne chose simple & sans matiere eust plusieurs parties qui se fissent

les vnes apres les autres, & que l'ame humaine euſt l'ame vegetatiue qui paruſt la premiere, puis la ſenſitiue qui ſe fiſt la ſeconde, & finalement la raiſonnable qui ſe fiſt la derniere, qui eſt vne ſeconde abſurdité, parce que ce qui eſt ſimple & ſans matiere, comme eſt l'ame, eſt vn, ſans aucunes parties. 3. Il faudroit qu'il y euſt pluſieurs ames dans vn meſme corps, qui eſt vne troiſieſme abſurdité, parce qu'vn corps ne peut auoir qu'vne forme. Ou bien il faudroit qu'à meſure que les vnes viendroient, que les autres periſſent : deſorte que pour la generation de l'homme, il faudroit que l'ame ſenſitiue & la vegetatiue vinſſent à diſparoiſtre, qui eſt encore vne quatrieſme abſurdité. Et

Reſolution de la queſtion.

partant nous reſpondons, que l'Ame eſtant vne, ſimple & ſans matiere, eſt introduite tout d'vn coup, ornee de toutes ſes facultez, dans le corps conuenablement organiſé pour receuoir la forme humaine. Bien eſt vray qu'au commencement elle ne ſe manifeſte que par ſa vertu vegetatiue, parce qu'elle ne trouue que les organes de ceſte faculté encore bien propres. Et auſſi toſt que ceux du ſentiment & du mouuement ſe trouuent tels, elle ſe fait paroiſtre par l'vn & par l'autre, & finalement par la raiſon, lors que les inſtrumens qui ſeruent pour ceſte fonction

sont en leur perfection. Et ainsi nous concluons, que l'Ame des le premier iour est
aussi capable & aussi parfaicte qu'elle peut
estre, & que la cause pourquoy elle ne manifeste pas tout d'vn temps toutes ses puissances & actions, c'est pour le defaut de ses
instrumens. Et partant que la vegetatiue qui
est en la plante, & qui est l'ame & la forme
de la plante, & la sensitiue qui est en la beste,
& qui est l'ame & forme de la beste, ne sont
seulement en l'homme, que des vertus & facultez de l'ame & de la forme humaine, laquelle, quoy qu'vne, & simple, a trois facultez & puissances, par lesquelles elle exerce
les actions de vegetation, de sentiment &
de mouuement, tant dedans que dehors la
matrice; & de la raison hors de la matrice,
quand elle trouue les organes de ceste faculté conuenablement disposez, tant en la temperature, qu'en la conformation.

De la nutrition du Fœtus.

C H A P. X.

*Com-
ment le
fœtus se
nourrit.*

L A faculté formatrice ayant acheué la
conformation des parties, le fœtus commence à se nourrir, & tous les membres à
prendre leur accroissement par l'application & assimilation de l'aliment. Or ceste nutrition ne se fait point en l'enfant dans la matrice, comme apres qu'il en est sorty: Car

en la matrice, il tire sa nourriture par la veine vmbilicale, mais quand il est nay, il la
prend par la bouche. En la matrice comme
il ne tire que le sang maternel pour sa nourriture, aussi ne luy donne il point de forme
nouuelle, ains seulement quelque elaboration, pour le rendre plus familier & plus semblable aux parties : mais apres qu'il est nay,
comme il prend diuerses sortes d'alimens,
ainsi il les altere & change en diuerses façons, & les tourne premierement en chyle,
puis en sang: duquel en fin il se nourrit. Partant nous ne recognoissons point d'autre
voye, que la veine vmbilicale, par laquelle
le fœtus puisse tirer sa nourriture : car estant
enuironné d'eaux de toutes parts, & nageant en icelles comme dans vn bain, il ne
pourroit prendre sa nourriture par la bouche, que par consequent il ne fust contraint
de tirer son vrine & sa sueur auec son alimēt.

Ioint que les modernes ont remarqué au
fœtus de quatre mois, que la bouche & les
narines ne sont point distinctes, figurees ny
ouuertes. Donques la veine vmbilicale porte le sang de la mere au foye du fœtus : d'où
apres auoir esté elabouré par vne nouuelle
coction, & repurgé de ses excremens, il est
respandu par tout le corps, y estant en partie
enuoyé par la force de la faculté expultrice

du foye, & en partie attiré par la vertu at-
tractrice des parties, pour reparer la dissipation de la triple substance dont elles sont faites, & pour seruir de matiere à leur iuste &
naturelle grandeur & proportion. Et ainsi
nous admettons deux coctions au fœtus, la
sanguification, qui se fait au foye ; & l'assimilation, qui se fait en chaque partie.

Le docte Du Laurens declare la maniere
de ceste nutrition en ces mots. Le sang le
plus pur & le plus doux de la mere est versé
par la veine vmbilicale dans tout le corps du
foye du fœtus, où il est encore elabouré &
raffiné. La portion plus cruë & grossiere d'i-
celuy, est distribuee par les racines de la
veine porte au ventricule, à la ratte & aux
boyaux. Les reliquats & excremens duquel *Les ex-*
sont enuoyez par le rameau splenique, & *cremens*
par le mesenterique en la cauité des boyaux, *de la*
où ils s'accumulent petit à petit, & par le *sangui-*
long sejour qu'ils y font, se desseichent tel- *fication.*
lement, qu'ils acquierent vne espaisseur &
couleur semblable au meconium : Mais la
portion plus pure & mieux elabouree est
versée au tronc de la veine caue, & puis
apres departie par les branches d'icelle à
toutes les parties. Quant aux excremens de
ceste coction qui se fait au foye & aux veines
du fœtus, c'est la serosité qu'on appelle vri-

ne, laquelle ayant accomply son office, qui
est de destremper le sang, & luy seruir de
vehicule pour le charier & porter dans les
petites veines, est attirée par les reins,
enuoyée par des vreteres à la vessie, &
deschargée par la verge dans la tunique
Amnios.

**Les ex-
tremens
de l'assi-
milation.**

Les excremens de la derniere coction qui
est l'assimilation, qui se parfait en toutes les
parties, lors qu'elles conuertissent l'aliment
en leur propre substence, sont deux, l'vn
aqueux & subtil, nommé sueur, l'autre grossier & torrestre, que les Latins appellent sor-
des, & les François crasse & sordicie. La
sueur est receuë en la membrane Amnios,
où elle se mesle auec l'vrine: & la sordicie
s'attache à la peau, & fait que l'enfant naissant semble estre couuert d'vne pellicule
crasseuse, iaunastre & comme saffranée.

Comment le fœtus exerce les facultez vitales.

CHAP. XI.

*Comme le Pelerin tout esperdu s'arreste,
Court dãs vn carrefour, quãd il rencõtre en teste
Quatre sentiers qui võt en diuers lieux se rẽdre,
Pour ne sçauoir au vray, lequel c'est qu'il doit
prendre:*

AInsi pour le dire franchement, ie me
trouue en perplexité, voyant sur l'a-
ction officiale du cœur du fœtus, ces deux

grandes lumieres de l'Anatomie, Riolan & Du Laurens estre appointez contraires, & chacun d'eux appuyer son opinion de raisons si probables, que i'ay de la peine à faire choix de celle à laquelle ie me dois ranger. Or laissant le iugement libre à ceux qui prendront la peine de les lire, ie rapporteray icy sommairement en faueur de ceux qui n'en ont pas la commodité, ce qui me semble plus approchant de la verité.

Le fœtus es premiers mois n'a pas besoin de la faculté influente du cœur, parce que viuant à la maniere des plantes, il se contente du sang arterieux & vital de la mere, que les arteres iliaques puisent au placenta, & transportent à la grosse artere, qui le distribuë à toutes les parties pour les viuifier. Mais quand la conformation est parfaicte, & le cœur garny de ses ventricules (ce qui arriue quand l'enfant commence à se mouuoir) alors le cœur se meut & engendre l'esprit vital. Mais de quelle matiere? Vne portion du sang veineux porté par la veine caue, est versee dans le ventricule dextre, où elle est preparee & raffinee: & d'iceluy elle passe au gauche par le trauers du septum medium, ou cloison metoyéne, pour y receuoir la forme & le charactere d'esprit vital, d'où il est en aprés deschargé dans la grosse artere, &

Comment le fœtus vit.

Ee iiij

par les ruisseaux d'icelle se distribue à toutes
les parties pour les eschauffer & viuifier. Et
d'autant qu'on objecte, que l'air est necessaire à la generation de l'esprit vital, & que le
fœtus ne respire point: Galien respond, que
l'air n'est point necessaire pour engendrer
l'esprit vital, & que celuy que nous inspi-
rons ne va point au cœur, & qu'il sert seulement pour rafraischir le poulmon, lequel
ainsi rafraischy luy communique sa qualité
froide, & empesche qu'il ne s'enflame à raison de son mouuement continuel. Mais le
fœtus ne respire point d'air dont il puisse
estre rafraischy. Il respond en second lieu,
que la transpiration luy sert au lieu de
la respiration, & que ceste transpiration se
fait non seulement par les arteres, mais aussi
par les anastomoses que les veines ont dans
les arteres. Qui en desirera sçauoir dauantage, aura recours au 8. chap. du 6. liure de
l'Anthropographie de Riolan.

Comment le Fœtus exerce les facultez
animales.

CHAP. XII.

DEs trois facultez, qui sont la Naturelle,
la Vitale & l'Animale, en l'integrité
desquelles consiste la vie & la santé de l'Animal, il n'y en a point de plus debile au fœtus
que la derniere, laquelle resident au cerueau

ne peut, à faute d'organes propres, exercer
ses fonctions.

Ceste faculté est distinguee en Princesse, *La faculté Ani-
male est
distin-
guee.*
& en Ministrantes. La Princesse est triple,
l'Imaginatiue, la Ratiocinatrice, & la Me-
moratiue. Et la Ministrante double, la Sensitiue & la Motiue.

Les trois Princesses chomment tout à *En Princesse, &
en Mini-
strantes.*
faict, parce que leurs actions ne sont nullement necessaires, & que les organes dont
elles se seruent, n'ont pas encores atteint
leur perfection. Il n'y a doncques que les
facultez seruantes (à sçauoir la Sensitiue &
la Motiue) qui agissent: car le fœtus se meut
localement, & se tourne ores d'vn costé, &
ores de l'autre. Il compatit aux douleurs de
la mere, & sent le froid de l'eau quand on la
verse sur la region de la matrice, qui est (ce
dit Cardan) le moyen de recognoistre si
l'enfant est vif ou mort.

On doute si le fœtus dort & veille alterna- *Le dor-
mir & le
veiller.*
tiuement. Auicenne, au rapport de Riolan,
le nie. Toutesfois les meres disent qu'elles
sentent fort bien le mouuement de l'enfant
lors qu'il est resueillé, & son sommeil quand
il est assoupy & qu'il repose.

Pour le regard du mouuement, le fœtus *Le mouuement.*
tendrelet ne peut les premiers mois, à raison
de l'imbecillité de son cerueau & de la mol-

lesse de ses nerfs, manier ses membres. Mais
quand les os commencent à s'affermir, &
les nerfs, les membranes & ligamens, remplis d'vne humeur glaireuse, à se desseicher,
alors il commence à se mouuoir & à iouer
des pieds.

Le premier terme de ce mouuement (selon Hippocrate) aux masles c'est le troisiesme mois, & aux filles le quatriesme : tellement que la proportion des temps de la formation & du mouuement seroit certaine &
definie : & qu'il y auroit quasi tousiours deux
fois autant de temps entre la conformation
& le mouuement, comme il y en a entre la
conceptió & la formatió : Et partant que les
masles, parce qu'ils sont formez le 30. iour,
se meuuent au 90. Or le 90. accomplit le
troisiesme mois. Mais les femelles, parce
qu'elles ne sont point formées sinon enuiron
le 12. iour, elles ne se meuuent point ordinairement plustost que le 120. qui est la fin
du quatriesme.

Opinion
de Fer-
nel.

Toutesfois le tres-docte Fernel tient, que
les temps de ce mouuement sont incer-
tains, parce qu'il y a des femmes qui sentent
tousiours leurs enfans, soient fils, soient filles, les vnes à 3. mois, les autres à 4. Et d'autres aussi qui ne les sentent qu'à quatre & demy. Il arriue aussi qu'vne mesme femme

sent vne fois à six semaines, & vne autre fois
à 4. mois, les premiers mouüemens de ses
enfans. Il rapporte donc la cause de ceste diuersité, non point tant à la difference du sexe, comme à la force, vigueur & bonne
constitution du fœtus, ou à la forte complexion & bonne nature de la femme enceinte.

Au reste ce mouuement n'est point naturel, ains animal & volontaire: car il se fait
par les muscles qui se retirent. Or ils se retirent par le commandement de l'ame, le
nerf porte ce commandement par le moyen
de l'esprit animal, qui est engendré au cerueau du fœtus, en la mesme façon qu'il se
fait en l'homme apres qu'il est nay: Car l'esprit vital est porté par les arteres carotides
au cerueau du fœtus, il est preparé dans le
rets admirable, il est elabouré au troisiesme
ventricule, & reçoit sa perfection & sa vraye
forme au quatriesme: d'où il découle par la
mouëlle de l'espine, & les nerfs dans toutes
les parties, qui sont capables de mouuement
& de sentiment.

De la situation du Fœtus.
Chap. XIII.

LE laborieux Courtin considere la situa- *situation*
tion du fœtus, ou comme particuliere, ou *particu-*
comme generale. Hippocrate descrit la par- *liere.*

ticuliere quand il dit , que les masles gisent
plus ordinairement au costé droit, & les filles au costé gauche. Mais cét Aphorisme est
du nombre de ceux qui ne sont point vrai
vniuersellement, mais qui parlent de ce qui
arriue le plus souuent : parce qu'Aristote a
remarqué, que les filles sont souuent situées
au costé droit de la matrice, & les masles
au gauche.

situation
generale. Touchant la situation generale, Hippocrate veut que le fœtus ait ses mains sur ses
genoux, & sa teste pres de ses pieds, en telle sorte toutesfois qu'on ne puisse iuger, encore qu'on le voye en son giste, s'il a la teste
en haut, ou en bas. Mais il escrit ailleurs,
qu'ils sont tous situez ayans la teste en haut.
Aristote semble vuider la difficulté quand il
dit. En tous animaux la teste les premiers
mois est en haut : mais quand ils veulent sortir, elle est amenée en bas. Or le fœtus estant
amoncelé & ramassé comme vn peloton te-
nant ses genoux auec ses mains, sur lesquels
il a la teste baissée, en sorte que ses yeux sont
comme collez contre les poulces de ses
mains, & son nez repose entre ses genoux.

Ceste figure (dit Du Laurens) bien qu'elle ne soit pas exactement moyenne, si est-ce
qu'elle en approche fort. C'est pourquoy elle
n'est point laborieuse au fœtus, ains elle est

premierement commode à la mere, parce
qu'elle occupe moins de place, & qu'elle ne
monte point si haut, qu'elle puisse presser le
diaphragme où le ventricule. Secondement
elle est aussi commode à l'enfant, quand il
est temps qu'il sorte: car il se tourne aisement la teste en bas pour sortir. Or quand
Hippocrate & Aristote disent qu'il a la teste
en haut, ils n'entendent pas qu'il ait l'espine
droicte & la teste esleuee sur icelle, ains
qu'estant tout ramassé en rond, sa teste porte contre le fonds de la matrice, & qu'il la
baisse contre l'emboucheure d'icelle, quand
il se presente pour sortir. Courtin aduertit, *Aduer-
tissement
de Cour-
tin.*
que pour bien remarquer la situation du fœtus, il la faut voir aux femmes grosses, qui
ne sont point mortes en trauail d'enfant:
parce que depuis qu'il s'efforce pour sortir,
il quitte son premier giste: & fait perdre la
cognoissance de sa situation. Il dit de plus,
que la plus ordinaire a esté remarquée telle
qu'il la descrit en ces mots. *L'enfant a le dos* *La situa-*
& les fesses appuyees contre le dos de la mere, *tion par*
& ayant la teste baissee il touche du menton *luy re-*
contre sa poictrine, & porte des deux mains *marquee.*
sur ses deux genoux, ayant l'vmbilic & le nez
entre ses deux genoux, les deux yeux sur les deux
poulces des mains, les jambes pliees & touchant
des talons les fesses: Et quand il se tourne pour

sortir, la teste descend en bas, & vient à l'ou-
boucheure de la matrice.

De l'Enfantement.
CHAP. XV.

L'Enfant estant deuenu si puissant & si
chaud, que la mere ne luy pouuant fournir de la nourriture en quantité suffisante
pour le contenter, (parce qu'il ne se nourrit
que du meilleur & du plus doux du sang) ny
assez d'air & d'esprits pour le rafraischir
(parce qu'il ne respire point & ne fait que
transpirer:) Il est contraint de saillir hors
du serrail de la matrice. Donc à force de tre-
mousser & ruer des pieds, il rompt les membranes dont il est enuelopé, & se tournant
auec impetuosité se fait voye & sort. D'autre part la matrice surchargee de la pesanteur de l'enfant, & irritee par l'acrimonie
des eaux croupies, que les tuniques rompuës
espandent dans sa capacité, s'efforce de se
défaire de ce fardeau; Et lors par vn effort
commun de l'enfant & de la matrice, il sort
non pas les pieds les premiers, ny de trauers,
mais la teste deuant (dit Hippocrate) pourueu qu'il sorte naturellement. Or cet effort
commun est aydé tant par l'effort volontaire de la mere, laquelle en retirant & retenant
son haleine, pousse le diaphragme en bas;
que par l'artiste main de la sage femme,

Et la sa-ge fem-me.

laquelle met la patiente en fituation commode , reçoit doucement l'enfant qui fort
comme il faut, redreffe celuy qui fe prefente autrement qu'il doit , & fepare dextrement l'arriere-faix qui eft adherent à la matrice. Icy Galien admire l'indicible prouidence de Dieu : car l'orifice interieur , qui
auoit efté fermé tout le temps de la groffef-
fe fi eftroittement , que la pointe d'vne aiguille n'y euft peu entrer , s'ouure maintenant en forte que l'enfant vient au monde
par iceluy.

Les façons d'enfanter, felon Ariftote, font *L'enfan-*
deux, l'vne naturelle , & l'autre contre na- *tement*
ture. La premiere qui eft commune à tous *naturel.*
les animaux , & quafi ordinaire , eft de venir la tefte deuant. Or pourquoy cefte façon
de naiftre foit naturelle, Hippocrate en donne la raifon , parce que les parties fuperieures (le fœtus eftant fufpendu par le nombril)
font plus pefantes, & emportent les inferieures qui font plus legeres. Or combien
que naiftre la tefte deuant foit la maniere la
plus naturelle & la plus aifee, toutesfois elle
n'eft point fans difficulté : parce qu'il arriue
quelquefois que l'arriere-faix fort le premier, & lors il y a danger que l'enfant ne
foit fuffoqué, eftant priué de la refpiration;
ou bien que les eaux ne s'efcoulent & le laif-

sent à sec, ce qui rend la sortie difficile & laborieuse : mais l'enfant estant tourné, les eaux s'espanchans au col de la matrice, elles portent & font glisser l'enfant, & lors l'accouchement s'en rend plus aisé, prompt & facile. Que si les eaux sortent rougeastres, en grande abondance & sans douleur, c'est signe que l'enfant est mort. La teste estant sortie, les espaules suiuent, & consequemment tout le corps. Ce qui sort le dernier c'est l'vmbilic & l'arrierefaix, apres lesquels suiuent les lochies & vuidanges.

L'experience a fait cognoistre la faulseté de l'opinion vulgaire, qui tient que les enfans naissans naturellement, les masles sortent tousiours le visage tourné vers le dos de la mere, & les filles vers le ventre ; car tant les vns que les autres en naissant regardēt le coccyx. Autrement il seroit à craindre que les eaux qui sortent ou deuant, ou auec l'enfant, ne luy entrassent dans la bouche & le nez, & ne vinssent à le suffoquer. Doncques, à ce que l'enfantement soit naturel sont requises ces trois conditions. 1. Que l'effort *En quelle* de l'enfant & de la mere soit commun & *posture* égal, comme estant vne action commune à *l'enfant* l'vn & à l'autre : parce que si l'effort de l'vn *sort.* ou de tous les deux manque, l'enfantement ne peut estre que laborieux & difficile.

2. Qu'il

2. Qu'il fe face en la figure & fituation qui est *Condi-* felon nature. 3. Qu'il foit prompt, aifé & *tions de* fans mauuais accidens. *l'enfan-*

tement naturel.

La façon d'enfanter contre nature, eft quand l'enfant prefente ou les feffes, ou les pieds, ou le ventre, ou les mains les premiers. Et de ces quatre façons Gouttin tient que la premiere eft la moins dãgereufe: parce que prefentant les feffes, il vient en double comme vne boule, fans s'offenfer aucunement. Et bien que la mere endure beaucoup, fi eft-ce qu'auec fi peu d'aide qu'on puiffe donner à l'enfant, en luy gliffant deux doigts aux deux aines, il coule aifément.

La feconde a vne affez grande feureté & facilité, pourueu qu'on mefnage bien l'affaire. Car fi l'enfant prefente vn pied, fans efperance, en le repouffant au dedans, de le pouuoir tourner en meilleure fituation, il faut lier le pied d'vn ruban, puis en le remettant dans la matrice, y couler la main, & chercher l'autre: afin que les ayant tous deux, on les puiffe tirer doucement iufques au milieu des cuiffes, & lors couler derechef la main dans la matrice, afin de leuer les deux bras ou l'vn feulement, pour defendre le col & la tefte au paffage.

Quand l'enfant prefente le ventre ou le nombril, il ne peut fortir qu'il ne foit tout

brisé: car ce qui doit sortir le dernier, se presente le premier. Qu'il y a . . . .

S'il presente vne main, ou les deux c'est
vne presomption de mort selon Hippocrate,
il le faille de les repousser au dedans, afin
que l'enfant en se debatant puisse prendre
vne posture plus commode pour sortir
. . . . le siege par les mains, c'est luy rompre le col . . . . les . . . . il vient
ce qu . . . .

*L'enfan-
tement
legitime.* La seconde difference d'enfantement est
que d'vn est legitime, & l'autre illegitime.
Nous entendons Icy par legitime, ce qui se
faict selon les loix plus ordinaires de la
nature, & le legitime est celuy qui vient à terme. Et illegitime celuy qui vient deuant ou
apres. Les termes legitimes sont diuers en
l'homme, le 7. 9. 10. & 11. mois. Le 7. est le
premier, deuant lequel l'enfant ne peut estre
vital. L'onziesme est le dernier. Auant le 7.
l'enfant n'est point vital, parce qu'il arriue
auant qu'il ait acquis la grandeur & les forces suffisantes pour supporter les iniures externes, à ceste cause il est nommé auortement ou escoulement. Auortement, si le foetus est formé. Escoulement, si la semence
s'escoule auant le 7. iour. Doncques le 7.
mois est le premier terme de l'enfantement
humain, & les septimestres sont censez legitimes & vitaux . . . .

*Les ter-
mes d'i-
celuy.*

L'enfantement du 8. mois merite le nom d'enfantement, & non d'auortement. Mais il n'est point tenu pour vital ny legitime: nul enfant (dit Hippocrate) n'est viable à huict mois.

L'enfantement du 9. est le plus vital & legitime de tous, comme celuy qui tient le milieu entre les extremitez, & qui est le plus ordinaire & fort familier à la nature.

Touchant celuy du 10. Hippocrate n'en a iamais douté, & sēble qu'ih ait mis pour le ter- me le plus long de la grossesse. *Salomon reco-gnoist (au commen-cement du chap. 7. de la Sagesse) qu'il a esté dix mois au ventre de sa mere.* Toutefois au liure de l'enfantemēt septime-stre & décimestre il recognoist l'vnziesme.

Aucuns respondent, que le dixiesme est le terme le plus long, & que la femme ne peut porter onze mois entiers: que si elle enfante quelquefois dans l'vnziesme, que c'est seu-lement és premiers iours.

Et pour satisfaire à ceux qui veulent que la femme puisse porter 12. 13, 14. & 15. mois, voire deux ans, comme tesmoignent les exemples rapportez par Schenchius: on res-pond que telles choses sont fort rares, & par conséquent qu'elles sont hors de la côsidera-tion de la Medecine. Concluons donc, que le premier terme de l'enfantement humain est le septiesme mois, l'vnziesme le dernier,

F f ij

& les moyens le neuf, & le dixiesme.

Trois sortes de mois. Mais y ayant de plusieurs sortes de mois, on doute, quel est celuy qu'on doit tenir en la supputation de la grossesse. Les Astrologues en font trois, le Solaire, le Lunaire, & le commun, qui est celuy du Calendrier.

Le solaire. Le Solaire est celuy, durant lequel le Soleil fait 30. degrez du Zodiaque, & est tousjours de 30. iours.

Le lunaire. Le Lunaire est de deux sortes, l'vn de progression, & l'autre d'apparition. Celuy de progression est de 29. iours & demy, & celuy d'apparition est seulement de 27.

Et le commun. Le Commun n'est point tousiours composé de pareil nombre de iours: car Fevrier n'en a que 28. Avril en a 30. & May 31.

En ceste diuersité auquel se faut-il reigler? Du Laurens monstre par plusieurs authoritez & raisons, que le mois pour la supputation de la grossesse, selon l'intention d'Hippocrate, est le Solaire, qui a 30. iours. Et de fait si on en croit le Philosophe, le Soleil & l'Homme engendrent l'Homme.

Or le mois Solaire estant de trente iours, & le mois de la grossesse estant le Solaire, à sçauoir si tous les mois de la grossesse doiuent estre de 30. iours? Pour exemple, sçauoir si l'enfantement septimestre doit auoir deux cens dix iours, & le nonimestre deux

cens foixante & dix? Du Laurens refpond,
que l'enfantement du fept & du 9. mois eft
de plufieurs fortes, parce que le fept & le
neufiefme mois ont vne grande eftenduë:
tellement que les enfans qui naiffent au
commencement du 7. & du 9. mois, font
auffi bien cenfez eftre à 7. & à 9. mois, comme ceux qui naiffent au milieu & à la fin.

Mais pourquoy l'enfant eft il viable à fept
mois, & nõ à 8. La caufe en eft tres-obfcure,
& rapportee par les Pythagoriciens à l'excellence des nombres: Par les Geometres
à la double proportion du téps de la formation à celuy du mouuement; & de la triple
du mouuement à l'enfantement : Par les
Aftrologues aux diuers afpects & conion-
ctions des Planetes. Mais tout cela n'eft que
vanité. Les Medecins difent, que nature ***Solution.***
n'outre paffe iamais les loix qu'elle s'eft im-
pofee, fi ce n'eft qu'elle foit irritee ou em-
pefchee: & partant fi l'enfant eft parfait à 7.
mois, & s'il eft affez fort, il rompt les membranes, fe fait voye, & a vie. Mais s'il fort à
8. encore qu'il foit parfait, il ne vit point:
Parce (felon Hippocrate) qu'il ne peut fup-
porter deux afflictions, qui fuccedent de fi
pres l'vne à l'autre. Car ayant fait vn grand
effort au 7. mois pour fortir, & le reïterant
au 8. auant qu'auoir repris fes forces, s'il fort

ainfi foible, il fuccombe & meurt. Ioinct
que l'enfant qui naift à huict mois, vient
apres le iour de l'enfantement, qui deuoit
auoir efté à 7. & deuant le temps de celuy
qui doit eftre à 9. D'où l'on doit eftimer
qu'il eft arriué quelque chofe de finiftre qui
retardé l'enfantement du feptiefme mois,
ou hafté celuy du 9. Sur ces difficultez le
Lecteur curieux confultera (s'il luy plaift)
les controuerfes du liure 8. des œuures Ana
tomiques du fieur Du Laurens.

Fin du huictiefme Liure.

LE NEVFIESME LIVRE,

DESCRIT L'HISTOIRE des parties Vitales.

Description du Thorax & de ses parties.

CHAPITRE PREMIER.

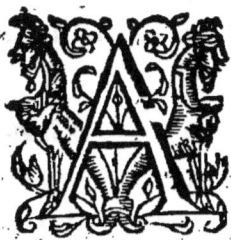

AYANT parcouru la premie- *Thorax.*
re region, qui contient les parties naturelles, il est temps en
suiuant l'ordre Anatomique,
de passer à la deuxiesme, qui
comprend les organes vitaux, laquelle les
Grecs appellent *Thorax*, les Latins *Pectus*,
& les François *la Poictrine*.

Elle est bornee par en haut des clauicules: *son esten-*
parem.bas du diaphragme: pardeuât du ster- *duë.*

FF iiij

non : par derriere des vertebres du dos : &
par les costez dextre & senestre, des costes.

Sa figure,   Sa figure est ronde, tirant sur l'ovale : par
deuant & par derriere, elle est plus large en
l'homme qu'aux autres animaux, qui ont le
dos & la poictrine aigus & faits comme le
fond d'vn basteau.

Sa com-
position.   Sa composition est en partie osseuse, & en
partie membraneuse. Osseuse, pour defen-
dre le cœur, & former la cauité orbiculaire:
Et membraneuse, pour obeyr au mouuement necessaire de la respiration.

Sa situa-
tion.   Sa situation est moyenne entre le ventre
superieur & l'inferieur: afin de pouuoir departir également à tout le corps la chaleur
naturelle & le nectar viuifiant, dont elle
contient la fontaine tres-abondante.

Ses par-
ties sont,   On la diuise en parties contenantes, & en
parties contenuës. Les contenantes sont ou
communes, ou propres. Les communes
sont les cinq descrites au 6. Liure.

Ou conte-
nantes.   Les propres sont de trois sortes. Les vnes
molles & charnuës, qui se presentent les premieres. Les autres dures, osseuses & cartilagineuses, qui occupent le milieu : Et les autres membraneuses, qui enuironnent toute
la cauité interieurement.

Ou conte-
nuës.   Des contenuës le nombre est fort petit: car
on ne trouue en ceste region que les orga-

nes vitaux, à sçauoir le cœur, le poulmon, le
pericarde, la veine caue ascendante, la grosse artere, la veine arterieuse, l'artere veineuse, la trachee artere, l'œsophage & les
nerfs recurrens. Or nous traicterons de ces
parties & contenantes & contenuës, apres
auoir parlé des mammelles.

Des Mammelles.
CHAP. II.

LEs mammelles semblent estre communes aux hommes & aux femmes. Mais
à parler proprement, celles des hommes
estans seulement composees de graisse, de
peau & de bouts, & ne faisans point d'action
officiale, sont totalement imparfaites. Celles
des femmes sont construites auec vn plus
grand artifice: car outre la graisse & la peau,
elles ont des corps glanduleux, entretissus
d'vne milliace de vaisseaux, & engendrent
vn suc alimentaire, propre à nourrir l'enfant: & ainsi elles different en composition
& en vsage.

Les mam-
melles des
femmes en
quoy dif-
ferent de
celles des
hommes.

Il n'y en a que deux. Parce que selon l'or-
donnance de nature, la femme ne doit point
porter plus de deux enfans d'vne ventree.
De là vient que les bestes qui font plusieurs
petits, ont aussi plusieurs tetines.

Elles ne font point en toutes les femmes de
mesme grosseur. Les pucelles les ont peti-

res, dures & affez femblables à vne denfie
boule. Les femmes enceintes ou qui allaictent
les ont plus groffes, & les vieilles les ont
molles, flafques & fleftries.

Leur fituation aux femmes & aux finges,
eft en la poictrine: & aux autres animaux entre les cuiffes. Plutarque veut que ce foit afin
que la femme en vn mefme temps puiffe
porter fon enfant entre fes bras, l'allaiter &
le baifer, & ainfi redoubler l'amitié qu'elle
luy porte: Mais les Anatomiftes difent, que
c'eft pource que les veines thoraciques ver-
fent en cét endroit vne tres-grande quantité de fang, & que cefte region eftant ref-
chauffée par le voifinage du cœur, aide beaucoup à la generation du laict.

*Leur fub-
ftance &
tempera-
ment.*
Leur fubstance eft fpongieufe & glanduleufe, d'où il fe collige que leur temperament eft froid.

*Les par-
ties exter-
nes.*
Leur compofition eft de parties externes,
& de parties internes. Les premieres font la
cuticule, & la peau, laquelle s'efleue au milieu de la mammelle & fait le mammellon,
qui eft comme vn petit canal, par lequel
l'enfant, en fuçant auec fes leures, tire le laict
pour fa nourriture. La fubstance de ce mammellon, comme celle du gland, eft rare &
*Le mam-
mellon.*
fpongieufe & d'vn fentiment fort vif, afin
que par vn doux chatoüillement elle puiffe

s'enfler & dreffer. Aux pucelles il est vermeil, & pousse en dehors comme vne fraise
bien meure: aux femmes grosses ou nourri-
ces il est liuide, & aux vieilles noirastre.

Les parties internes sont plusieurs glandes, quantité de graisse, de veines, d'arteres
& de nerfs: à toutes lesquelles sert de fondement, la membrane qui separe les mammelles d'auec les muscles, sur lesquels elles
sont couchees.

Les glandes, bien que jointes ensemble
elles ne facent qu'vn corps continu, si est-ce
qu'on en remarque tousiours au centre du
mammellon vne plus grosse que les autres,
laquelle est enuironnée de moindres, qui ressemblent à des amendes pelées.

Monsieur Riolan maintient contre Vesale & Du Laurens, que ce n'est qu'vn corps
glanduleux, tout vny, & faict d'vne glande
seule, arrousee de grand nombre de veines,
d'arteres & de nerfs.

Elles sont arrousees de veines & d'arteres,
desquelles les plus grosses & externes, viennent du rameau axillaire: & les moindres &
internes du sousclauier: c'est par leur moyen
que se fait la communication qui est entre la
matrice & les mammelles.

Elles reçoiuent aussi quelques nerfs du co- *Les nerfs.*
stal, lesquels leur donnent le sentiment ex-

quis dont elles sont doüées.

La graisse. La graisse enuironne les glandes & les vaisseaux, pour conseruer leur chaleur, & remplir les espaces d'entre iceux, a fin de les rendre égales & polies.

Leurs vsages. Ainsi composées elles engendrent le laict pour nourrir l'enfant : elles defendent le cœur & les parties contenuës, & embellissent la poictrine. Elles seruent aussi par accident, pour receuoir les humeurs excrementeuses du corps.

Des parties charnuës du Thorax.
CHAP. III.

IL y a quantité de muscles au Thorax, qui sont au nombre de ses parties contenantes. Les vns luy sont propres, & seruent à faire ses mouuemens : les autres y sont bien situez, mais ils seruent à mouuoir d'autres parties, comme l'omoplate & le bras. L'histoire en a esté representee au 5. Liure.

Des parties osseuses du Thorax.
CHAP. IV.

LEs muscles estans leuez, se presentent les parties osseuses & cartilagineuses, à sçauoir le sternon, les costes, les clauicules, les omoplates, qui sont mises entre les contenantes propres. A ceste cause l'ordre de dissection requerroit, que nous en adioustassions icy l'histoire. Mais l'ayant desia fait aux 2. & 3. liutes, afin de ne redire pas vne mefme chofe plufieurs fois, le Lecteur y aura s'il luy plaift recours.

Des parties membraneufes du Thorax, qui font la Pleure & le Mediaſtin.

CHAP. V.

COmme le corps depuis le fommet de la tefte iufques à la plante des pieds, eſt reueſtu exterieurement de la peau : ainſi toutes les parties internes font recouuertes d'vne certaine membrane, laquelle (felon Riolan) prenant fon origine du ventre inferieur fe continuë iufqu'à la tefte : Ou bien (felon Courtin) de la tefte fe continuë iufques au ventre inferieur. Ceſte membrane, reçoit diuerfes appellations, felon les diuers lieux où elle eſt employée : Car en la tefte on la nomme *Meninge* : au ventre inferieur *Peritoine* : & en ceſte region *la Pleure*.

Or ceſte membrane (que les Grecs nomment *Pleura*, & les Latins *Succingente* & *Soubfcoſtale*, pource qu'elle eſt tenduë fous toutes les coſtes) fert autant en la moyenne region qui eſt la vitale, que le peritoine en l'inferieure : car elle contient toutes les parties enclofes au Thorax.

Elle eſt vnique, encore que Courtin vueille qu'il y en ait deux, l'vne au coſté droict & l'autre au gauche, qui fe touchent en leur

La Pleure.

Elle eſt vnique.

origine, qu'il ait estre sur les vertebres, &
de là en se courbant, vne de chaque costé selon la figure des costes, qu'elles s'auancent
iusqu'au sternon. Or combien qu'il n'y en
ait qu'vne, si est-ce qu'elle est double, en sorte qu'vne partie couure les costes par dedans, & l'autre par dehors. Celle qui couure par dedans, donne des tuniques à toutes
les parties contenues dans ceste moitié.

Mais double.

Sa figure & grandeur correspondent à la
figure, & grandeur de la poictrine.

Sa substance est semblable à celle du peritoine.

Elle reçoit des veines de l'intercostale &
de l'Azygos, qui sont accompagnées d'autant d'arteres & de nerfs de la sixiesme
paire du cerueau, & de quelques vnes d'icelles de l'espine.

Son vsage est de donner des tuniques communes à toutes les parties encloses dans le
thorax, & les Latins l'appellent *Pleura*.

C'est entre ceste pleure & des costes que
s'amasse l'humeur qui fait l'inflammation,
qui de son nom est nommée pleuresie.

Du Mediastin.

*Le Me-
diastin.*

Quand la Pleure est paruenue d'vne part &
d'autre iusqu'aux costez du sternon, elle se
replie pour se rendre du sternon droit aux
vertebres du dos, faisant par ceste reduplica-

tion vne membrane, qui separe toute la poictrine, & les poulmons en deux parties, laquelle de sa situation & de son vsage est
nommée *le Mediastin.*

Sa longueur est du milieu des clauicules
iusqu'au cartilage xiphoïde: & sa largeur
des costez du sternon où elle commence à se
redoubler, iusqu'aux vertebres où elle s'insere. Ces membranes ainsi redoublées ne
s'entretouchent point, sinon aupres de l'espine: car pardeuant elles sont autant distan-
tes l'vne de l'autre, que le sternon a de largeur, & font vne cauité notable, entre-tissuë
de force filamens nerueux.

L'vsage du Mediastin est double. Le pre-*ses vsa-*
mier pour suspendre les visceres & appuyer*ges.*
les vaisseaux: Et le second pour separer la
poictrine & le poulmon par le milieu, afin
d'empescher, vn costé estant offensé, que le
mal ne se communique à l'autre sitost, ny si
facilement.

Du Diaphragme.
CHAP. VI.

LA partie qui separe comme vne cloison*Le Dia-*
metoyenne les organes vitaux d'auec*phragme.*
les naturels, est à raison de cet office, nommee des Grecs *Diaphragme.* Celse l'appelle
septum transuersum. Septum, parce que c'est
côme vne haye metoyenne; & *transuersum,*

à raiſon de ſa ſituation, qui eſt tranſuerſale.

Il eſt vnique, parce que ſeul il eſt ſuffiſant pour faire la reſpiration libre. Ceux qui mettent deux diaphragmes, l'vn au coſté droict & l'autre au gauche, ſont refutez par le docte Riolan.

Sa magnitude correſpond à l'amplitude du thorax. Sa figure approche de la ronde, & reſſemble aſſez bien à vne raye, ou à vne raquette.

Sa ſituation eſt oblique: car de la partie anterieure du ſternon, au deſſous du xiphoïde où il eſt attaché, il s'en va par les extremitez des fauſſes coſtes rendre à la premiere vertebre des lombes.

Sa ſubſtance eſt charneuſe par les bords, & membraneuſe en ſon milieu: car il eſt compoſé de deux cercles, dont l'vn eſt charneux, & l'autre membraneux; de deux veines, de deux arteres, de deux nerfs de chaque coſté, & de deux tuniques.

Tous les Anatomiſtes mettent le principe de ce muſcle aux cercles nerueux. Mais Du Laurens veut que ce ſoit ſa fin. Le docte Riolan met la teſte aux dernieres vertebres du dos & premieres des lombes, auſquelles il eſt eſtroittemēt attaché par deux aponeuroſes charnuës; & ſa fin aux extremitez des fauſſes coſtes, auſquelles il eſt fort adherent.

II

Eſt vnique.

Sa magnitude & figure.

Sa ſituation.

Sa ſubſtance.

Son commencement.

Il y a deux veines & deux arteres, nom- *ses vaif-* mees *phreniques;* & deux nerfs de chaque *feaux.* costé, qui naiffent, l'vn de la 6. coniugaifon du cerueau, & l'autre d'entre la 4. & 5. vertebres du col.

Des deux tuniques, celle de deffus vient *ses tuni-* de la pleure, & celle de deffous du peritoine. *ques.*

Il eft troüé au cofté droict par où monte *ses trous.* le tronc de la veine caue, & au gauche par où defpend l'œfophage.

Ses vfages font quatre. Le 1. eft de feparer *ses vfa-* les parties vitales des naturelles. Le 2. pour *ges.* efuenter & rafraifchir les hypochondres & les parties contenuës en iceux. Le 3. pour en preffant les boyaux par en haut & pardeffus, hafter l'expulfion des excremens. Et le 4. qui eft le principal, pour feruir à la refpiration libre.

Denombrement des parties contenuës
en la poictrine.

CHAP. VII.

Omme les organes naturels dediez à *Comment* la nutrition & à la procreation font cô- *toutes les* tenus au ventre inferieur: ainfi les vitaux fer- *parties* uans au poulx & à la refpiration, font enclos *enclofes* au moyen. Le cœur eft le premier autheur *au thorax* de la refpiration & du poulx, & à iceluy, com- *miniftrēt* me à leur fouuerain, miniftrent toutes les *au cœur.* parties enfermees dans la poictrine. La tra-

G g

chee artere porte l'air, le poulmon le prepare pour le rafraifchir: le tronc de la veine caue afcendante luy fournit le fang pour engendrer l'efprit vital, & la groffe artere le diftribuë à toutes les parties. Voyla comme
toutes ces parties miniftrent au cœur. Il faudroit donc fuiuant l'ordre de dignité commencer par iceluy. Mais d'autant qu'on ne
fçauroit demonftrer le cœur, fans ouurir les
ventricules & les quatre vaiffeaux qui s'y
abouchent, & qu'iceux eftans ouuerts tout le
fang s'efcoule, en forte qu'il eft impoffible
de voir la diftribution des veines & des arteres. A cefte caufe nous fuiurons l'ordre de
diffection, & defcrirons premierement les
vaiffeaux, & puis apres les vifceres, qui font
le cœur & les poulmons.

De la veine caue afcendante.

CHAP. VIII.

LA veine caue fortant de la partie gibbeufe du foye, perce le diaphragme, &c.
Ayans tracé la diftribution de ce vaiffeau au
5. chap. du 4. liure, le Lecteur y aura recours.

De la groffe artere afcendante.

CHAP. IX.

DE l'Artere faillant hors du ventricule
feneftre du cœur: nous en auons pareillement baillé la diftribution au 7. chap.
du 4. liure.

Du Pericarde.

CHAP. X.

ENtre les membranes du Mediaftin fe *Le Peri-*
trouue vne certaine tunique, laquelle *carde.*
parce qu'elle contient le cœur dans fa capacité, eft nommée des Grecs *Pericardion.*

Sa figure reffemble à celle du cœur : car *Sa figu-*
d'vne bafe large elle fe termine en pointe. *re.*
Or combien qu'en icelle le cœur foit contenu comme dans vn eftuy, fi eft-ce qu'elle
ne le touche point qu'en la bafe, eftant ef-
loignee de luy, autant qu'il eft de befoin pour *La fero-*
luy laiffer fon mouuement libre : & afin *fité &*
qu'entre deux il n'y euft rien de vuide, natu *fon vfa-*
re y a mis vne humeur fereufe, qui fert pour *ge.*
rafraifchir le cœur, & empefcher qu'il ne s'é-
flamme à caufe de fon mouuemēt cōtinuel.

Sa grandeur eft telle, qu'elle ne donne *La gran-*
point d'empefchement au cœur ny au tho- *deur.*
rax à faire leurs mouuemens.

Sa fubftance eft membraneufe, mais plus *La fub-*
dure que celle de la pleure, de laquelle (fe- *ftance.*
lon Riolan) elle prend fon origine, ou bien
(comme veulent Galien, Du Laurens &
Courtin.) des membranes des quatre vaiffeaux qui font à la bafe du cœur.

Elle a mefme fituation que le cœur. Car fa *Sa fitua-*
bafe eft droict au milieu de la poictrine : mais *tion.*
fa pointe tire quelque peu vers le cofté gau-

Gg ij

che & en deuant, estant fort adherente au
cercle nerueux du diaphragme, & par sa base à l'espine du dos.

Le pericarde est tout continu, excepté en
sa base, où il est troüé, pour donner passage
aux vaisseaux qui entrent ou sortét du cœur.

Il a des veines communes, qui viennent
des phreniques, & vne propre nommee *capsulaire.* Il reçoit aussi des arteres, & quelques petits nerfs du recurrent gauche.

Son vsage est de defendre le cœur, & de
contenir ceste humeur sereuse, dont il a
esté parlé.

Du Cœur,
CHAP. XI.

Le cœur. A L'ouuerture du pericarde se presente
le cœur, qui est logé en ceste region
metoyenne, entre la superieure & l'inferieure, afin de pouuoir également distribuer la
chaleur naturelle & le nectar viuifique à tou-
Est vni- tes les parties. Il est vnique, parce qu'il est le
que. principe de la vie. Or la nature du principe
est d'estre vnique, comme enseigne le Phi-
losophe en plusieurs endroits. |

Sa figu- Sa figure est pyramidale, plus ronde & plus
re. longuette en l'homme qu'aux autres animaux. Elle ressemble, ce dit Du Laurens, à
vne pomme de pin, parce que d'vne base large il se termine peu à peu en pointe. Ceste

figure luy eſt neceſſaire pour ſes actions: car la rondeur le rend plus capable & moins expoſé aux iniures: & la longueur ayde à l'attraction: or il s'allonge quand il ſe reſſerre au ſyſtole ou contraction; & rond quand il ſe dilate au diaſtole ou dilatation. *ſa magnitude.*

Il n'eſt point de pareille grandeur en tous les animaux. Les paoureux l'ont fort gros, & les autres petit ou mediocre. L'homme toutesfois, ſi on en croit Ariſtote, l'a plus grand à proportion, que tous les autres: bien qu'en comparaiſon des deux autres parties nobles, il eſt fort petit. *ſes parties.*

En ſa ſtructure exterieure on remarque deux parties; celle d'en haut, qui eſt la plus large, eſt dite la teſte ou la baſe du cœur; & celle d'embas eſt nommee la pointe: dont la premiere (ſelon Galien) eſt la plus noble. En la ſuperficie externe il paroiſt vny & liſſe, ſinon que les veines & arteres coronaires & la graiſſe dont il eſt enuironné, luy donnent quelque inégalité.

Il eſt iuſtement ſitué au milieu de la poitrine: ce qu'il faut entédre de la baſe, qui eſt auſſi eſloignée du ſternon, que du diaphragme; & des coſtes dextres, que des ſeneſtres. Ceſte ſituation luy eſt entierement conuenable: parce qu'eſtant la plus noble partie du cœur, faicte pour eſtre l'origine & l'implan- *ſa ſituation.*

tation des quatre vaiſſeaux, elle meritoit
d'occuper le lieu le plus ſeur & le plus digne. Le reſte de ſon corps auance par ſa
pointe doucement en deuant & vers le coſté
gauche au deſſous de la mammelle, où on
ſent en mettant la main deſſus, vn manifeſte
battement.

ſa com-
poſition.   Eſtant ainſi ſitué, il eſt enueloppé des
poulmons, en telle ſorte qu'il eſt comme caché entre les lobes d'iceux. Il eſt compoſé de
chair, de vaiſſeaux, de graiſſe & de tunique.

De chair.   Sa chair eſt dure, denſe, ſolide & qui patit
difficilement. Il falloit qu'elle fuſt telle à raiſon de la ferueur de la chaleur naturelle, de
la ſubtilité des eſprits, & de l'agitation perpetuelle de ſon mouuement. Elle eſt plus
ſolide en la pointe, parce que toutes les fibres s'y terminent. Ces fibres ſont de trois
ſortes. Les droictes de la baſe deſcendent
droit iuſqu'à la pointe, Les obliques s'auancent obliquement tout du long du viſcere; &
les tranſuerſes le ceignent en rond : & ſont
tellement entre-laſſees entr'elles, qu'il n'eſt
pas poſſible de les ſeparer. Or comme elles
different en ſituation, auſſi different elles en
action, les vnes ſeruans à la dilatation, & les
autres à la contraction. En la dilatation les
extremitez du cœur ſe froncent, & la pointe s'approche de la baſe, & alors il s'accour-

cit : mais fes coftez s'eflargiffent , en forte
qu'il paroift quafi tout rond. Ce qu'il fait par
les fibres droites , afin de tirer le fang de la
veine caue dans fon ventricule dextre , &
l'air de l'artere veineufe dans le gauche. En
la contraction il deuient plus long , mais en
efchange il paroift plus eftroit & plus menu.
Ce qu'il fait par les fibres tranfuerfes, qui le
refferrent pour expulfer le fang par la veine
arterieufe aux poulmons , l'efprit vital dans
la groffe artere, & les excremens fuligineux
dans l'artere veineufe. Par les fibres obliques
le cœur retient ce qu'il a tiré par fon diaftole.
Voila donc quelle eft la chair du cœur, à raifon de laquelle il eft dit eftre charneux.

Il a trois fortes de vaiffeaux; veines, arte- *Des vaif-*
res & nerfs. Les veines & les arteres font *feaux.*
nommées *coronaires*, parce qu'elles ceignent
la bafe du cœur , comme vne couronne;
elles ont efté defcrites au 4. liu. comme auffi
les nerfs, qui luy viennent de la 6. coniugaifon du cerueau.

Ce corps ainfi compofé de chair & de vaif- *D'vne*
feaux eft reueftu d'vne tunique propre, qui *tunique.*
conferue fa fubftance,& la rend plus ferme.

La graiffe, qui couure le cœur quafi par *Et de*
tout,fert pour empefcher qu'il ne fe deffeiche *graiffe.*
& enflamme à raifon de fon mouuement
perpetuel.

Il y a diuerſité d’opinions touchant les
qualitez actiues du cœur. Auerroës le tient
froid, à cauſe qu’il eſt compoſé de pluſieurs
parties ſpermatiques: mais cela s’entend en
qualité de mixte, & non point en celle de
viuant, qui eſt celle que nous recherchons
icy. Ariſtote le tient temperé, en conſe-
quence de ſon opinion (refutée par les Medecins) qui le faiſoit l’origine des nerfs, veines & arteres, & de leurs eſprits & humeurs,
dont il reſultoit vne mediocrité de temperature. Galien (auquel nous nous tenons)
le fait le plus chaud de tous les viſceres, comme eſtant la ſource & la forge de la chaleur
naturelle, & le reſeruoir de la ſubſtance la
plus ſubtile & chaleureuſe du corps, le ſang
arterieux & l’eſprit vital; & dans vn corps
fort ſolide. En ſes qualitez paſſiues il eſt plus
humide que le cuir, & plus ſec que les autres
viſceres.

Sa conné-
xion.   Il a connexion auec le cerueau, par les
nerfs: auec le pericarde, le mediaſtin & la
pleure, par les membranes: auec le foye, par
les veines caue & coronaire: auec les poulmons, par la veine arterieuſe & l’artere veineuſe: bref auec toutes les parties du corps
par les arteres, par leſquelles il leur enuoye
l’eſprit vital & le ſang arteriel.

Son
action.   Son action c’eſt la pulſation, qui eſt faite

de deux mouuemens & de deux paufes. Les
mouuemens font nommez *diaftole* & *fyftole.*
Au diaftole le cœur fe dilate pour tirer le
fang & l'air: or eftant dilaté, auant que de faire fon fyftole, pour fe refferrer il faut qu'il fe
repofe: pareillement eftant refferré pour
mettre hors l'efprit vital & les vapeurs foli-
gineufes, auant que de fe dilater, il faut auffi
qu'il fe repofe: parce que deux mouuemens
contraires ne peuuent fucceder l'vn à l'autre
immediatement, ains il faut que tout mobile
fe repofe en vn poinct de reflexion. Tellement que comme le poulx eft fait de deux
mouuemens contraires, de la dilatation &
de la contraction: ainfi il eft neceffaire qu'il
face deux paufes, l'vne apres la dilatation, &
l'autre apres la contraction. La paufe que le
cœur fait entre la dilatation & la contraction, eft pour ioüyr de ce qu'il a tiré: mais
celle qu'il fait entre la contraction & la dilatation, eft fimplement pour fe repofer, ou
bien pour auoir plus de loifir à chaffer ce
qu'il veut mettre hors.

La pulfation eft vne action particuliere au
cœur & aux arteres qui naiffent de luy: mais
elle eft premieremét au cœur, & fecondemét
aux arteres, lefquelles ne battent point d'elles-mefmes, mais feulement par l'irradiation
& l'influéce de la faculté pulfifique du cœur.

La cause efficiente du poulx.

Là cause efficiente du poulx eſt fort contro-uerſée. Du Laurens au 9 Liure de l'Ana-tomie rapporte les diuerſes opinions des Autheurs auec leurs raiſons, auquel nous renuoyons le Lecteur. Or pour ne point employer inutilement le temps, nous dirons en peu de mots, apres le laborieux Courtin: Que le poulx vient de la faculté pulſifique: la faculté pulſifique, de la faculté vitale, & la faculté vitale, de la preſence de l'amé: Car la vie n'eſt rien que la preſence & alliance de l'ame auec le corps, comme la mort eſt la ſe-

La cause finale.

paration qui ſe fait de ces deux parties. La cauſe inſtrumentaire eſt double, formelle & materielle. La formelle, c'eſt la chaleur natiue; & la materielle, les fibres. Quant à la finale, elle eſt triple. 1. La nutrition & la conſeruation de la ſubſtance ſpiritueuſe contenuë au ventricule gauche du cœur, & de la chaleur naturelle. 2. Le rafraiſchiſſe-ment du cœur, lequel s'embraſeroit aiſé-ment à cauſe de ſon mouuement perpetuel, s'il n'eſtoit rafraiſchy par l'air tiré en l'inſpi-ration. 3. L'expurgation des vapeurs fuligi-neuſes, leſquelles ſuffoqueroient la cha-leur, ſi elles n'eſtoient chaſſees hors en l'expiration.

Des Ventricules, Oreilles, Vaiffeaux &
Valuules du cœur.

CHAP. XII.

ENcores qu'en tous les animaux il n'y a
iamais qu'vn cœur, neantmoins on le
diuife en partie dextre, & en partie feneftre,
lefquelles les Anatomiftes appellent *ven-*
tres, ventricules ou *cauitez.* Le dextre (que
Galien nomme *ventricule fanguin,*) femble
auoir efté fait, pour les poulmons, d'autant
qu'il ne fe trouue point finon aux animaux
qui refpirent : parce que leur fubftance qui
eft rare, legere & fpongieufe, a befoin d'vn
fang fubtil pour fa nourriture : lequel pour
eftre tel, doit eftre attenué au ventricule
dextre du cœur. Quant au feneftre ; il le
nóme *ventricule fpiritueux,* parce que l'efprit
vital reçoit fa perfectió & fa forme en iceluy.

Ces deux ventricules different en grandeur & en figure. Le dextre eft beaucoup
plus grand, parce qu'il reçoit de la veine caue le fang corpulent & groffier, qui a befoin
d'vne cauité ample pour eftre contenu : toutesfois il ne defcend point iufqu'à la pointe,
& eft enuironné d'vne chair plus mince &
plus mollaffe. Le feneftre eft plus eftroit, &
defcend iufques à la pointe, & eft enuironné
d'vne chair plus efpaiffe & plus folide, pour
empefcher que l'efprit qu'il contient ne fe
diffipe fi facilement à raifon de fa fubtilité.

Comment Ces deux ventres sont separez par vne cloi-
separez. son metoyenne, nommée des Grecs *dia-*
phragme, & des Latins, *septū medium*, qui empesche que les matieres qu'ils côtiennent ne
se confondent tumultuairement. Ceux qui
la voyent iugent d'abord qu'elle est solide:
mais quand on la considere attentiuement,
on trouue qu'elle est poreuse & percée de
part en part d'infinité de petits trous, afin
que le sang puisse du ventricule dextre passer au senestre pour la generation de l'esprit vital.

Les oreil- A la base du cœur aux costez des ventricu-
lettes. les se voyent des appendices membraneuses
qui sont nommées, non de leur vsage, mais
de leur figure, oreilles ou oreillettes. Elles
sont assises sur les emboucheures des vaisseaux, qui portent quelque matiere dans le
cœur: afin, à guise de cisternes, de receuoir
l'air & le sang, qui au diastole pourroient tout
à coup, & auec effort entrer dans les ventricules, & ainsi empescher, qu'en vne soudaine
contraction le cœur ne soit suffoqué par vne
violente oppression, & deschiré ou rompu
par les matieres qui y feroient vne subite ir-
ruption. Hippocrate leur donne encore vn
autre vsage, qui est pour seruir d'esuentail
au cœur.

Ces oreilles different en situation & en

grandeur. En fituation , parce que la dextre *Enquoy* est affife à l'emboucheure de la veine caue, *differen-* & à la feneftre à celle de l'artere veineufe: *tes.* En grandeur , entant que la droitte eft plus grande, & la gauche plus petite: parce qu'el-le ne reçoit que l'air.

Du Laurens remarque, que le mouuement *Le mou-* du cœur & celuy des oreilles font diffembla- *uement* bles, parce que le cœur s'emplit à caufe qu'il *differe de* fe dilate, & que les oreilles au contraire fe *celuy du* dilatent à caufe qu'elles s'empliffent. *cœur.*

A la mefme bafe du cœur fe voyent quatre vaiffeaux auec leurs orifices , par lefquels il reçoit dans foy ou chaffe hors de foy quel-que matiere. Il y en a deux au ventricule dextre, à fçauoir la veine caue,& la veine ar-terieufe. La veine caue en montant ouure fon cofté dans le ventricule droit, & y verfe du fang en abondance. D'iceluy vne partie attenuée & raffinée paffe à trauers du fe-ptum medium au ventricule gauche, & eft employée à la generation de l'efprit vital:& l'autre partie s'efpand par la veine arterieufe dans la fubftance des poulmons pour leur nourriture. Cette veine arterieufe a efté dé-crite au 4. liure.

Il y en a pareillement deux au ventricule feneftre, l'artere veineufe & la groffe artere.

L'artere veineufe a auffi efté defcrite au 4.

ure. La groſſe artere reçoit du ventricule
gauche l'eſprit vital, & le diſtribuë par ſes
rameaux, comme par des canaux, à toutes
les parties.

L'artere Mais pourquoy l'artere des poulmons eſt
des poul- elle veineuſe, c'eſt à dire mince comme la
mons veine; & la veine, arterieuſe, c. à. d. eſpaiſſe
pourquoy comme vne artere? Du Laurens reſpond,
veineuſe. que c'eſt pource que le poulmon n'a point
de mouuement de ſoy, & qu'il ne ſe dilate
que ſuiuant celuy de la poiĉtrine, & partant
qu'il falloit que ſon artere fuſt molle, pour
puiſer plus promptement l'air quand nous
inſpirons, & chaſſer les vapeurs fuligineuſes
quand nous expirons. Et quant à la veine, il
dit qu'elle a eſté faite arterieuſe & fort eſpaiſſe, pour empeſcher que le ſang ſpiritueux
qu'elle contient, ne ſe diſſipe ſi facilement.

Les val- Dans les orifices de ces quatre vaiſſeaux ſe
uules. voyent des epiphyſes membraneuſes, que le
vulgaire nomme *valuules & portillons*, parce qu'elles ſeruent pour empeſcher que ce
qui eſt vne fois entré dans le cœur, n'en puiſſe ſortir: ou que ce qui eſt vne fois ſorty, ne
puiſſe rentrer, par les meſmes vaiſſeaux qu'il
eſt entré ou ſorty, autrement le cœur trauail-
leroit en vain.

Sont on- Ces valuules ſont onze; car il y a trois vaiſ-
ze. ſeaux, qui en ont chacun trois, mais l'artere

veineufe n'en a que deux. D'icelles les vns
regardent de dehors en dedans, c'eſt à dire
elles s'ouurent pour laiſſer entrer quelque
matiere dans le cœur : mais elles ſe ferment
pour garder qu'elle n'en ſorte. Les autres au
contraire regardent de dedans en dehors,
c'eſt à dire elles s'ouurent pour laiſſer ſortir
quelque matiere du cœur: mais elles ſe ferment pour empeſcher qu'elle n'y rentre.
Comme ces valuules different en vſage,
auſſi font-elles en figure : car les premieres
ſont faites d'vne infinité de filets comme
muſculeux, qui deſcendent iuſques à la pointe du cœur. Les Grecs les nomment *triglo-*
chines: parce qu'elles ſont comme vn trident
ou vne pointe triangulaire. Et les dernieres,
parce qu'elles reſſemblent à vn croiſſant ou
à vn ſigma, ſont dites *ſigmoides* ; & ſont
toutes ſituées dans le tronc de leur vaiſſeau,
& reſſemblent (dit Courtin) au bourſelot ou
gouſſet des bourſes.

La veine caue a trois de ces valuules à ſon
embouchure, ouuertes de dehors en dedans: qui laiſſent entrer le ſang de la veine
dans le ventricule droit ; mais elles empeſchent qu'il ne retourne du ventricule droit
dans la veine; Elles ont la figure d'vn tridét.

Il y en a pareillement trois en l'orifice de
la veine arterieuſe, ouuertes de dedans en

dehors: & qui laiſſent ſortir le ſang du ventricule dextre du cœur pour aller aux poulmons; mais elles empeſchent que des poulmons il ne retourne au ventricule dextre;
Elles ont la figure d'vn croiſſant.

Il y en a trois à l'entrée de la groſſe artere,
ouuertes de dedans en dehors : elles laiſſent
ſortir du ventricule gauche du cœur l'eſprit
vital pour entrer en la groſſe artere ; mais
elles empeſchent qu'il ne retourne de la
groſſe artere au ventricule ſeneſtre du cœur;
elles ont auſſi la figure d'vn croiſſant.

Il n'y en a que deux en l'orifice de l'artere
veineuſe, ouuertes de dehors en dedans : elles laiſſent entrer l'air des poulmons au ventricule gauche du cœur, & empeſchent qu'il
ne retourne aux poulmons; elles ont la figure d'vn trident.

Mais pourquoy n'y a-il que deux valuules
à l'emboucheure de ce vaiſſeau? Du Laurens
reſpond, que c'eſt parce qu'il ne falloit pas
qu'il fuſt exactement fermé, afin de laiſſer
la ſortie aux vapeurs fuligineuſes libre , leſquelles retenuës ſuffoqueroient la chaleur
naturelle.

Au diaſtole du cœur toutes ces valuules ſe
dilatent, & en ſe dilatant les triangulaires
font comme pluſieurs fentes, par leſquelles
la matiere entre des vaiſſeaux dans le cœur,

& les

& les figmoïdes ferment les orifices de
leurs vaiffeaux, Au fyftole du cœur au contraire, toutes ces valuules fe retirent, & en fe
retirant les triangulaires ferment toutes les
fentes qu'elles faifoient eftans dilatées : &
les figmoïdes venans comme à fe froncer &
rider, font des fentes, par lefquelles le fang &
l'efprit fortent du cœur dans les vaiffeaux.

Des Poulmons.
CHAP. XIII.

LEs organes de la refpiration font de trois
fortes. Les vns font le mouuement, comme les mufcles qui dilatent & refferrent la
poictrine; les autres portent l'air , comme le
larynx & la trachée artere ; & les autres le
reçoiuent , comme les poulmons. Les mufcles ont efté defcrits au 5. liure; refte à parler
des poulmons, du larynx & de l'afpre artere.

Le poulmon eft l'organe de la refpiration *Le poul-*
& de la voix, & la forge ou boutique de l'ef- *mon.*
prit: & pour cefte caufe il reçoit l'air tiré par
l'infpiration, il l'attenuë & le prepare auant
qu'il foit porté au cœur.

Comme la poictrine eft iuftement feparée *Diuifé*
en deux cauitez égales par le mediaftin , auf- *en deux*
fi le poulmon eft diuifé en deux parties , def- *parties.*
quelles l'vne occupe la cauité dextre, & l'autre la feneftre pour empefcher le vuide.

La figure & la magnitude des poulmons

sa figure & magnitude. correspondent à celle du thorax: car ils remplissent toute la cauité, tandis que l'home est en vie. Mais apres la mort, ils s'affaissent & deuiennent flacques, & ne pruuent representer l'amplitude qu'ils auoient, si on ne les enfle auec vne siringue.

Toutesfois la partie dextre, assemblée auec la senestre, represente assez bien la figure d'vn pied de bœuf, de cerf, ou de quelqu'autre animal qui à le pied fourchu : & à ceste figure s'ajustent aussi les lobes du poulmon.

Ces lobes. Ces lobes aux bestes sont en plus grand nombre, qu'aux hommes. Courtin en met deux à chaque costé, l'vn superieur & l'autre inferieur : lesquels sont seulement separez par em bas, estans par tout le reste du poulmon continus. Outre ces quatre on en remarque encore vn petit au costé droict, qui appuye la veine caue dés qu'elle a percé le diaphragme, iusqu'à ce qu'elle soit preste à entrer au ventricule dextre du cœur : tellement que les lobes des poulmons sont cinq, trois au costé droit, & deux au gauche. Lesquels semblent auoir esté faits pour rendre ce viscere plus leger, & son mouuement plus libre & aisé.

sa composition. Le poulmon est composé de chair, de trois sortes de vaisseaux, de quelques nerfs & d'vne tunique.

La chair fait la propre & plus grande par- *De chair.*
tie de ce parenchyme. Elle eſt legere, rare,
ſpongieuſe & comme coagulée d'vn ſang eſ-
cumeux. Elle eſt legere, afin de s'abbaiſſer
& releuer facilement, & ainſi obeyr promptement aux mouuemens de la poictrine.
Elle eſt auſſi rare & ſpongieuſe, afin que
comme vn ſoufflet, elle s'empliſſe ſoudai-
nement de beaucoup d'air tiré en l'inſpira-
tion, & qu'elle donne iſſuë aux excremens
fuligineux en l'expiration.

Au fœtus elle eſt rouge, pource qu'alors
elle eſt immobile, & ne contient aucun air.
Mais quand il eſt né, elle deuient jaunaſtre,
à cauſe de ſon mouuement & de la grande
quantité d'eſprit qu'elle contient.

Elle eſt ſouſtenuë par trois vaiſſeaux, auec *De trois*
leſquels elle a cōnexion; qui ſont la veine ar- *ſortes de*
terieuſe, l'artere veineuſe, & la trachée artere. *vaiſ-*
ſeaux.

La veine arterieuſe prend ſon origine
du ventricule droict du cœur, & eſpand ſes
rameaux en toute la ſubſtance des poulmons, & y porte vn ſang fort delié & ſubtil
pour les nourrir.

L'artere veineuſe, eſparſe par tout le poulmon, n'a qu'vn ſeul tronc à l'entrée du ventricule gauche du cœur. Elle reçoit l'air qui a
eſté preparé dans les poulmons, chaſſe les
vapeurs fumeuſes dehors, & reçoit vne

portion du sang arterieux du ventricule
gauche.

La trachée artere va du destroit de la gorge se distribuer par tout le poulmon, estant
destinée pour y conduire l'air, & pousser
hors les vapeurs fumeuses. Ces trois vaisseaux sont tellement rangez de tous costez,
iusques à la surface externe des poulmons,
que l'aspre artere est au milieu, l'artere veineuse vers le sternon, & la veine arterieuse
vers le dos.

De nerfs. Du Laurens nie, qu'il y ait aucun nerf qui
entre dans ceste chair, voulant qu'elle soit
priuée de sentiment. Mais Riolan maintient
qu'elle en reçoit plusieurs des deux stomachiques, qui luy donnent vn sentiment vif &
fort exquis.

D'vne Tout ce corps ainsi composé de chair, de
tunique. vaisseaux & de nerfs, est reuestu d'vne tunique qui naist de la pleure. Ceste tunique est
deliée & percée par tout de force trous fort
petits. Deliée, afin d'estre plus legere: & poreuse, afin que le pus ou sanie amassez dans
la poictrine, passent aisement au trauers,
comme s'ils estoient succez & attirez par la
chair spongieuse du poulmon dans le mouuement de l'inspiration.

son tem- Son temperament est chaud & humide.
peramēt. Chaud, parce qu'il est engendré & nourry

d'vn sang chaud, subtil & escumeux ; & humide, parce qu'il est mol. Or la mollesse vient d'humidité.

Il a connexion auec le cerueau, par les nerfs ; auec le cœur, par la veine arterieuse & l'artere veineuse : auec la pleure & le mediastin, par sa tunique : & auec le dos, par la trachéeartere. *Sa connexion.*

Il a quatre vsages. Le premier est de receuoir & contenir l'air pour le raffraischissement du cœur. Le deuxiesme de former la voix ; à ceste cause les animaux qui n'ont point de poulmon, sont priuez de voix. Le troisiesme pour defendre le cœur, & l'empescher de heurter par deuant contre le sternon, & par derriere contre l'espine du dos. Et le quatriesme pour preparer l'air pour la generation de l'esprit vital. *ses vsages.*

Or cet air ne va pas seulement dans les tuyaux de l'aspre artere, ains quand le thorax se dilate en l'inspiration, il remplit toute la substance du poulmon, & l'estend pour empescher le vuide. Car l'air impur venant tout à coup de déhors, & ne pouuant estre propre pour nourrir l'esprit interne, il estoit necessaire qu'il fust alteré & changé petit à petit, & qu'y sejournant quelque temps, il y acquist vne qualité familiere à l'esprit vital.

Nous ne deciderons rien du mouuement

du poulmon, s'il eſt naturel, comme veut
Riolan; ou ſeulement accidentaire, comme
eſcrit Du Laurens; en laiſſant la curioſité au
Lecteur, qu'il pourra contenter en liſant les
raiſons de l'vn & de l'autre.

Du corps glanduleux nommé thymus.

CHAP. XIV.

EN la partie la plus haute du thorax, aupres des clauicules; ſe trouue vn corps
glanduleux & mol, nommé des Grecs &
Latins *thymus*, & des François *la fagoue*; lequel embraſſant la veine caue, & couché
ſous icelle, luy ſert de cuiſſin & de defenſe
lors qu'elle ſe fourche pour produire les rameaux ſoubſclauiers, de peur qu'elle ne
ſoit offenſée par l'attouchement de l'os. Il
eſt gros & fort remarquable aux enfans nouueaux nais. Mais en ceux qui ſont parcrus, il
ſe deſſeiche & deuient ſi petit, qu'on a de la
peine à le trouuer.

Du col & de ſes parties.

CHAP. XV.

*L'vſage
du col.*

LE col eſtant ſitué entre la teſte & le thorax, ſert pour porter l'air aux poulmons,
& pour articuler la voix, & en quelque façon auſſi pour appuyer l'œſophage.

*Ses par-
ties con-
tenantes.*

Ses parties ſont ou contenantes, ou contenuës. Les contenantes ſont communes, ou
propres. Les communes ſont les 5. deſcrites

ou 6. Liure. Et les propres font les mufcles
reprefentez au 5. & les os defcrits au 2.

Les contenuës font ou anterieures, comme le larynx, la trachee artere & l'œfophage: ou laterales, comme les veines iugulaires externes & internes, les arteres carotides, vn nerf de la fixiefme coniugaifon auec
le recurrẽt: ou pofterieures, comme les mufcles qui eftendent la tefte & le col, quelques
mufcles des efpaules, comme le trapeze, &
les leuateurs, les vertebres, la mouëlle de
l'efpine, & plufieurs vaiffeaux.

Ses par-
ties con-
tenantes.

La plus grande part de ces parties ayant
efté reprefentee aux liures precedens, refte
que nous dechiffrions fuccinctement l'hiftoire du larynx, de la glotte, de l'epiglotte,
de la trachee artere & de l'œfophage.

Ses par-
ties con-
tenuës.

De la trachee artere.
CHAP. XVI.

LA trachee artere eft compofee de cartilages, & de membranes. Les cartilages
ont efté defcrits au troifiefme Liure.

Les membranes font deux, l'externe & l'interne. L'externe eft tres-forte & vient de
la pleure.

L'afpre
artere
faite de
cartilages
& de
membra-
nes.

L'interne eft continuë à la bouche, à
l'œfophage & au ventricule, & eft entretiffuë de fibres. Elle eft comme graiffeufe, afin
qu'elle ne foit offenfée par l'acrimonie des

humeurs, ou qu'estant desseichée elle ne
nuise à la voix & à la respiration.

Quand l'artere est descenduë au dessous
des clauicules, elle se fend en deux rameaux,
vn de chaque costé, qui vont aux poulmons.
Chacun de ces rameaux se fend derechef en
deux branches, qui se rendent aux deux lobes, où elles se diuisent en vne infinité de
branchettes, qui s'espandent au long & au
large, entre l'artere veineuse & la veine arterieuse, dans tout ce parenchyme, iusques
à la superficie d'iceluy.

Ses vsages sont de porter l'air aux poulmons, & de receuoir des poulmons les vapeurs fuligineuses pour les chasser dehors,
d'où elle est dite l'organe de la respiration &
de la voix. Elle sert aussi par accident, pour
vuider en toussant & crachant les matieres
estranges contenuës dans la poictrine & les
poulmons.

Du Larynx, de la Glotte & de l'Epiglotte.
CHAP. XVII.

LE Larynx est vn corps composé du plusieurs cartilages, muscles, nerfs, veines, arteres, membranes : dedié pour former la voix.

Les cartilages sont cinq, desquels les trois
plus grands constituent le larynx : le quatriesme fait la glotte, & le cinquiesme l'e-
piglotte.

Des trois premiers, le plus grand , qui eſt l'anterieur, nommé thyroïde , comprend dans ſoy les deux autres. Le deuxieſme ap-pellé cricoïde, eſt ſitué en la baſe du thyroï-de : & par ce qu'il eſt tout rond comme vn anneau, il ſert de baſe aux autres ; & eſtant du tout immobile, il tient touſiours le paſſa-ge ouuert. Le troiſieſme auſſi ſitué dans le thyroïde, eſt appuyé ſur le cricoïde , & eſt nommé aryténoïde. Ces trois cartilages en-ſemble, par le moyen de quelques membra-nes fort deliees, ſe meuuent d'vn mouue-ment double, l'vn de clauſion & d'apertion, qui depend de l'aryténoïde: & l'autre de di-latation & de conſtriction, qui ſe fait par le thyroïde : & l'vn & l'autre par le moyen des muſcles , qui ont eſté deſcrits au chap. 21. du 5. Liure.

Le 4. nommé la glotte, ſitué au dedans de *De la* l'aryténoïde, & attaché au cricoïde, fait vne *glotte.* fente cartilagineuſe, qui ſert non à former, mais articuler & diuerſifier la voix : com-me on peut voir es beſtes qui ruminent, leſ-quelles bien qu'elles n'ayent point de glot-te, ne laiſſent pas toutesfois de pouſſer hors vne voix, mais toute ſimple & vniforme, & non diſtinguée ny articulée comme en l'homme.

Aux coſtez de la glotte ſe voyent deux ſi-

nus ou foſſettes, vne de chaque coſté; dans
leſquelles ſe ramaſſe ce qui en mangeant &
beuuant tombe dãs le larynx, & y eſt gardé,
iuſques à ce qu'il ſoit ietté hors en touſſant.

De l'epi-
glotte.

Le 5. eſt nommé epiglotte, à raiſon qu'il
eſt couché ſur la glotte. Il ſort longuet de la
fiſſure anterieure du thyroïde, & demeure
touſiours droit, afin que l'air puiſſe entrer &
ſortir librement pour la reſpiration, & ne
s'abbaiſſe iamais ſur l'arytenoïde, ſinon par
la peſanteur de la viande qui paſſe en deſcendant dans l'œſophage, afin d'empeſcher
que quelque portion du boire & du manger,
n'entre dans le larynx; à ceſte cauſe ſoudain
que la viande eſt paſſee, elle ſe redreſſe & remet en ſon aſſiette.

Les muſcles ont eſté deſcrits au 5. Liure.
Les nerfs viennent du recurrent, & les veines & arteres des iugulaires & des carotides.

De la
glotte.

Aux coſtez du larynx ſe trouuent auſſi
quelques glandes, qui arrouſent les parties
adiacentes de leur humidité.

De l'Oeſophage ou Goſier.
CHAP. XVIII.

L'œſo-
phage,

L'Oeſophage eſt vn canal, qui de la bouche porte le manger & le boire au ventricule.

eſt vni-
que.

Il eſt vnique, parce qu'vn ſeul (contre l'o-
pinion du vulgaire) ſuffit pour ſeruir de paſ-

fage aux alimens, tant folides, que liquides.

Sa figure eft ronde & longue. Ronde, pour *fa figure.* eftre plus capable & plus forte. Longue, par ce que le ventricule eft efloigné de la bouche d'vn affez long interualle.

Il eft fitué fous la trachee artere, & couché *Sa fitua-* fur les vertebres du col, & fur deux glandes *tion.* qui luy feruent de cuiffin. Il defcend par def-fous les poulmons droit en bas iufques à la 4. ou 5. vertebre du dos. Là il decline quelque peu à la droitte, pour faire place à la groffe artere ; puis il retourne à gauche, pour faire place au foye : & ayant percé le diaphragme, & eftant paruenu auffi bas que l'vnziefme vertebre du dos, il aboutit à l'orifice fupe-rieur du ventricule.

Sa compofition eft de deux membranes *fa com-* propres, d'vne troifiefme commune, de plu-*pofition* fieurs vaiffeaux & de quelques glandes & *eft de* mufcles. *deux* *membra-* Les deux membranes propres font fem-*nes pro-* blables à celle du ventricule ; & l'œfophage *pres.* eft tenu n'eftre autre chofe que la continua-tion du ventricule iufques à la bouche. D'i-celles l'externe eft charnuë, rougeaftre & parfemee de diuerfes fortes de fibres circu-laires & tranfuerfes, par lefquelles le gofier fe refferre, & a vn mouuement particulier: car s'il fe refferre par en haut des l'entree de la gorge, ce fera pour aualer : si par embas, ce fera pour vomir. Ce qui a induit les anciens à le tenir pour vn mufcle, parce qu'eftant tout charneux, il femble faire le mefme office.

L'interne eft plus efpaiffe, plus nerueufe, commune à la bouche, à la langue & au palais; & à tout plein de fibres droites, par lefquelles elle tire l'aliment.

D'vne troifiefme commune. Ces membranes propres font reueftuës d'vne troifiefme commune, qui naift des ligamens des vertebres, ou bien comme veut Riolan, de la pleure.

De vaiffeaux. Les vaiffeaux font plufieurs veines, qu'il reçoit en partie de la caue afcendante, & en partie de la coronaire ftomachique; quelques arteres, que la groffe artere luy enuoye ; & des nerfs notables de la fixiefme coniugaifon, qu'on appelle ftomachiques.

De glandes. Les glandules qui font au milieu de ce canal, feruent comme de cuiffinets, tant afin qu'il ne roule de cofté ny d'autre, que pour l'humeĉter, afin de rendre la defcente des alimens plus gliffante & plus prompte.

De mufcles. Les mufcles qui l'embraffent de toutes parts, ont efté defcrits au 19. Chapitre du cinquiefme Liure.

Fin du neufiefme Liure.

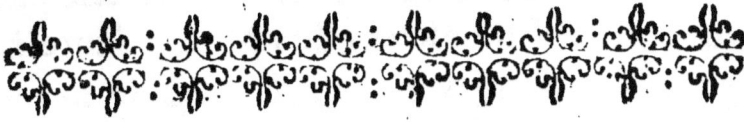

LE
DIXIESME
LIVRE,
DESCRIT L'HISTOIRE
des parties Animales.

La figure, magnitude, & situation de la Teste.

CHAPITRE PREMIER.

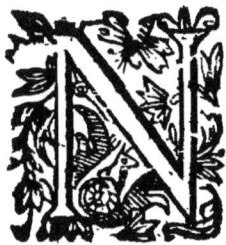

N O V s auons expliqué deux re- *La teste*
giōs, l'inferieure & la moyen- *& son*
ne. Il nous faut maintenant *estenduë.*
parcourir la troisiesme, laquelle les Grecs nomment *kepha-* *κεφαλή.*
lé, les Latins *Caput*, & les François *la Teste.*
Toute ceste region supreme est comprise
depuis le sommet de la teste iusques à la premiere vertebre.

Sa figure naturelle est ronde, oblongue, *sa figure.*

esleuee de deux éminences, & aplatie par
les costez. Elle est ronde, pour la seureté,
pour la capacité & pour la facilité du mouuement. Elle est oblongue, pour contenir le
grand & le petit cerueau. Elle est esleuee de
deux éminences, l'vne par deuant, pour les
apophyses mammillaires: & l'autre par derriere, pour l'origine de la medulle spinale.
Elle est aussi applatie par les costez, mais
quelque peu dauantage vers le deuant, afin
que les os des temples donnent moins d'empeschement aux yeux de voir autour d'eux.

sa gros-   En l'homme à proportion, elle est plus
seur. grosse qu'aux autres animaux, parce qu'il a
beaucoup plus de cerueau. La petite est blas-
mee, parce qu'elle demonstre ou la disette
de matiere, ou l'imbecillité de la vertu formatrice: & la grosse est loüee, pourueu que
toutes les autres parties y correspondent.

sa situa-   Elle est situee au lieu le plus esleué, par-
tion. ce qu'il falloit que l'ame raisonnable, de laquelle elle est le domicile, fust logee au lieu
le plus digne, afin que comme vne souue-
raine princesse, elle tint assujetties sous soy
les facultez irascible & concupiscible. Ioint
que ceste situation est tres-commode à tous
les sens: car par ce moyen les yeux, qui sont
comme des sentinelles, descouurent de plus
loing; car l'odorat reçoit mieux les vapeurs

qui montent , & les oreilles perçoiuent plus
commodément les fons qui font plus aifez
à ouïr d'enhaut.

Diuifion de la Tefte en fes parties.
CHAP. II.

L A Tefte eft couftumierement diuifee *La tefte*
en partie cheueluë, & non cheueluë. La *diuifee,*
premiere eft dite le crane, & l'autre la face.

Le crane eft diuifé en parties anterieure & *au cra-*
pofterieure, moyenne & laterale. L'ante- *ne, &*
rieure eft nommee des Latins *finciput*. La
pofterieure *occiput*. La moyenne *Vertex*,
& les laterales *tempora* , c'eft à dire les
temples.

La face fe confidere ou comme elle pa- *en la fa-*
roift au fcelete , ou comme elle fe monftre *ce.*
au corps entier, foit viuant , foit mort. Au
fcelete le front eft compris fous le crane:
mais au corps entier il eft rapporté à la face.
Tellement que nous la bornons icy par l'ex- * fes nerfs.*
tremité des cheueux, & comprenons fous
icelle, tout ce qui eft depuis la fin des cheueux iufqu'au menton, & d'vne oreille iufques à l'autre : & ainfi nous la diuifons en
trois, au front, en la mafchoire fuperieure , & en la mafchoire inferieure. Nous traicterons en ce liure de la partie cheueluë, &
au fuiuant de l'autre.

La partie cheueluë de la tefte fe diuife en

parties contenantes, & en parties contenuës. Des contenantes les vnes sont communes, & les autres propres. Les communes sont les cheueux, la cuticule, la peau, la graisse & le pannicule charneux. Les propres sont ou externes, le pericrane & le crane ; ou internes, les deux meninges ou membranes,

Les contenuës sont le cerueau, le ceruelet, & les nerfs qui naissent d'iceux.

Des parties contenantes communes de la teste.
Et premierement des Cheueux.

CHAP. III.

EN l'Histoire du crane le poil se presente le premier, lequel à raison qu'il naist en plusieurs endroits du corps, est mis au nombre des parties contenantes communes. Et en passant nous remarquerons, que du poil l'vn naist des la matrice, comme celuy de la teste, des sourcils & des paupieres; & l'autre ne croist que long temps apres que l'on est né, comme celuy du menton, des aisselles & du penil. Mais pour auoir vne cognoissance certaine de la nature d'iceluy, nous expliquerons sommairement toutes les causes qui concurrent à sa generation, apres auoir proposé & examiné sa description.

Le

Le poil eft vne partie froide, feiche, lon- *que c'eſt.*
gue & deliee, engendree de l'excrement vaporeux & fuligineux de la troifiefme coction, chaffé par la chaleur & la vertu expultrice, du profond du corps à la fuperficie, pour
luy feruir de couuerture, de defenfe & d'embelliffement.

Nous auons nommé le poil partie, apres *Comment*
Galien; mais c'eft en prenant le mot de par- *partie.*
tie largement: car prins eftroitement, il ne
peut meriter ce nom, pour les raifons alleguees au 7. chapitre du 1. Liure.

Sa forme eft aucunement exprimee par *sa forme.*
ces mots, *froid, fec, long & delié.* Il eft froid
& fec, parce qu'il eft engendré d'vne matiere terreftre. Il eft long, parce que l'excremēt
s'attache & appofe feulement à fa racine. Et
delié, parce qu'il fort par les pores de la peau
qui font fort eftroicts.

On defigne & fpecifie la forme par certains accidens, comme par la couleur & la
figure. La couleur eft femblable à l'humeur
qui predomine: car tout excrement reprefente l'idée & la couleur de l'humeur dont il
procede, à cefte caufe la bile rend le poil iaune ou roux, la pituite blond, & la melancholie noir. Le poil crefpu & frifé, ou droit
& rude; ou oblique & laxe, fuit la difpofition des pores, par lefquels la fuliginofité eft

chaſſée hors, leſquels comme ils ſont ſecs ou
humides, droicts ou obliques, ainſi le poil
naiſt ou droit & laxe, ou creſpelu & friſé.

*Sa ma-
tiere.* La cauſe materielle eſt double, de laquelle,
& en laquelle. La matiere de laquelle il eſt
engendré, c'eſt vn excrément, non à la verité
corrompu ny pourry, car celuy qui eſt tel ga-
ſte ordinairemēt la racine des cheueux: mais
vn excrément fuligineux, groſſier & terreſtre, engendré de la troiſieſme coction, lequel ſort par les ſouſpirails & meats eſtroits
de la peau. La matiere en laquelle il eſt engendré, c'eſt la peau mediocrement ſeiche
& rare : car comme il ne croiſt rien en vne
terre mareſcageuſe & trop humide, ny en
cel e qui eſt trop ſeiche & aride : Ainſi le poil
ne peut naiſtre en la peau, quand elle eſt ou
trop ſeiche, ou trop humide.

*La cauſe
efficiente.* L'efficiente c'eſt la chaleur, & icelle aſſez
puiſſante : car ſi elle eſtoit foible & langou-
reuſe, elle ne pourroit ny eſleuer les vapeurs,
ny les pouſſer à la peau. Mais outre la chaleur
interne, qui eſleue & pouſſe les fuliginoſitez,
il faut que la froidure de la peau & de l'air
externe interuienne, afin de retenir les ex-
halaiſons, & les deſſeicher de telle ſorte, que
la nature & forme du poil le requiert.

On recueille d'icy, que trois choſes concurrent à la generation du poil. La vapeur

fuligineufe comme matiere ; la chaleur efleuant la vapeur, comme caufe efficiente : & la ficcité mediocre de la peau, comme caufe fans laquelle, qu'on dit à l'efchole *fine qua*. Car quand elle eft trop feiche & dure, elle refifte & ne fe laiffe point percer aux vapeurs : & quand elle eft trop humide & molle, elle fe laiffe bien percer aux vapeurs : mais elle ne les retient point, & laiffe refermer les pores & trous par lefquels elles fortent. A cefte caufe les enfans, à raifon de leur humidité & molleffe, font fans poil : les vieilles gens, à raifon de leur feichereffe & dureté deuiennent chauues : & les chaftrez, à raifon de leur froideur font fans barbe.

La finale eft diuerfe ; car le poil ne fert pas *& la fi-* feulement d'embelliffement, ou pour con- *nale.* fommer les excremens fuligineux de la troifiefme coction, mais auffi de couuerture & de defenfe, comme peuuent tefmoigner ceux qui font chauues, qui font contraints à faute de cheueux, de fe couurir la tefte contre les injures de l'air auec des perruques & callotes. Au refte ce qu'aux vns le poil eft gros & dur, & aux autres delié & mol, il en faut rapporter la caufe à la matiere & aux pores : tellement que fi la matiere eft abondante & les pores larges, le poil eft gros & dur : & au contraire, fi la matiere eft en petite quantité

& les pores eſtroits, mol & delié.

Des parties contenantes communes.
CHAP. IV.

EN la deſcription des autres parties contenantes communes de la teſte, il n'y a
rien de particulier, hoiſmis que la cuticule
eſt plus eſpaiſſe, & que la peau n'a point le
ſentiment ſi vif, comme les autres parties. Elle eſt auſſi priuée de graiſſe, ſi ce n'eſt à l'occiput : tant pource qu'elle ne reçoit que des
petits vaiſſeaux, qu'afin que le mouuement
n'en ſoit point empeſché.

Quant au pannicule charneux, il eſt adherent à la peau du front. De là vient qu'elle
ſe meut volontairement en quelques perſonnes, voire en telle façon, qu'elles peuuent
remuer par le moyen d'icelle tout le cuir dela
teſte côme il leur plaiſt, ainſi que i'ay remarqué en vn Aduocat de cette ville de Dieppe.

Des parties contenantes propres : & premie-
rement du Pericrane.
CHAP. V.

**Le peri-
crane.**

LEs patties contenantes propres de la teſte, ſont le pericrane, le crane & les
deux meninges.

Le pericrane eſt vne membrane eſpaiſſe,
ainſi nommee, parce qu'elle couure le crane:
car aux autres parties on l'appelle communement perioſte. Bien que Riolan vueille

qu'au dessous du pericrane il y ait encore
vne seconde membrane tres deliée, qu'il dit
estre vn second perioste, qui est tellement
adherente aux os, qu'on ne peut la separer
d'auec iceux, sinon en l'arrachant auec le bi-
storis. Les Anatomistes tiennent qu'il est en- *Son ori-*
gendré des filamens de la dure mere, les- *gine.*
quels sortans par les sutures du crane, se dila-
sent & estendent en sorte qu'ils font ceste tunique. Il faut icy remarquer, qu'il couure le
crane par tout, horsmis l'endroit d'où le
muscle temporal prend son origine : car ce
muscle estant immediatement couché sur
ce crane, le pericrane le couure & passe par
dessus iusques au zygoma.

Du Crane.
CHAP. VI.

Ous auons descrit l'Histoire du crane *La dure*
au Chapitre 11. du 2. Liure. Le Le- *mere.*
cteur prendra (s'il luy plaist) la peine d'y
recourir.

Des deux Meninges.
CHAP. VII.

'Os du crane leué, on découure les deux
membranes qui enueloppent le cerueau, nommees des Grecs *Meninges*, & des
Barbares *Meres*. D'icelles l'exterieure est
dure, espaisse & approchant de la nature de
la peau; & pour ceste cause est dite *Meninge*

I i iiij

Sa figure
et ma-
gnitude.
espaisse & dure mere. Sa figure & grandeu
est proportionnée à celle des os du crane
Car il n'y a nulle sinuosité ou fosse en tout le
crane, que ceste membrane ne l'emplisse
de sorte qu'elle est en ceste region superieure
ce qu'est la pleure en la moyenne, & le peritoine en l'inferieure. Elle est fort adherente
à la base du crane, excepté en la partie où es
la glande pituitaire : mais par en haut elle es
autant esloignée du cerueau, qu'il faut d'espace libre pour la dilatation & contraction
d'iceluy, estant adherente & comme attachee au crane, par l'entremise de quelques fibres, qui sortent entre les sutures, & s'estendent & dilatent pour faire le pericrane. Pour

Aduer-
tissement.
ceste cause Hippocrate defend quand on tre-
pane, de leuer la piece de force, de peur de
deschirer la membrane ; mais attendre qu'elle tombe d'elle mesme apres la suppuration.

Redou-
blement
de la du-
re mere.
Elle couure le cerueau, non seulement par
dehors, ains descendant assez profondémēt,
elle se redouble au sommet de la teste, & s'a-
uançant tout le long de la suture sagittale iusques aux narines, elle separe non pas tout à
fait, mais seulement iusqu'au corps calleux,
le cerueau anterieur en partie dextre, & partie senestre. Et d'autant que ceste reduplication ressemble à vne faucille, les Latins le
nomment *falx*. Par derriere elle se quadru-

ple, & separe non aussi tout à fait, mais seulement pour la plus grande partie, le grand cerueau d'auec le petit, estant de chaque costé double : puis apres se repliant par dessus le ceruellet, elle le couure par tout : & estant paruenuë à la base d'iceluy, le separe en deux parties.

Par la dure mere ainsi redoublee sont formez quatre sinus ou canaux, qui arroüsent & nourrissent tout ce grand corps. D'iceux il y en a deux lateraux, lesquels de la base de l'os occipital montent par les costez de la suture lambdoïde, iusques au lieu où le grand cerueau se joint auec le ceruellet, & s'assemblás en vn, font le troisiesme, lequel s'auançant tout le long de la suture sagittale, s'en va rendre aux os des narines : Herophile l'appelle *pressoir*, parce que d'iceluy le sang est exprimé & enuoyé par tout le corps du cerueau. De l'vnion & rencontre des deux premiers canaux auec le troisiesme est formé le quatriesme, lequel est porté entre le grand & le petit cerueau au *conarion*. Il est court, mais fort large en son commencement, & degenere enfin en vne veine assez notable, qui produit vne milliace de venules capillaires, desquelles est tissu le lacis choroide.

L'vsage de ces canaux est de receuoir & distribuer le sang veineux ; car le cerueau

Les quatre sinus ou canaux.

Leur vsage.

Ii iiij

estant fort grand & ample, & les gros troncs
des veines ne pouuans passer au dedans de la
moüelle, Nature a fait ces sinus comme des
conduicts, pour receuoir des veines iugulaires internes, autant de sang qu'il est de besoin pour la nutrition de ce viscere, & la generation de l'esprit animal. Ce sang est en
apres porté par toute la substâce moüelleuse,
non à guise de rosée, mais par vn nombre
infiny de venules, qui sorties du troisiesme
canal s'espandent non seulement dans les anfractuositez exterieures, mais aussi descendent iusques au plus profond de la moüelle,
comme on peut reconnoistre par les marques rouges, qui paroissent comme des gouttes de sang, quand on escrase quelque portion du cerueau entre les doigts.

Les vsa-
ges de la
dure me-
re.
Les vsages de ceste membrane sont trois.
Le premier est d'enuelopper la moüelle du
cerueau, du ceruellet & de l'espine, & la defendre des iniures externes. Le 2. de separer
le cerueau en anterieur & en posterieur, &
l'anterieur en partie dextre & en partie senestre. Le 3. de receuoir & appuyer les veines
qui portent le sang pour nourrir le crane, la
pie mere & le cerueau.

De la pie Mere.

La pie
mere.
La dure mere leuee on descouure vne seconde membrane, qui à raison de sa subtili-

lité & molleffe, eft nommee meninge deliee, & pie mere. Elle enueloppe immediatement le cerueau, non feulement en le couurant par deffus & par deffous; mais auffi en
defcendant iufques dans fes anfractuofitez &
diuifions plus profondes, eftant portee des
parties inferieures où eft l'entonnoir, & auec
icelle grand nombre de petites arteres, iufques aux ventricules d'iceluy.

Elle a deux vfages. Le 1. pour enuelopper *ses vfa-*
la fubftance moüelleufe, la tenir ferme en *ges.*
fon lieu, & la defendre des iniures externes.
Et le 2. pour conduire les vaiffeaux par tout
le corps du cerueau.

Du Cerueau.
CHAP. VIII.

LE Cerueau, qui n'a point eu de nom *Noms du*
propre chez les anciens Grecs, a efté *cerueau.*
nommé par les modernes, à raifon de fa
fituation qui eft dans la tefte *encephalos*,
par les Latins *cerebrum*, & par les François
le cerueau ou *la ceruelle*.

Il eft fitué dans le crane comme dans vn *sa fitua-*
eftui, c'eft à dire au plus haut de tout le *tion.*
corps, tant pource qu'il eft le fiege de l'a-
me, laquelle comme vne grande princef-
fe, doit eftre logee au milieu le plus efle-
ué & le plus digne, que pource que la plufpart des fens naift d'iceluy.

Sa figure. Sa figure eſt ſemblable à celle du teſt qui le contient, à ſçauoir ronde, oblongue, releuee d'vne eminence par deuant, & d'vne autre par derriere, & applatie par les coſtez.

Sa ma-gnitude. Sa grandeur eſt telle, que le cerueau d'vn homme, comme eſcrit Riolan, eſt ſix fois plus gros que celuy d'vn bœuf, & peſe trois liures de poids marchand, qui en valent quatre de Medecine. Or il l'a ainſi grand, pour la diuerſité & la perfection des fonctions animales; princeſſes, motrices & ſenſitiues.

Sa ſub-ſtance. Sa ſubſtance eſt moüelleuſe, blanche, molle & engendree de la meilleure & plus pure partie de la ſemence & des eſprits. Elle eſt moüelleuſe, mais tellement propre, qu'il ne s'en trouue point de ſemblable au reſte du corps. Elle eſt blanche, parce qu'elle eſt ſpermatique; & molle pour receuoir plus promptement l'impreſſion des images des objects, & obeïr plus facilement aux nerfs qui font la flexion & l'extenſion.

Son tem-peramēt. Son temperament eſt froid & humide: & falloit qu'il fuſt tel, afin que ceſte partie occupée en des agitations d'eſprit perpetuelles, ne s'eſchauffaſt, & ainſi ne rendiſt tous les mouuemens, tant du corps que de

l'ame precipitez, & les fentimens efgarez,
comme ceux des phrenetiques.

Ses vfages font d'engendrer l'efprit ani- *ses vfa-*
mal, & faire toutes les fonctions animales; *ges.*
princeffes, motrices & fenfitiues.

Son mouuement eft naturel, lequel il a *son mou-*
en partie de foy, pour la generation, l'ex- *uement.*
purgation & le rafraifchiffement de l efprit animal : & en partie des arteres. Par
ce mouuement il fe dilate & fe refferre.
Quand il fe dilate, il tire l'efprit vital du
rets admirable, & l'air des narines: Et quãd
il fe refferre, il chaffe l'efprit animal des
ventricules fuperieurs dans le troifiefme
& le quatriefme, & aux organes des fens,

Il fent energiquement & non point paf- *son fen-*
fiblement : c'eft à dire, qu'il eft autheur de *timent.*
tous les fens, & toutesfois il n'a aucun fentiment : d'autant qu'il eft le fiege du fens
cõmun, & le iuge de tous les fens : or le iuge doit eftre defpoüillé de toutes paffions.

Des parties du Cerueau.
CHAP. IX.

LE cerueau eft diuifé en anterieur, & en *Diuifion*
pofterieur. L'anterieur, à raifon de fa *du cer-*
grandeur, retient le nom du tout, & eft *ueau en*
nommé fimplement *le cerueau*; & le pofte- *grand &*
rieur eft dit, *cerebelle* ou *cerueller*, comme qui *en petit.*
diroit *petit cerueau.*

Ces deux cerueaux font feparez par la reduplication de la dure mere, mais par en haut feulement; car par le milieu & par en bas le grand cerueau, le cerebelle & la medulle fpinale font continus, & ne font qu'vn corps.

Diuifion du grand en partie dextre & en partie feneftre. Le grand cerueau eft derechef diuifé en partie dextre & en partie feneftre, par la portion de la dure mere, que cy-deuant nous auons nommé *la faucille.* Cefte feparation rend fon mouuement plus facile, fon corps plus leger, & fait que la moüelle tire fa nourriture plus facilement.

Diuifion de tout le cerueau en trois regions. Riolan diuife tout le grand corps du cerueau en trois regions, en la fuperieure, en la moyenne & en l'inferieure. En la fuperieure il confidere les anfractuofitez, la faucille & le corps calleux. En la moyenne les quatre ventricules, les eminences, qui formét le canal, qui va du troifiefme au quatriefme, le lacis choroïde & le cerebelle : Et en l'inferieure l'entonnoir, les glandes, les apophyfes mammillaires, les fept paires de nerfs, & la racine de la medulle fpinale.

La fuperficie fuperieure & exterieure du cerueau eft de couleur cendree, & a vne infinité de circumuolutions, qui reffemblent aux anfractuofitez des menus boyaux, lefquelles ont efté faites, afin que la pie mere puiffe defcendre plus profondement, & departir la nourriture à toute la fubftance de ce vifcere. Car la maffe en eftant tres ample & fort efpaiffe, comment pourroient les veines & les arteres qui feroient feulement fuperficielles, porter le fang & la vie au plus profond du cerueau, fi elles n'y eftoient conduites par le moyen de cefte membrane ?

La faucille eft vne portion de la dure mere, qui fepare le cerueau anterieur en partie dextre & en partie feneftre. *La faucille.*

Ayant couppé de la fubftance du cerueau enuiron l'efpaiffeur de trois trauers de doigts, on en trouue vne autre plus blanche, plus dure & plus folide, en laquelle ne fe voyent point de veines ny d'arteres, au moins qui foient fenfibles, & à laquelle la pie mere ne touche en aucune façon; les Anatomiftes la nomment *le corps calleux*; c'eft par fon moyen que toutes les parties du cerueau font continuës.

Coupant petit à petit quelque portion de ce corps, on defcouure les deux ventricules anterieurs, defquels l'vn eft au cofté dextre, & l'autre au feneftre, qui font feparez par vne cloifon tres deliee & tranfparente, laquelle les Anatomiftes appel- *Le corps calleux.*

Le septum lucidum. lent *septum lucidum* & *speculum lucidum*. Du Laurens veut qu'elle soit de la mesme substance du cerueau, & Riolan vne membrane tres-deliee & diaphane, qui ressemble à la pierre nommée *talc*.

Dans ceste substance calleuse sont les deux ventricules, les plus grands & semblables en figure, situation, grandeur & vsage. Ils sont deux, afin que si l'vn est offensé, l'autre puisse rester sain, & faire la fonction de tous les deux. Ils sont les plus grands de tous, parce qu'ils contiennent l'esprit animal encore grossier & non raffiné. Leur figure ressemble à vn croissant. Ils sont situez au milieu du cerueau, & sont également distans de l'os coronal & de l'occipital, & quasi autant de la base du crane, que du sommet de la teste. Leurs vsages sont trois: la preparation de l'esprit animal, la respiration du cerueau (pour ainsi dire, à cause de la conuenance du mouuement du cerueau auec celuy de la poictrine) & la reception des odeurs. Pour la preparation de l'esprit a esté fait le lacis choroïde: & pour la respiration du cerueau & la reception des odeurs, les apophyses mammillaires.

Le lacis choroïde. Le plexus ou lacis choroïde est vn certain tissu ou lacis labyrinthique, fait d'v-

ne infinité de petites veines & arteres,
qui fe ramifie dans vne portion de la pie
mere. C'eft dans ce lacis que l'efprit animal eft encommencé & preparé.

Les apophyfes mammillaires font com- *Les apo-*
me des productions & allongemens du *phyfes*
cerueau, qui des ventricules anterieurs *mamil-*
s'en vont rendre à l'os cribreux, pour en *laires.*
l'infpiration receuoir l'air, & auec l'air les
odeurs : & en l'expiration chaffer hors
tant les excremens fuligineux, que les pituiteux, par les narines.

Ces chofes ainfi adminiftrees, il faut
confiderer comme ces deux ventricules
font beaucoup plus grãds par embas, que
par en haut : & comme il n'y a point de
chemin, qui d'iceux aille fe rẽdre aux narines, l'efprit animal eftant porté felon le
progrez des apophyfes mammillaires au
troifiefme.

Mais premier que de voir ce troifiefme
ventricule, il faut confiderer vn certain
corps dont il eft couuert, lequel parce
qu'il reffemble à vne voûte, eft nommé
corps voûté. Il eft porté fur trois piliers, def- καμάριον.
quels l'vn le fouftient par deuant, & les
deux autres par derriere: tellement que le
deffous reprefente naifuement vn triangle à coftez inégaux. Il rend le mefme vfa-

ge, que les voutes aux edifices : car il porte & fouftient la lourde maffe du cerueau,
afin qu'elle n'affaiffe & efcrafe le troifiefme ventricule, qui n'eft autre chofe que
l'aboutiffement des deux anterieurs, qui
finiffent par leur partie inferieure en cefte
cauité commune, que Galien appelle *ven-
tremoyen*, tant à raifon qu'il eft fitué entre
les deux fuperieurs ou anterieurs, & le
quatriefme inferieur; que pource qu'il occupe quafi le centre du cerueau, eftant
également efloigné de l'os du front, & de
celuy de l'occiput.

*Le troi-
fiefme
ventricu-
le.*

De ce troifiefme ventricule fortent deux
conduits, defquels l'vn de la partie plus
baffe de la cauité defcend en deuant à l'entonnoir, & l'autre s'en va rendre droit au
quatriefme ventricule. Dans ce dernier
conduit fe prefentent plufieurs particules.
Et premierement à l'entrée d'iceluy on
void vne glande pointuë, qui reffemble
affez bien à vne pomme de pin, que les
Grecs nomment *conoïde* & *conarion*. Aucuns veulent, qu'elle ferue, comme les autres glandes, pour affeurer les veines & les
arteres qui font le lacis choroïde. Les
autres difent, qu'elle fert de valuule ou de
portillon, & qu'elle a efté pofee au commencement de ce canal, afin d'ouurir &
de fermer

*Le cona-
rion*

de fermer le chemin, qui va du troifiefme
ventricule au quatrielme.

Tout le long de ce canal fe voyent plufieurs parties, comme petites éminences, ef-
leuees en maniere de collines, & fituees de
cofté & d'autre, qui forment ce conduit, aufquelles ont efté impofez les noms des parties honteufes, tant à raifon de la reffemblan-
ce qu'elles ont auec icelles, que pour les di-
ftinguer les vnes des autres.

De ces éminences les deux premieres qui *Les feffes.*
font auffi les plus apparentes, fur lefquelles
font appuyees les colomnes pofterieures du
corps voûté, ont efté faites, fi on en croit
Galien, en faueur des nerfs optiques. Mais
Riolan tient qu'elles font les commence-
mens des apophyfes mammillaires. Les
Grecs les nomment *gloutia*, & les Latins *nates*, parce qu'elles reprefentent la figure de
deux feffes.

Les deux qui fuiuent, font plus petites, & *Les tefticules.*
font nommees des Latins *teftes*, & des François *les tefticules*: & la fiffure qui fe void entre-deux, *anus*.

Sous le conarion commence le quatrief- *Le quatriefme
ventri-
cule.*
me ventricule, à l'entree duquel fe void l'E-
piphyfe vermiforme, qui eft faite comme de
plufieurs pieces, en forte qu'elle s'allonge
& accourcit à guife d'vn petit ver. Ce qua-

K k

*L'epiphy-*trielme ventricule est le plus petit, & le plus
se ver- solide de tous ; d'vn commencement large,
miforme. il se termine en vne fente pointuë, qui ressemble à vne plume à escrire, d'où Herophile l'a nommé *calamus*. Mais d'autant que
ce ventricule est situé dans le cerebelle, il est
temps d'en representer l'histoire, afin d'esclaircir dauantage ce qui concerne ce sujet.

Du Cerebelle ou Ceruellet.

CHAP. X.

Le petit
serueau. L E petit cerueau est separé d'auec le grand
par la reduplication de la dure mere. Par
en haut il est conjoint & continu, estant en
sa superficie tout parsemé de canneleures &
anfractuositez ; mais par embas il est separé
par la dure mere.

sa figure. Sa figure est plus large que longue, & represente vne boule large & platte.

Sa cou-
leur. Sa couleur est grise ou cendree.

Sa ma-
gnitude. Sa grandeur est telle, qu'il est dix fois
moindre que le grand.

Sa situa-
tion. Sa situation est en la partie du crane, qui
est bornee des deux fosses de l'os occipital.

Sa sub-
stance. Sa substance est plus dure & plus solide que
celle du cerueau anterieur.

Sa com-
position. Sa composition est de quatre pieces, desquelles les deux laterales sont comme deux
moitiez de boule jointes ensemble, & les
deux du milieu sont les epiphyses vermifor-
mes.

Dans le cerebelle se void le quatriesme *Le qua-* ventricule, dans lequel l'esprit animal reçoit *triesme* sa perfection, & d'où il est en aptes enuoyé *ventri-* dans la moüelle du cerueau & de l'espine, & *cule.* par icelle dans les nerfs.

La cauité de ce ventricule est enuironnee *L'epiphy-* par deuant & par derriere de l'epiphyse ver- *se vermi-* miforme, tellement que ceste epiphyse pa- *forme.* roist double. L'vne anterieure, situee à l'entree de la cauité, laquelle en s'allongeant & estendant ferme l'entree, & en s'accourcissant & retirant tient le chemin ouuert, parce qu'elle fait autant d'ouuerture, qu'elle se retire en arriere. L'autre qui est posterieure & couchee sur la medulle spinale, empesché que le conduit du quatriesme ventricule ne se bousche estant pressé par le cerebelle.

On remarque en ce vẽtricule. 1. Vne fente, *La fente* qui ressemble au bec d'vne plume à escrire, *nommee* qui est entaillee en la medulle spinale : au- *calamus.* cuns estiment qu'elle sert à distribuer l'esprit animal à la moüelle dorsale. 2. Vn conduit qui est à l'entree, lequel s'auançant en deuant, porte les excremens à l'entonnoir, qui est situé au dessous des ventricules ante- rieurs, & ressemble à vne chausse à couler l'hippocras, estant plus large par en haut, & *L'enton-* plus estroit par embas. Il est fait d'vne por- *noir.* tion de la pie mere, & reçoit les excremens du cerueau : lesquels il descharge en apres petit à petit sur la glande pituitaire assise en la selle du sphenoïde, laquelle les vuide par deux petits canaux de chaque costé dans la bouche par le palais.

La glande pituitaire.

Ayant leué le cerueau auec la dure mere, on trouue sur & autour de l'os sphenoïde le rets admirable de Galien, qui est vn tissu fait d'vne infinité d'arteres, sans veines ny membranes, qui ressemblent (dit Courtin) quasi à des estoupes entassees ensemble. Il est fait de l'artere carotide, & est situé entre la dure mere & le crane. Son vsage est de despoüiller l'esprit vital de sa forme, & de le preparer à receuoir celle de l'esprit animal, laquelle il acquiert dés aussi-tost qu'il est entré dans le cerueau.

Le rets admirable.

Son vsage.

De la Medulle spinale.
CHAP. XI.

La medulle spinale.

LA medulle spinale, qui est dite *le Lieutenant ou le Vicaire du cerueau*, n'est qu'vne production ou allongement du cerueau, qui descend dans le canal de l'espine.

Ce qui estoit necessaire, parce que tous les nerfs ne pouuoient pas aller du cerueau par tout le corps, & le nerf de la sixiesme coniugaison qui est fort menu, s'espandre en seureté iusques aux cuisses, aux pieds, & à tous les muscles, ny faire mouuoir les machi-

nes de tous les membres & parties. C'est *pourquoy*
pourquoy la moüelle de l'espine a esté creée, *creée.*
afin que suppleant à ce defaut, elle leur
enuoye autant de nerfs qu'elles en ont
de besoin.

Sa substance est semblable à celle du cer- *sa sub-*
ueau, comme on peut voir ayant renuersé *stance.*
le cerueau; car on descouure à la base d'iceluy quatre grosses racines, dont deux sortent du grand cerueau, & deux du petit. Desquelles quatre jointes ensemble, s'en fait
deux qui forment le corps de la moüelle
dorsale, laquelle est separée en partie dextre & en partie senestre par la pie mere, en
sorte qu'vn des costez peut tomber en pa- *Est reue-*
ralysie, sans que l'autre soit offensé. La pie *stuë de*
mere est reuestuë de la dure, & ceste der- *trois tu-*
niere d'vne troisiesme tunique. Les deux *niques.*
meninges ou membranes viennent de celles
du cerueau, & font icy les mesmes offices
qu'à la teste. Mais la troisiesme qui est forte
& nerueuse, sort de l'endroit où l'os occipital se joint auec la premiere vertebre, ou
(comme veut Courtin apres Galien) des ligamens de l'espine, & sert pour empescher
que la moüelle ne soit froissee quand l'espine se courbe & fléchit auec violence. *En quoy*
differe de
Ceste medulle differe de celle du cerueau, *celle du*
entant qu'elle est plus dure & plus seiche. *cerueau.*

K k iij

qu'elle n'a point de ventricules, ny de cauítez, ny de pulſation ou battement, & que les membranes ne ſont point ſeparees, ains jointes enſemble, afin qu'elle ne ſoit bleſſee par la dureté & le mouuement des vertebres.

Son vſa-   Son vſage eſt quaſi ſemblable à celuy du
ge.   cerueau; car elle contient, elaboure & perfectionne les eſprits animaux, qui doiuent eſtre diſtribuez aux parties pour le ſentiment & le mouuement volontaire. Hippo-

Dignité crate ne l'eſtime pas moins neceſſaire à la
& neceſ- vie que le cerueau, quand il eſcrit, que la lu-
ſité de la xation parfaite d'vne vertebre apporte vne
medulle mort ſoudaine, parce qu'elle eſcraſe & di-
ſpinale. uiſe la medulle. C'eſt à raiſon de ceſte neceſſité que nature s'eſt monſtree ſi induſtrieuſe à la defendre & conſeruer, l'ayant enueloppee de trois tuniques, & enfermée dans les os des vertebres, comme dans vn eſtuy.

Comment   Au reſte quand ceſte medulle ſort du cra-
elle deſ- ne pour entrer dans le canal de l'eſpine, elle
cend dans eſt plus molle & fort ample. Mais à meſure
les verte- qu'elle deſcend & s'eſloigne de ſon origine,
bres. elle s'endurcit & diminue peu à peu, iuſqu'à
& ſe di- ce qu'eſtant arriuee vers les extremitez du
uiſe à la dos, elle ſe diuiſe & perd toute en des cor-
fin du delettes & filamens, qui reſſemblent aſſez
dos.

bien à vne queuë de cheual. Ce qui a esté
fait, de peur qu'elle ne fust blessee ou rompuë en cet endroit, où toute l'espine se flechit, contourne & fait diuerses sortes de
mouuemens.

Or comme les nerfs sortent du cerueau &
de la medulle spinale, & comment ils se distribuent à toutes les parties, nous l'auons
monstré au chap. 11. & 12. du 4. Liure.

Fin du dixiesme Liure.

K k iiij

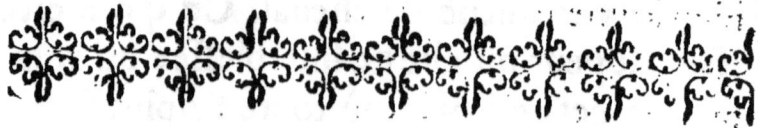

LE
ONZIESME
LIVRE,
DESCRIT LES ORGANES
des Sens.

Des parties de la Face.

CHAPITRE PREMIER.

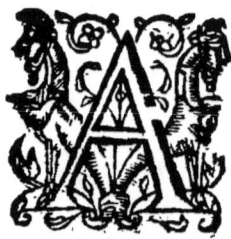

PRES l'Hiſtoire de la partie heueluë de la teſte, reſte à repreſenter celle qui eſt ſans cheueux, laquelle cy-deuant nous auons nommé la face & le viſage.

Les parties d'icelle ſont ou contenantes, ou contenuës. Des contenantes les vnes ſont communes, & les autres propres. Les communes ſont la cuticule & la peau; car de graiſſe il ne s'y en trouue point, ſi ce n'eſt parauanture entre les espaces des muscles, & mesme la membrane charnuë finit au menton, & ne couure point tout le visage en maniere de masque, comme ont creu les Anciens. Riolan veut qu'on prenne icy au lieu d'icelle les deux muscles frontaux.

La cuticule n'a rien de particulier, mais la peau est diuersement trouée aux yeux, aux oreilles, aux narines & à la bouche. Elle est aussi fort deliée & aux femmes & enfans lisse, & sans poil; mais aux hommes qui ont passé l'aage de puberté, pourueu qu'ils ne soient point chastrez, elle se couure d'vne toison riche & copieuse, que vulgairement on nomme *la barbe*. *ses parties sont ou contenantes,*

Les contenantes propres sont les muscles & les os. Les muscles ont esté descrits au 5. Liure, & les os au 2.

Les parties contenues sont tres-nobles, & sont les organes des quatre sens exterieurs; de la veuë, de l'ouyé, de l'odorat & du goust; à sçauoir les yeux, les oreilles, le nez & la langue, lesquels nous allons descrire sommairement. *ou contenuës.*

De la composition de l'Oeil en general.
C H A P. II.

LES Grecs nomment l'œil *ophthalmos*, les Latins *oculus; ab oculendo*, parce qu'il est musté sous les cils, & comme caché dans vn *Noms de l'œil.*

vallon enuironné de monticules: & les He-
brieux *vogen*, c'est à dire haut, pour nous
faire ressouuenir qu'il nous a esté donné
pour contempler les choses celestes.

Il a deux vsages. L'vn commun aux hommes & aux bestes, pour seruir comme de
sentinelle, afin de les aduertir de ce qui peut
les endommager, pour l'euiter; & de ce qui
leur est profitable, pour le poursuiure. L'autre est particulier à l'homme, sçauoir est la
cognoissance des choses, & la contempla-
tion de Dieu inuisible par les choses visibles.

Sa figure, si on regarde seulement son bulbe, est ronde: mais lors qu'il est encore enueloppé de ses muscles, elle paroist oblongue & pyramidale, ayant la base en dehors,
& la pointe en dedans. Ceste figure luy a
esté donnee pour la seureté, pour la capacité & pour l'agilité; car de toutes les figures il
n'y en a point de plus forte, de plus capable,
ny qui se meuue plus facilement.

Il est situé au plus haut, en deuant & dans
vn vallon. Au plus haut, afin que comme
vne sentinelle, qui veille iour & nuict pour
nostre conseruation, il descouure de loin ce
qui nous peut estre dommageable ou profitable. En deuant, parce que le mouuement
de l'animal se fait en auant, & partant il faut
qu'il voye. Enfin il est enfoncé comme dans

vn vallon (on l'appelle *orbite*) afin d'empefcher la diffipation des efprits, & le defendre des iniures externes.

Ils font deux, à raifon de la neceffité de **Le nom-**
leur action : car ainfi ils voyent mieux vers *bre.*
les coftez, & l'vn peut fuppleer au defaut de
l'autre, & ioignant enfemblemét leur action,
ils perçoiuent plus facilement la diftance
des objects. Ioint que la nature par tout où
elle a peu, a fait le corps double, ainfi elle a
fait 2. oreilles, 2. narines, 2. mains, 2 pieds &c.

Ils font fort peu diftans l'vn de l'autre, afin **La di-**
que l'efprit vifuel puiffe paffer d'vn œil à *ftance.*
l'autre plus promptement.

Leur grandeur eft telle qu'il eft neçeffaire **La ma-**
pour receuoir les efpeces des objects. Les *gnitude.*
gros yeux font eftimez pires que les petits,
& enfoncez, parce qu'ilsne voyent point fi
fubtilement, & qu'ils font plus fubjects à
eftre offenfez par les fluxions & les iniures
de dehors.

Leur nature eft quafi toute aqueufe, molle **Leur na-**
& diaphane, afin de receuoir plus prompte- *ture.*
ment les couleurs & efpeces des objects.

Il n'y a que l'homme entre tous les ani- **Leur cou-**
maux qui les ait de diuerfes couleurs. *leur.*

Leur temperature eft froide & humide, & **Leur**
font aifément offenfez par des caufes fem- *tempera-*
blables à leur nature, comme par exemple, *ment.*

de l'air froid & humide, & de l'eau : & se trouuent bien de l'vsage moderé des contraires, côme de l'air moderément chaud, & de quelque liqueur de pareille qualité.

Leur connexion. Ils ont connexion auec le cerueau par les nerfs optiques & les membranes.

Leur mouuement & sentimēt. Leur mouuement est volontaire, & se fait d'vne vitesse incroyable, de tous les costez.

Ils ont le sentiment fort vif, de là vient qu'ils se drapuent si facilement.

Des parties externes de l'œil.

CHAP. III.

A Yant considéré la composition de l'œil en gros, il faut en suitte examiner les parties dont il est composé. Mais auparauant que d'en venir au détail, il faut diuiser ses parties en externes, & en internes. Les externes sont celles, desquelles il est defendu & couuert : & les internes celles desquelles il est fait & composé. Entre les externes les sourcils & les paupieres se presentent les premieres. *Des Sourcils.*

Noms des sourcils. Les sourcils (nommez des Latins *superci-lia*, à raison qu'ils sont situez au dessus des cils) ne font autre chose que les extremitez du front, veluës & couuertes de poil.

Leur nombre & parties. Ils sont deux ; l'vn au dessus de l'œil dextre, & l'autre au dessus du senestre. La partie d'iceux qui est proche du nez, est dite la tefte des fourcils ; & celle qui regarde les temples , *la fin ou la queuë des fourcils.* C'eſt en iceux que les Anciens ont logé le faſt & l'orgueil.

Leur compoſition eſt toute de peau , de *Leur* muſcles, de graiſſe & de poil. *compoſi-*

tion eſt de La peau eſt eſpaiſſe & dure. Eſpaiſſe, pour *peau.* mieux defendre les yeux ; & dure , afin que le poil y tienne mieux.

Les muſcles qui ſeruent à les leuer & *De muſ-* baiſſer , ſont les extremitez des deux muſ- *cles,* cles frontaux.

La graiſſe ſert à renforcer ces parties, & *de graiſ-* le poil à les parer des choſes eſtranges, qui *ſe &* pourroient offenſer les yeux: & principale- ment celles qui decoulent en maniere de ſueur de la teſte & du front.

Ils ſont égaux en longueur, nombre & *de poil.* eſpaiſſeur. Car s'ils eſtoient plus courts, plus clair-ſemez, & qu'il y en euſt moins, ils ne garantiroient pas ſi bien l'œil contre les cho- ſes externes. S'ils eſtoient plus longs & plus drus, ils cacheroient la prunelle , & empeſ- cheroient de voir.

La production des ſourcils n'eſt point *ſa produ-* droicte, mais oblique, afin de deſtourner *ction.* plus aiſément les objects des yeux. Riolan remarque, que l'eminence que les ſourcils font, ſert principalement à rabattre la trop

grande clairté , par laquelle les objects viſi-
bles ſeroient opprimez. A ceſte cauſe ceux
qui ſont offenſez par vne trop grande lumiere, froncent le front & baiſſent les ſourcils,
ou bien ils mettent la main au deſſus des
yeux pour en affoiblir l'excez.

Des Paupieres.

Les pau-
pieres.

Les yeux ſeroient trop mal defendus des
ſourcils, s'ils n'eſtoient munis d'autres ram-
pars plus aſſeurez, entre leſquels les paupieres les couurent & defendent par deuant
comme des pont-leuis, contre la clairté, l'air,
le vent, la fumée, la pouſſiere, les moucke-
rons , & ſemblables incommoditez.

Leur
mouue-
ment.

Elles ſe meuuent d'vn mouuement fort
ſoudain, afin de n'épeſcher les yeux de voir:
& on les cille à chaque moment en veillant,
afin de recreer la veuë, & garder que rien
n'entre dans les yeux auec impetuoſité.

Il y en a deux en chaque œil, l'vne en
haut & l'autre en bas. Celle d'en-haut eſt plus
grande en l'homme, & aux autres animaux
qui ont celle d'embas immobile. Aux
oyſeaux au contraire, celle d'embas qui eſt
mobile, eſt plus grande que celle d'en-haut.

Combien que leur mouuement ſe face
par le moyen des muſcles, ſi eſt-ce qu'il ne
dépend pas tout à fait de la volonté, ains
nous ſommes malgré nous forcez de les cli-

gner souuent; & mesme il s'en trouue qui ne cessent de les clignotter naturellement.

Leur composition est de peau, de cartila- *Leur com-* ge, de poil, de muscles & de membranes. *position*

La peau est lasche, afin qu'elle se puisse *est de* estendre, retirer & froncer, quand les pau- *peau,* pieres font leurs mouuemens.

Le cartilage est nommé *tarse*, & des Fran- *de carti-* çois *le peigne*, il est descrit au 3. Liure. Il a en *lage, &* son bord des trous fort petits, desquels sortent des poils nommez *cils* : qui rangez en fort bel ordre seruent à defendre les yeux des choses plus legeres, comme de la poussiere & des mouscherons, & pour diriger les rayons visuels qui sortent des yeux : à ceste cause quand ils manquent ou qu'ils sont mal disposez, l'homme ne peut voir ny si droit, ny si loin. Ces poils en la paupiere superieure, sont vn peu courbez en haut : & en celle d'embas, ils sont courbez en bas, parce que s'ils estoient tous droits, ils feroient de l'ombrage & empescheroient de voir en haut & en bas.

Les muscles qui les ouurent & ferment *de mus-* font representez au 5. Liure. *cles.*

Les parties, où la paupiere de dessus s'as- *Leurs* semble auec celles de dessous, sont dites en *parties,* Grec *canthoi*, en Latin *anguli*; & en François *les angles & coins des yeux*. Ils sont deux,

l'vn auprés du nez, nommé *le grand canthus,*
le grand angle & l'angle interne : & l'autre
vers les temples, dit *le petit canthus, le petit*
angle & l'angle externe.

La glan-
dule. Au grand angle se void vne glandule ou
caruncule, qui bousche le trou qui conduit
dans les narines, laquelle on appelle la glandule lachrymale, parce qu'elle empesche
que les larmes ne coulent inuolontairement. Quand elle est consommée par quelque vlcere, elle fait l'égilops ou fistule lachrymale, qui arrouse ordinairement les
iouës d'eaux & de larmes.

Des parties internes de l'œil.

CHAP. IV.

LEs parties cachées au dedans de l'orbite
qui constituent l'œil, sont la graisse, les
muscles, les tuniques, les humeurs & les vaisseaux. De toutes lesquelles artistement as-
semblées en vn, est fait le bulbe de l'œil.

De la Graisse.

La graisse
se & ses La graisse, qui en bonne quantité enui-
vsages. ronne comme du coton, l'œil de toutes
parts, le defend contre le froid & contre la
dureté des os. De plus elle enduit les muscles, afin de rendre le mouuement plus facile : car l'œil s'eschauffant, à raison qu'il est
en continuel mouuement, viendroit enfin à
se desseicher, s'il n'estoit humecté par la
graisse

graiffe qui le couure & enuironne.

Dans cette graiffe, en la fuperieure partie de l'angle externe, fe trouue vne glandule, laquelle eft toufiours remplie d'vne humidité fereufe, & fert à l'arroufer, afin qu'il fe puiffe mouuoir plus foudainement.

Des Mufcles.

La graiffe leuee fe defcouurent les mufcles, qui meuuent l'œil d'vne viteffe incroyable. Ils ont efté defcrits au 5. Liure.

Des Tuniques.

Le docte Riolan monftre, qu'à parler proprement, les tuniques de l'œil font feulemēt deux, *la Cornee & l'Vuee.* Toutesfois pour ne point contreuenir à la doctrine receuë aux efcholes, il en defcrit 5. *la Conionctiue, la Cornee, l'Vuee, l'Arachnoïde & la Reticulaire,* aufquelles quelques Anatomiftes en adiouftent vne 6. qu'ils nomment *Vitree.*

Les tuniques font

La 1. nommee *Conionctiue,* naiffant des extremitez du pericrane, attache & affermit l'œil dans fa cauité, & empefche qu'il n'en forte aux mouuemens violens : elle empefche auffi qu'il ne foit bleffé par la dureté des os, & tient les mufcles fermes en leurs propres places. Elle ne couure gueres que la moitié du bulbe de l'œil, & eftant troüee par deuant, elle laiffe toute la prunelle defcouuerte : qu'Hippocrate appelle

La conionctiue, & fes offices.

Ll

le blanc de l'œil, à cause de sa blancheur.

Pourquoy blanche. Elle a esté faicte blanche par vne singuliere prouidence de nature, afin que la lumiere frappast l'œil plus doucement : car elle agit plus puissamment sur vn object noir, parce qu'il ramasse les rayons, lesquels le blanc disgrege & separe.

La cornee. La 2. est dite *Cornee*, parce qu'elle est claire, dure & fort polie, comme vne corne. Elle est plus espaisse, plus opaque & plus sombre par derriere, & plus deliee & transparente par deuant. Ce qui a esté fait pour la reception plus prompte des especes & de la lumiere externe, & pour l'emission plus parfaite de l'esprit visuel, & de la lumiere interne. Ceste diuersité de substance a induit quelques-vns à mettre deux cornees, & d'appeller la partie de deuant proprement *cornee*, & celle de derriere *sclerotique*, c'est à dire dure : bien qu'elle soit toute continuë, & ne se puisse aucunement separer.

Son origine & ses vsages. Elle naist de la dure mere, qui enueloppe le nerf optique, & couure l'œil tout à fait. Elle sert de bouleuart au crystallin, pour le defendre du chaud, & du froid, & contient toutes les autres tuniques & humeurs.

La rhagoïde. La 3. est nommee en Grec *rhagoïde*, &

en Latin *vuea*, parce qu'en figure, couleur,
subtilité & polisseure exterieure, elle ressemble à vn grain de raisin. Sa situation
est au dessous de la cornee. Sa substãce est
deliee & mince, mais quelque peu plus espaisse qu'au cerueau : car la pie mere qui
enueloppe le nerf optique, estant paruenuë à l'œil, se dilate, & fait ceste membrane, qui couure l'œil par tout, horsmis par
deuant, où elle est percee d'vn petit trou
rond, qu'on appelle *la prunelle* ou *la fenestre
de l'œil*.

Elle est attachee par derriere au nerf
optique, à la tunique reticulaire, & à la
cornee iusques à l'iris, mais non pas bien
fort : & par deuãt elle est libre de toute cõnexion, afin de se pouuoir dilater par l'af-
fluëce des esprits, & l'abord de la lumiere.

Aux brutes elle est figuree de plusieurs
couleurs : mais en l'homme elle est fort
noire, parce que la couleur noire sert à
ramasser la lumiere, & pour faire qu'vne
foible & legere clarté paroisse & esclatte
dauantage au crystallin, d'autant que la
lumiere paroist mieux en vn lieu obscur.

Elle defend le crystallin qu'il ne soit *ses vsa-*
offensé par la dureté de la cornee, elle *ges.*
fournit de nourriture à la cornee, & à la
reticulaire, & par sa noirceur elle ramas-

se les esprits, & rebouche la splendeur de la lumière externe.

Celse escrit, qu'il y a vn lieu vuide entre la cornée & la prunelle, dans lequel s'amasse l'humeur qui fait la cataracte.

Au dedans de l'vuee est contenuë l'humeur aqueuse, pour laquelle affermir & empescher qu'elle ne sorte de sa place, il y a vn certain tissu de filamés, qui sort du circuit de la prunelle, & l'embrasse de toutes parts. Quand elle s'escoule, le tissu se dissoult & s'efface, encore que la figure de la prunelle demeure toute entiere. C'est ce tissu qui fait la tunique ciliaire, que le docte Riolan estime estre l'iris. Et de fait l'iris est vn cercle entremeslé, & comme marqueté de diuerses couleurs, lequel varie en l'homme, à cause des diuerses couleurs de l'vuee. Du Laurens veut que la tunique ciliaire soit vne production de l'vuee, qui attache le crystallin à l'vuee, & separe l'humeur aqueuse de la vitrée, afin qu'elles ne se meslent & confondent ensemble.

L'arachnoïde. Elle est deliee. La 4. enueloppe immediatement le crystallin; on la nomme *Arachnoïde*, parce qu'elle est deliee comme vne toile d'araignee, afin de ne point empescher la veuë: & diaphane, afin que les images des obiects paroiffent en icelle comme dans vn miroir.

La 5. eft la reticulaire, ainfi dite, parce *La reti-* qu'elle reffemble à vn rets; elle eft faite *culaire.* de la fubftance moüelleufe du nerf optique dilatée. Elle efpand l'efprit vifuel dãs le cryftallin, & par tout l'œil; elle perçoit l'alteration du cryftallin, & porte les images des chofes vifibles au ceruceau, comme à leur iuge.

La 6. eft dite en Grec *Hyaloïde,* c'eft à di- *La vitree.* re vitree, à raifon qu'elle s'efpand par toute la fubftance de l'humeur vitrée, & empefche qu'elle ne s'efcoule. Quand cefte membrane eft couppee ou rompuë, alors l'humeur fe fond & tourne côme en eau.

Des Humeurs.

Dans ces tuniques font enfermees trois *L'hu-* humeurs, l'*Aqueufe,* la *Cryftalline* & la *Vitrée. meur a-*

La 1. eft fituee en la partie anterieure *queufe &* de l'œil, & fert comme de bouleuart au *fes vfa-* cryftallin, pour emouffer & rabattre le *ges.* trop grand efclat de la lumiere externe, & feruir comme de glace pour prefenter au cryftallin les images des obiects. Cefte humeur ne couure pas feulement le cryftallin par deuant, ains eftant toute contenuë dans l'vuee, enuironne l'humeur vitree de toutes parts.

La cry-stalline.

'La 2. eſt nommée par Galien *cryſtalline* & *glaciale*, à raiſon qu'elle reſſemble à de la glace, & qu'elle reluit comme du cryſtal. Sa ſubſtance eſt toute aqueuſe, non toutesfois fluide, comme celle des deux autres, ains elle eſt ſemblable en conſiſtence à de la cire molle, afin de receuoir plus facilement, & d'arreſter plus longuement les images des objects. Elle eſt diaphane, afin que par la lueur de ſa clarté naturelle, elle ſe puiſſe plus aiſémét allier auec la clarté externe, auec laquelle elle ſymboliſe. Et finalement elle eſt priuée de toute couleur, afin de les receuoir toutes indifferemment.

Sa figure.

Sa figure eſt ronde, mais non totalement ſphérique. Elle eſt applatie par deuant, pour auoir plus d'eſpace pour receuoir les eſpeces des objects : & parfaictement ronde par derriere, eſtant plongee dans l'humeur vitrée, en ſorte qu'elle eſt ſituée entre deux humeurs. Elle n'occupe pas toutesfois le milieu de l'œil, ains ſituée hors du centre d'iceluy, elle eſt plus proche de la prunelle, afin que la veuë en ſoit plus claire, & plus ample. Plus claire, parce que ſi les eſpeces penetroient plus auant, elles en paroiſtroient plus ſombres, comme les choſes qu'on regarde au

Sa ſitua-tion.

fond de l'eau. Plus ample, parce que si le
cryftallin occupoit le centre, l'œil ne
verroit pas la plus grande partie des chofes qu il peut regarder.

Le cryftallin (ce dit Du Laurens) eft
adherent par deuant à l'humeur aqueufe:
par derriere, il flotte dans la vitrée:& par
les coftez, il eft attaché à la tunique vuée
par le moyen de la ciliaire, eftant par deuant couuert de l'arachnoïde. Bref cefte
humeur eft le principal organe de la
veuë, comme eftant feule alteree par les
couleurs.

La 3. eft dite *vitrée,* parce qu'en confi- *L'hu-*
ftence & efpaiffeur elle reffemble à du *meur vi-*
verre fondu, quoy qu'en couleur & tranf- *trée.*
parence on diroit parfaictement que
c'eft de vray verre desiafigé&refroidy. Sa
fituation eft au derriere du cryftallin, afin
que fi quelque partie de la lumiere luy eft
efchappee, elle fe rebouche, & que du
corps opaque & coloré de l'vuée, elle ne
rejalliffe au cryftallin : pource que cefte
reflexion & reuerberation de lumiere
troubleroit la veuë. Elle fert auffi comme
de cuiffin pour receuoir le cryftallin, qui
eft caufe qu'elle eft caue en fon milieu, &
femblable en confiftence à de la cire molle. Elle eft neantmoins plus molle que le

cryſtallin, & moins fluide que l'humeur aqueuſe, afin que le cryſtallin enfoncé dans icelle y tienne plus ferme. En quantité elle excede les deux autres, afin que de ſa ſubſtance elle puiſſe fournir de nourriture à la cryſtalline. Elle ſert de plus pour empeſcher qu'elle ne ſoit bleſſée par la dureté des membranes, & pour retenir les eſprits viſuels, afin de rendre le cryſtallin plus clair & plus luiſant.

ses ſeruices.

Des Vaiſſeaux.

Les vaiſſeaux ſont de nerfs, veines, & arteres.

Les vaiſſeaux de l'œil ſont les nerfs, les veines & les arteres. Les nerfs ſont de deux ſortes, les optiques & les motifs. Les veines & les arteres ſont auſſi de deux ſortes, externes & internes. Les veines externes viennent de la iugulaire externe ; & les arteres externes de la carótide externe. Mais les veines internes, qui accompagnent le nerf optique, naiſſent du lacis choroïde ; & les arteres internes du rets admirable.

Par ces trois ſortes de vaiſſeaux deſcrits au 4. Liure, l'œil reçoit trois ſortes d'eſprits, les animaux tant viſuels que motifs par les nerfs : les vitaux par les arteres : & les naturels par les veines.

De l'Oreille.

CHAP. V.

COmme l'oüye entre les fens tient le premier lieu en dignité apres la veuë, auffi
fait l'oreille, qui en eft l'organe apres l'œil.
L'oreille eft diuifee par Hippocrate en externe, & interne.

De l'Oreille externe.

L'oreille externe eft toute cartilagineu- *L'oreille*
fe pour mieux refonner. Sa figure eft large, *externe.*
caue, demy circulaire, & affez femblable à *Sa figure.*
vn van, afin de mieux receuoir & ramaffer
les fons, pour les porter au meat auditoire;
& a force anfractuofitez, qui reffemblent à
celles des coquilles des limaçons, afin de
rendre l'echo plus refonnant.

Sa compofition eft de peau, de cartilage, *Sa compo-*
ligament, veines, arteres & mufcles. *fition eft*
de peau.

La peau n'a icy rien de particulier.

Le cartilage eft tout continu, & non diuifé en trois ou quatre, comme aux brutes.

Le ligament qui l'attache fur l'os petreux
autour du meat auditoire, eft fort, & vient
du pericrane.

Les veines naiffent de la iugulaire externe.

Les arteres de la carotide.

Les mufcles ont efté defcrits au 5. Liure, &
feruent en partie de ligamens pour l'affermir, & en partie pour la mouuoir, comme

on voit en ceux qui da meuuent volontairement.

Les parties de l'oreille font en grand
nombre, & diftinguees de diuers noms,
que les curieux pourront voir au chapitre 2.
du 2. Liure de l'Anatomie du docte Du
Laurens.

Les glan-
des paro-
tides.

Au derriere & au deffous de l'oreille font
fituees des glandes, qui à raifon de leur fituation font nommees *parotides*, qui feruent d'emonctoires pour receuoir & boire
les excremens du ceruҽau.

De l'oreille interne.

L'oreille
interne
faite de
quatre
conduits.
Le pre-
mier.

L'oreille interne vray organe de l'ouye,
fituee en l'os petreux, entre l'apophyfe ma-
ftoïde ou mammillaire, & celle qui fait partie du zygoma, eft faite de quatre conduits,
defquels le 1. qui paroift au dehors, eft le
meat auditoire. Il eft tortueux, oblique,
rond, eftroit & tirant en haut. Tortueux,
de peur que l'air externe entrant à coup &
auec violence ne bleffe la membrane appellee tambour. Oblique, pour rabbatre la violence des fons & les ramaffer. Rond, pour
contenir plus d'air. Eftroit, pour empefcher
qu'il n'y entre aucunes ordures ny petites
beftes. Tirant en haut, afin que s'il y entre
quelque chofe d'eftrange, il foit plus aifé de
la faire fortir.

A l'extremité de ceste cauité, il y a vne
cloison, qui la separe d'auec la seconde,
comme vn mur metoyen. Les Latins la
nomment *tympanum*, & les François *le*
tambour, à cause qu'elle est bandee & tenduë comme la peau d'vn tabourin. Sa situation est oblique, afin que ce qui entre
dans l'oreille ne la frappe directement. Elle
prend son origine de la dure mere.

Au derriere du tambour se voit le deuxiesme conduit, dans lequel est enfermé l'air
naturel & interne, lequel le vulgaire tient
pour l'organe principal de l'ouye, comme le
crystallin de la veuë. Dans iceluy se trouuent plusieurs parties incogneuës aux Anciens, qui ont esté elegamment descrites par
les Modernes. Car puis qu'il falloit, que l'air
interne fust premierement poussé & frappé
par l'externe; & apres auoir esté touché qu'il
portast l'espece du son au nerf auditoire: &
finalement qu'il fust épuré. A ceste fin ont
esté faits des organes pour toucher & frapper, transporter l'espece du son aux nerfs,
& purifier l'air.

A la pulsation de l'air, seruent les trois osselets, la chorde & les muscles; au traject de
l'espece du son, les deux fenestres; & à l'e-
purgatió de l'air, le canal qui finit au palais.

Les trois osselets sont descrits au 15. ch. du

Les trois offelets.
Les mufcles.
La chorde.

2. Liure, & les mufcles au chapitre 13. du 5. Pour le regard de la chorde, elle eft tenduë tout le long de la membrane, tout de mefme que la chorde d'vn tambour de guerre. Elle fett pour attacher les trois offelets au tambour. Elle eft fi deliee, qu'on n'a peu encor bien recognoiftre, fi c'eft vn nerf, vne veine, ou vne attere.

Les deux feneftres.

L'air interne ayant efté touché par l'externe, & ayant receu de luy l'efpece du fon, la tranfporte au nerf auditoire; & à ce paffage font ordonnez deux petits trous comme deux feneftres, defquelles la fuperieure eft dite *ouale*: mais l'inferieure n'a point encore de nom. Entre ces deux feneftres fe void vne tuberofité.

Le canal ouuert au palais.

Finalement pour l'expurgation de l'air interne a efté fait vn petit canal arterieux, qui va dans le palais. Il eft cartilagineux, & a vne petite membrane comme vne valuule ou portillon: afin que le paffage de l'oreille à la bouche foit libre pour purger les excremens, & que de la bouche ils ne puiffent retourner dans l'oreille.

Le troifiefme.

Le troifiefme nommé *Labyrinthe*, a plufieurs deftours. Leurs vfages font de rendre l'air qui paffe par ces anfractuofitez plus efclarât, & empefcher qu'il ne fe diffipe point.

Le quatriefme.

Fallope nomme le quattriefme *coquille*, à

raison qu'il ressemble à la coquille d'vn li-
maçon. A la fin de ce conduit se void le nerf
auditoire descrit au chap.11.du 4.Liure. Son
office est de receuoir l'espece du son, & de
la porter au sens commun, comme à vn iuge
& censeur.

De l'organe de l'odorat.
CHAP. VI.

L E nez, comme l'œil & l'oreille, se peut *Le nez*
diuiser en externe & en interne. L'ex- *externe.*
terne est situé au milieu du visage, & s'auançant en deuant est euidemment exposé à la
veuë. Il commence aux angles internes des
yeux par vn principe assez aigu, & finit quasi
au commencement des levres.

Il est composé de peau, de muscles, de vei- *Est com-*
nes, d'arteres, de nerfs, de cartilages, d'os & *posé,*
de membranes.

La peau est deliee & sans graisse, & si fort *de peau,*
adherente aux muscles, qu'à peine l'en peut
on separer sans deschirer. Quand elle est
paruenuë aux aisles du nez, elle se replie en
dedans pour faire les bords & la colomne
des narines.

La peau leuee se presentent les muscles, *de mus-*
desquels il faut reprendre l'histoire du 14. *cles,*
chapitre du 5. Liure.

Les veines viennent de la iugulaire exter- *de vais-*
ne, les arteres de la carotide, & les nerfs de *seaux,*
la 3. paire.

d'os, de cartilages.

Ces parties leuees, le corps du nez paroift fait de deux fubftances differentes: car la fuperieure eft offeufe, & l'inferieure cartilagineufe. Nous auons parlé des os au 2. Liure, & des cartilages au 3.

& de deux membranes.

Au dedans des narines il y a deux membranes. L'vne comme mufculeufe, qui reftrecit les narines, & refferre les aifles du nez. Et l'autre affez efpaiffe, qui enuironne toute la capacité interieure des narines, & fert à les tenir toufiours ouuertes, & à les rendre gliffantes pour la defcente des excremens fereux & mucqueux. Elle naift, felon Riolan, de la dure mere, qui paffe par les trous de l'os cribreux, & eft commune à la bouche, à la langue, au larynx, à l'œfophage & au ventricule. Elle eft d'vn fentiment fort vif, d'où vient qu'eftant irritee elle prouoque l'efternuement.

Le poil.

En la partie inferieure de cefte tunique, il y croift du poil qu'on nomme *vibriffa*. Il eft dreffé à l'entree des narines pour rompre & alterer l'air que nous infpirons par le nez, & pour empefcher l'entree aux mouscherons, & femblables petits animaux.

Le nez interne eft compofé de l'os cribreux.

Du Nez interne.

Le nez interne, vray organe de l'odorat, eft compofé de l'os ethmoïde, & des apophyfes mammillaires. L'os ferme les nari-

nés par en haut, & d'vne partie, dite *l'os fpon-*
gieux, il les remplit d'vn cofté & d'autre.
C'eft fur iceluy que font couchees les apophyfes mammillaires, qui font comme deux
gros nerfs mols, qui naiffans du cerueau
ne font point reueftus, ny de la pie, ny de
la dure mere, & ne fortent point du crane,
qui eft caufe qu'on ne les met point au nombre des nerfs.

Elles font tenues pour les organes princi- *& des*
paux de l'odorat, parce qu'au nez il n'y a *apophyfes*
point de partie qui puiffe eftre fi facilement *mammil-*
alteree par les odeurs; car eftans pleines *laires.*
d'efprits, elles reçoiuent aifément les efpeces des odeurs, & participant de la nature
des nerfs, elles diftinguent promptement la
qualité de l'odeur receue, & la portent au
fens commun comme à vn cenfeur.

En paffant remarquez dans la cauité des
narines des chairs rougeaftres & fpongieufes, qui bouſchent les trous de l'os fpon-
gieux. Quand elles fe tumefient & croiffent
demeſurement, elles engendrent dans les
naſeaux des excrefcences charnues, que les
Medecins nomment *polypes.* *Les poly-*
pes.

De la bouche.
C H A P. VII.

PAr la bouche on n'entend pas feulement *La bouché*
l'ouuerture qui eft entre les deux leures, *que c'eft.*

mais aussi tout l'espace qui est depuis les levres iusques à l'entree du gosier.

Ses vsages.

Ses vsages sont deux. L'vn premier, & principal, & l'autre second & subalterne. Le premier est triple. 1. Pour donner entree aux alimés pour passer au ventricule, y ayans receu vne premiere preparation. 2. Pour donner passage à l'air pour aller aux poulmons. 3. Pour former la voix & la pousser dehors.

Ses parties sont,

Le second est double. L'vn pour rejetter les excremens du ventricule par les vomissemens:& l'autre pour vuider ceux des poulmons, les humides par les crachats en toussant;& les fuligineux &vaporeux en expirãt.

ou externes.

Les parties de la bouche sont ou externes, & contenantes, lesquelles constituent la bouche mesme: ou internes & contenues & cachees dans sa capacité.

Les externes sont ou charnues,ou osseuses. Les charnues sont les levres & les muscles. Et les osseuses, les os des deux maschoires. Les muscles sont descrits au 5. Liure , & les os au deuxiesme.

Les levres sont deux. L'vne superieure, & l'autre inferieure. Leur substance est charnue & spongieuse, composee de la peau & des extremitez des muscles. Elles seruent

Leurs seruices.

pour l'ornement, & pour retenir ce qu'on boit ou mange, comme aussi la saliue , en

la

la bouche, empeſchant qu'en dormant &
veillant elle ne coule inuolontairement,
comme on void aux perſonnes decrepites,
& aux enfans, qui ne ceſſent de bauer, à raiſon qu'ils les ont molles & laſches. Elles ſeruent auſſi pour defendre les dents & les parties internes de la bouche des iniures externes, & pour former la voix & la parole.
C'eſt pour ces fins qu'elles ſont mobiles, &
qu'elles ont des muſcles.

Les parties contenuës ſont les Genciues,
les Dents, le Palais, la Langue, la Luette ; le
Pharinx & les Amygdales.

Les genciues ſont chairs immobiles, faites
pour contenir & affermir les dents dans
leurs alueoles.

Les dents ont eſté repreſentees au 2. Liure.

Le palais eſt la partie ſuperieure de la bou- *Le pa-*
che, fait en forme de voûte, en laquelle ſe *lais.*
voyent des canneleures, des rugoſitez &
deux trous. Contre la voûte ſe fait la reper-
cuſſion de l'air, qui rend la voix plus reſon-
nante & plus aiguë. Les canneleures font
que la tunique dure & blanchaſtre, qui re-
ueſt tout le palais, y tient mieux. Les rugoſitez retiennent plus longuement la viande
en la maſtication. Et les trous ſeruent à la
communication de la bouche & du nez.

La luette, nommee des Grecs *ſtaphule*, & *La luette,*
ςαφυλὴ.

M m

des Latins *vvula*, est vne petite chair ronde
& spongieuse, qui pend du palais en la bouche auprès des conduits des narines. Son
vsage est de rompre l'effort de l'air froid tiré
en l'inspiration, & empescher qu'il n'entre à
coup dans les poulmons, lesquels il offense-
roit par sa frigidité.

Le pha-
rinx.
Le *pharinx* ou *isthmos*, ainsi appellé des
Grecs, & des Latins *fauces*, est le destroit
de la gorge, & tout cét espace long &
estroit de la bouche, qui est au delà de la
racine de la langue, où se terminent les orifices de l'œsophage & du larynx. Dans cét
espace ces deux parties se meuuent apparemment, pour faire la deglutition & l'inspiration, mais en telle sorte qu'elles changét de
place. Car quand nous auallons, le larynx se
hausse & monte vers la racine de la langue,
& l'œsophage s'abbaisse. Mais quand nous
auons auallé, l'œsophage se rehausse & le
larynx se rabbaisse & remet en son lieu. Tellement que l'vsage du pharinx est de ramasser la viande & la pousser en bas dans l'œsophage, & de recueillir l'air & le ietter dans
le larynx. Pour faire ces actions il faut qu'il
se dilate & resserre volontairement, & à ceste fin luy ont esté donnez des muscles, qui
sont descrits au 19. chapitre du 5. liure.

Aux deux costez du pharinx sont assises

deux glandules, que les Grecs, à raison de *Les A-*
leur situation, nomment *paristhmies*, & les *mygda-*
Latins *amygdales*, parce qu'elles ressemblent *les.*
à des amandes pelées. Leur vsage est de receuoir l'humeur du cerueau, & la conuertir
en saliue, pour arrouser la gorge, la bouche
& la langue : parce que le goust ne se fait
point en la bouche sans humidité, non plus
que la coction au ventricule, qui est vne espece d'elixation.

De la langue.
CHAP. VIII.

L A langue est l'organe du goust & de la *La lan-*
parole. A ceste cause elle discerne toutes *gue.*
les saueurs, & est dite l'instrument de la raison, & le truchement des pensées & de la
volonté. Sa figure est telle, qu'elle se peut *sa figure.*
appliquer à toutes les parties de la bouche :
car d'vne base large, elle s'estrecit peu à peu,
& se termine comme en pointe.

Sa situation est tres apparente. *Sa situa-*
tion, sa

Sa magnitude est mediocre. Parce que si *magnitu-*
elle estoit trop longue, trop courte, ou trop *de.*
espaisse, elle ne pourroit point s'allonger, retirer, ny dilater si aisément. Ce qui nuiroit à
la deglutition & à la prononciation, comme
l'on void en ceux, lesquels y ayans quelque
defaut, en demeurent begues ou parlet gras. *Sa com-*

Elle est faite de chair, de membrane, de *position.*

veines, d'arteres, de nerfs, de muscles &
de ligamens.

De chair. Sa chair est molle, rare, spongieuse &
tres-propre pour discerner les saueurs. Elle
n'est point musculeuse, parce qu'elle n'a
point de fibres; ains elle luy est tellement
particuliere, qu'il ne s'en trouue point de
semblable au reste du corps.

D'vne membrane. La membrane qui reuest ceste chair, est
deliee, & est commune à la bouche & au pa-
lais. Elle naist de la dure mere, & discerne
toutes les differences des saueurs. Quand
elle est abreuuee de quelque humeur estrange, elle depraue & corrompt le goust.

De veines. Les veines qui sont sous la langue, sont
les ranines ou ranules; elles sont deux, &
viennent des iugulaires externes.

D'arteres & de nerfs. Les arteres naissent des carotides, & les
nerfs de la 3 & 7 coniugaisons. De ces nerfs
les vns s'espandent dans la tunique, & seruent au goust: & les autres dans les muscles,
& font le mouuement.

De muscles, & de deux ligamens. Les muscles ont esté descrits au chapitre
17. du 5. Liure.

Les ligamens sont deux. L'vn large &
membraneux, qui attache la langue à la base
de l'os hyoïde. Il est lasche & permet à la
langue de se mouuoir librement de tous costez. De ce ligament naist le deuxiesme,

nommé *le frein* ou *le filet*, lequel s'auance
fous la langue, pour affermir la molleffe de
fa chair, & quelquefois iufques au bout d'i-
celle, fi importunément, qu'on eft contraint
de le rompre auec le doigt, ou de le couper
auec les cifeaux, autrement il empefche les
enfans de tetter & de parler. Mais en faifant
cefte operation, il fe faut garder de toucher
aux nerfs, la bleffure defquels pourroit exci-
ter fpafme & conuulfion.

Le corps de la langue ainfi compofé, bien *La lan-*
qu'il paroiffe tout continu, & nullement *gue eft*
diuifé, fi eft-ce qu'il eft feparé en partie dex- *feparee en*
tre & en partie feneftre, par vne certaine li- *deux.*
gne mediane. Galien efcrit auffi, qu'elle eft
double, parce qu'il n'y a point de mufcle, de
veine, d'artere, ny de nerf, qui croife & paffe de la partie dextre à la feneftre. Ce qu'on
peut remarquer en l'hemiplegie, où on void
la moitié de la langue fouffrir paralyfie,
& eftre priuee de fentiment & mouuement,
l'autre moitié reftant faine & entiere,

Fin de l'onziefme Liure.

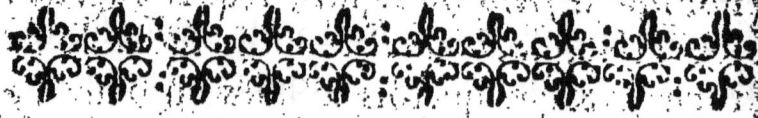

LE DOVZIESME LIVRE,

DESCRIT L'HISTOIRE des Iointures.

Diuision des Iointures.

CHAPITRE PREMIER.

OVS auons recherché, autant briefuement qu'il a esté possible, toutes les parties & contenantes & contenuës des trois regions Naturelle, Vitale & Animale : reste encore à descrire l'Histoire des Iointures.

Diuision des Ioin-tures. Elles sont ou superieures, ou inferieures. Les Anciens ont nommé les superieures *la grande Main*, ou simplement *la Main* : Et les inferieures *le grand Pied & le Pied.*

Hippocrate diuise la grande main en trois,
au bras, au coude & en la petite main. Il diuise pareillement le grand pied en trois, en
la cuisse, en la jambe & au pied. Nous ferons vne diuision plus particuliere du pied
au 7. chapitre, & pourfuiurons en cestuy-cy
celle de la main.

Donc la grande main se diuise au bras, au
coude & en la main. Le bras nommé de Celse *humerus*, s'estend de la iointure de l'omoplate iusqu'à celle du coude. Le coude, dit
des Latins *cubitus* & *vlna*, s'estend de la iointure du coude iusqu'à la main. Et la main, de
la fin du coude s'estend iusques aux bouts
des doigts.

Or la main se diuise derechef en trois, au
Carpe, au Metacarpe & aux Doigts. Voila
la diuision generale de la main. Mais
voyons de quelles parties elle est composee.

De la grande main. Au bras. Au coude & en la petite main.

Des parties de la Main en general.
CHAP. II.

LEs parties de toute la main sont ou communes, ou propres. Les communes sont
les cinq descrites au 6. Liure. Les propres
sont ou Vaisseaux, ou Muscles, ou Os. Les
Vaisseaux sont ou Veines, ou Arteres ou
Nerfs. Les Veines sont deux, nommees *Ba-*
silique & *Cephalique*, & naissent de l'axillaire.

L'artere nómee *Basilique*, est vnique, & vient

Les parties propres, sont vais-seaux,

de l'artere axillaire. Les nerfs sont six. Tous
ces vaisseaux sont representez au 4. Liure.

ou muf-
cles.

Des muscles les vns meuuent le bras, les
autres le coude ou le rayon, les autres le carpe, ou les doigts. Le 5. Liure en represente
l'histoire.

ou os.

Les os sont aussi en grand nombre, vn au
bras, deux au coude, huiſt au carpe, quatre
au metacarpe, & quinze aux doigts : auſquels il faut adiouſter les ſeſamoïdes. Ils
ſont deſcrits au 2. Liure.

De l'vſage, figure & compoſition de la Main.
CHAP. III.

Les vſa-
ges de la
main.

L'Vſage de la main eſt triple. 1. pour
prendre ou apprehender. 2. pour eſtre
le iuge de l'attouchement. 3. pour defendre
le corps, en ſoulageant ſes peines, & en re-
pouſſant les choſes qui le peuuent offenſer.

Pour ces vſages, Nature luy a donné la figure telle que nous voyons, & vne compoſition totalement admirable.

Sa figure eſt longue & diuiſee en pluſieurs
doigts, afin de pouuoir empoigner toutes
ſortes de figures, rondes, longues & caues, &
apprehender également les choſes menuës,
auſſi bien que des groſſes. Mais ce n'eſtoit
pas aſſez pour bien empoigner, que la main
fuſt longue, & diuiſee en pluſieurs doigts ; il
falloit auſſi que les doigts fuſſent rangez en

diuers ordres , & non en vne mefme ligne
droite ; & qu'il y en euft vn oppofé aux quatre autres: lequel fe pliant & courbant quelque peu , fiſt & conſeruaſt l'action de la
main auec les quatre qui luy font oppoſez.

Quant à ſa compoſition , comme cét or- *Sa com-*
gane eſt tres-excellent en vſage, ainſi il eſt *poſition.*
admirable en compoſition , & eſt conſtruit
d'vn artifice tout diuin, de parties de diuerfes natures, leſquelles icy , comme en tout
organe parfait , font de quatre ſortes. Les *De qua-*
premieres font l'action. Les ſecondes font *tre ſortes*
celles, fans leſquelles l'action ne ſe feroit *de par-*
point. Les troiſiefmes rendent l'action meil- *ties,*
leure; & les quatriefmes la conſeruent.

La partie cauſe principale de l'action , c'eſt *Le muſ-*
le muſcle , parce qu'on ne ſçauroit em- *cle.*
poigner fans mouuoir la main, & que le muſcle eſt l'organe du mouuement volontaire.

La partie fans laquelle elle ne feroit point *Le nerf.*
fon action, c'eſt le nerf: car le muſcle ne ſe
meut point fans commandement, or c'eſt le
nerf qui porte ce commandement.

Celles qui rendét l'action meilleure, ce font *Les os &*
les os & les ongles: car les os luy donnent la *les ongles.*
force & la fermeté , & les ongles aident à
prendre les choſes plus menuës, qui fans eux
eſchapperoient aiſémenr des doigts.

Celles qui conſeruent l'action , ce font les

veines, les arteres, la graiſſe & la peau. Les
veines l'arrouſent du ſang nourricier. Les arteres luy portent l'eſprit vital, & la graiſſe &
la peau ioignent, lient & aſſemblent en vn
toutes les particules de ceſte partie.

Des parties ſimilaires de la Main.
CHAP. IV.

LE muſcle eſt dōc la partie principale de
la main, auquel l'action d'apprehender
doit eſtre attribuee premierement & de ſoy.
Or les parties d'iceluy eſtans deux principales, la chair & le tēdon; Nature a oppoſé beaucoup de tendōs & peu de chair aux doigts,
parce qu'il falloit que la main fuſt legere &
menuë, & non point peſante ny eſpaiſſe.

Ces tendons, depuis leur origine iuſqu'au
lieu de leur inſertion, ſont ronds, pour la ſeureté; mais quand ils s'inſerent, ils s'applatiſ-
ſent, afin de rendre le mouuement plus aiſé.
Et d'autant que les doigts font pluſieurs ſortes de mouuemens, les vns droits, comme
quand ils ſe flechiſſent ou eſtendent; & les
autres obliques, comme quand ils s'approchent ou reculent les vns des autres; il a eſté
neceſſaire qu'ils euſſent des tendons au dedans, au dehors & aux coſtez. Or quel eſt le
nombre de ces muſcles, quelle leur naiſſance, inſertion & compoſition, nous l'auons
monſtré au 5. Liure.

Les nerfs qui portent l'esprit animal aux muscles & à la peau de la main, & qui leur communiquent la faculté de sentir & de mouuoir, sont en grand nombre, & viennent tous de la 4. & 5. coniugaison du bras. Ils ont esté representez au 4. Liu.

Les os sont ou du carpe, & sont huict ; ou du metacarpe, & sont quatre ; ou des doigts, & sont quinze, qui sont articulez par diarthrose ; car il falloit que les doigts eussent le mouuement pour empoigner toutes sortes de figures. Ces os sont trois en chaque doigt. S'ils estoient en plus grand nombre, ils nuiroient à l'extension parfaite de la main ; & s'ils estoient en moindre nôbre, ils ne pourroiet pas receuoir tãt de sortes de figures particulieres.

La diuersité de leur mouuement est beaucoup aidee par les cartilages, qui encroustent les bouts des os, & par vne humidité oleagineuse, qui comme de la baue, enduit les articulations.

Pour empescher qu'en flechissant ou estendant les doigts, les os ne viennent à sortir de leurs lieux, Nature les a attachez les vns aux autres auec des ligamens, & a apposé sur leurs articulations des osselets, qui ressemblent à la graine de sesame. Au reste l'histoire de tous ces os doit estre reprise du 2. Liure.

Les ongles ont aussi esté faits pour rendre l'action des doigts meilleure ; car
quand nous voulons recueillir, prendre
& tenir des corps durs & menus, ils es-
chapperoient aisément, s'il n'y auoit
quelque substance ferme & dure aux bouts
des doigts, pour appuyer & soustenir la
mollesse de la chair. Les veines, les arteres, la graisse & la peau conseruent l'actió.

Des Ongles.
CHAP. V.

LA nature des ongles est fort obscure.
Nous essayerons de l'esclaircir, en ex-
pliquant ceste description, qui contient
toutes les causes de leur generation.

Les onges.

Les Ongles sont parties froides, seiches, du-
res, rondes, longues, minces, blanches & dia-
phanes, engendrees de l'excrement terrestre &
grossier, qui resulte de la nourriture des parties
qui composent les mains & les pieds : lequel
estant chassé par la vertu expultrice à la partie
externe des bouts des doigts, s'y desseiche, con-
cree & endurcit, partie par la chaleur, & par-
tie par la froidure, pour seruir à la fermeté des
doigts, à l'apprehension des choses dures & me-
nuës, à la defense du corps, & à gratter &
racler.

Comment
dites

Nous appellons icy les ongles parties,

ainsi que cy-deuant nous auons fait le poil, en prenant ce mot largement. parties.

Leur forme essentielle & accidentelle est designee par leur temperature, & par les accidents qui l'accompagnent, en ces mots; *Froides, seiches, dures, longues, minces, rondes, blanches & diaphanes.* Leur forme.

Ils sont froids & secs, parce qu'ils sont engendrez d'vn excrement terrestre, froid & grossier.

Ils sont durs & solides, parce que les excremens qui prouiennent des parties dures, telles que sont les os, cartilages, ligamens, tendons, membranes, vaisseaux & peau, qui composent la main & le pied, sont solides & durs.

Ils sont ronds, pour la seureté, la fermeté & la beauté.

Ils sont longs, minces & plats, parce qu'ils croissent seulement en longueur par apposition de matiere, qui se fait à leurs racines. Or ils croissent tousiours, parce qu'en faisant les offices ausquels ils sont destinez, ils s'vsent tousiours; & parce que de la nourriture des parties il en resulte tousiours des excremens.

Ils sont blancs, parce qu'ils sont engendrés de l'excrement des parties spermatiques qui sont blanches, d'autant que l'excrement retient volontiers la nature & la couleur des parties dont il est excrement.

Mais les Mores les ont noirs. Est-ce pource que les ongles des enfans ressemblent ordinairement en figure, magnitude, couleur & marques à ceux de leurs parens? Ou bien est-ce parce que la peau concourt (comme veut le Philosophe) à la generation des ongles? Or les Æthiopiens l'ont noire.

Or combien que les ongles soient durs & solides, si est-ce qu'ils sont comme diaphanes & transparents, & semble qu'ils tiennent de la nature de la corne, de façon qu'au trauers d'iceux, il est aisé de remarquer l'humeur qui domine au corps. Ainsi les sanguins, les ont rouges; les pituiteux, blancs; les melancholiques, noirastres; & les bilieux, pasles & iaunastres.

Leur matiere. Quant à la cause materielle, elle est bien controuersee. Aristote veut qu'ils soient engendrés des extremitez des nerfs, tendons & ligamens, qui s'aplanissent au bout des doigts. Galien semble fort irresolu, quand il dit. *Quelques-vns soustiennent que les ongles sont engendrez des extremitez des os, des nerfs & de la peau; d'autres y adioustent aussi la chair. Mais il est im-*

possible d'y remarquer ces diuerses substances,
ny les trois sortes de vaisseaux ; comme on fait
aux parties qui sont composees d'autres parties:
car ce qui est fait de quelque chose, est de mesme
substance auec la chose dont il est composé.

Gorræus nie qu'ils soient faits de la sub- *Opinion*
stance des nerfs & des tendons ; parce *de Gor-*
qu'ils sont priués de sentiment. Toute- *ræus.*
fois Riolan veut qu'ils ayent des veines,
des arteres & des nerfs en leurs racines,
qui leur portent le sentiment, la vie & la
nourriture : d'où aduient qu'ils croissent
seulement par leurs racines, comme font
les cheueux.

Ie trouue l'opinion de Gorræus bien pro-
bable, à sçauoir que la matiere des ongles
est l'excrement de la troisiesme coction
qui se fait aux parties solides, qui composent la main & les doigts, & iceluy grossier & fort terrestre ; lequel n'ayant peu
estre digeré ny resoult en vapeurs, est
poussé par la vertu expultrice à l'extremité des doigts, où en s'espaississant &
desseichant de plus en plus, il acquiert la
dureté & solidité telle que leur vsage requiert. Les ongles ainsi engendrés croissent tousiours par l'appulsion continuelle
d'vn nouueau excrement qui se fait à
leurs racines, lequel s'y apposant & atta-

chant, les pousse petit à petit, & insensi-
blement dehors, comme vne cheuille
pousse vne autre cheuille. Doncques les
ongles croissent. Mais leur accretion
n'est point vraye, & ne se fait point par
l'aine vegetatiue, ny par la conuersion
d'aucun aliment en leur substance, ains
seulement par apposition de matiere.

Les vaisseaux qui sont en leurs racines
ne leur portent point la nourriture ny le
sentiment : car n'ayans point de vie, ils
n'ont besoin de l'vn ny de l'autre. Mais ils
seruent pour les affermir. Pour la mesme
fin ils ont des ligamens qui les attachent
aux os. Ils sont aussi fort adherens à la
chair, & recouuerts de la peau en leurs
racines. Car la chair & la peau les affermissent, côme les genciues font les dents.

Que si les ongles ont quelque sentimēt,
il faut croire qu'il leur est communiqué
par l'irradiation du nerf qui est en leur racine : ou comme veut Colombus, le sentiment n'est point au corps de l'ongle, mais
au tendon sur lequel il est couché, lequel
s'auance iusqu'au bout du doigt.

La cause La cause efficiente est double, la cha-
efficiēte. leur & la froidure. La chaleur eschauffe
& subtilie aucunement la matiere, & dilatant les chemins ayde à la faculté expultrice

pultrice à la pousser aux bouts des doigts: & la froidure en l'y retenant & conden-sant, donne loisir à la chaleur de la desseicher, endurcir & changer en cette sub-stance, qui est dure, mais ployable: solide, mais diaphane: & tellement propre pour les offices ausquels ils sont destinés, qu'il sera trouué, que Platon n'a point eu de raison de dire, que les Dieux par mégarde les ont donné aux hommes.

Leurs vsages sont 4. principaux. Le 1. est la fermeté des doigts, & le 2. l'apprehension des corps durs & menus. Car l'action de la main estant d'apprehender, il faut que toutes les parties qui concurrét à la structure d'icelle, conspirent à faire ceste action bien & conuenablement: Or est-il que les doigts qui sont mols & char-nus en leur extremité, sont inutils à l'apprehension, parce qu'il faut que ce qui apprehende, soit à peu pres égal à la chose apprehendee. Doncques pour faire que les doigts qui sont mols & char-nus, puissent prendre les choses dures & delices, nature les a affermis, en apposant aux bouts d'iceux les ongles, par le moyen desquels ils font leur action plus parfaictement.

Le 3. est pour seruir d'armes offensiues & defensiues : Car encore que l'homme foit né pour la paix & la focieté, & partant qu'il femble qu'il ne doit point eftre armé, fi eft-ce que Nature ne luy a point voulu dénier des armes naturelles, non plus qu'aux autres animaux, auec lefquelles il fe puiffe defendre & offenfer ceux qui l'attaquent : Ces armeures font les ongles & les dents.

Le 4. eft pour gratter & pour feruir de peigne de Diogenes. Ie m'en rapporte aux gratteleux, aufquels ces petites pieces donnent vne volupté tres-grande, & telle qu'elle ne fe peut exprimer, finon par ceux qui les ont mifes en befongne.

Mais outre ces quatre vfages communs, ils feruent encore d'ornement & de defenfe aux doigts, en les renforçant & couurant, mais feulement par la moitié & par dehors, qui eft l'endroit par où ils font fubjets à eftre offenfez.

Ils feruét auffi à plufieurs artifans, à l'aide defquels ils efcorchent, defchirent, raclent, grattét, effacét, eftendét ou refferrent les matiéres qu'ils mettét en œuure.

Mais en la practique de la Medecine, ils en ont de fort particuliers, & les Medecins les confiderent principalement quand ils veulent prédire l'éuenement de certaines maladies, & les Chirurgiens en plufieurs fortes d'operations. Ce qui

à induit Hippocrate d'en parler fouuent,
& à ordonner en l'officine, qu'en general
les ongles ne doiuent point en longueur
exceder le bout des doigts. Voicy en peu
de mots ce qu'en dit le docte DuLaurens.

Les ongles font engendrés des excremens
groffiers & terreftres de la troifiefme coction.
Leur accroiffement eft imparfait, & ne fe fait
point par attraction ny affimilation d'ali-
ment, mais feulement par appofition. Ils font
mediocrement durs, pour eluder les rencontres
violentes: & ronds pour la feureté. Qui voudra fçauoir les diuerfes parties des ongles & leurs nominations, aura recours à
ce qu'il en a efcrit au 7.ch.de fon 12. Liu.

Des parties diffimilaires de la main.

CHAP. VI.

LA main a trois parties diffimilaires, le *Le Carpe.*
Carpe, le Metacarpe & les Doigts. Le
carpe ou poignet eft compofé de huict
os, diftinguez en deux rangees.

Le metacarpe ou auant - poignet eft *Le Meta-*
diuifé en partie interne, & en partie ex- *carpe.*
terne. L'interne quand elle eft eftenduë,
eft nommee la paulme de la main, &
quand elle eft courbee & creufe, elle eft
dite le creux ou le fond de la main: &
l'externe eft dite le dos ou le reuers de la
main. Il eft fait de quatre os: Le commencement du metacarpe, qui eft quelque

peu releué, est dit la racine de la main. Et les eminences charnuës, qui font la poulpe de la main, font nommees *monts* & *montagnettes*, entre lefquelles fe voyent plufieurs traces & lignes, Ces montagnettes & lignes font fuperftitieufement confiderees par les Chiromantes & difeurs de bonne auanture, qui fe vantent par l'infpectió d'icelles de predire la longueur ou briefueté de la vie, les infortunes, les inclinations naturelles, & tous les euenemens tant bons que mauuais.

Les montagnettes Des montagnettes ils en confiderent fept, & appellent celle qui eft fous le poulce le *Mont de Mars* : celle qui eft fous le doigt indice, *le Mont de Iupiter* : celle qui eft fous le doigt du milieu, *le Mont de Saturne* : celle qui eft fous le doigt annulaire, *le Mont du Soleil* : & celle qui eft fous le petit doigt, *le Mont de Venus*. Le Thenar, qui eft entre le poulce & l'indice, eft nommé *le Mont de Mercure* : Et l'Hypothenar *le Mont de la Lune*. Voila comme Du Laurens diftribuë les montagnettes felon le nombre feptenaire des Planetes, bien que quelques Chiromantes les placent autrement. Mais cela n'eft point de noftre gibbier.

Les lignes. Pour le regard des lignes, ils en defcriuent ordinairement quatorze, entre lefquelles ils en confiderēt principalemēt trois, qu'ils appellent *la Ligne Vitale,la Ligne Méfale ou Thorale,& la Ligne Naturelle.*

Les doigts font cinq. Ce nombre eſtoit neceſſaire, afin d'empoigner parfaiȼtement ce qu'il faut prendre & tenir. Car ſi on oſte le poulce,la force de to⁹les autres perit ; & ſi on oſte le petit, à peine la main peut elletenir les corps ronds.Ils font inégaux en longueur,afin d'empoigner toutes ſortes de figures, & les corps qui font gros auſſi bien que les menus.

Le 1. parce qu'il égale les quatre autres en force, eſt nommé *Pollex.* Le 2. de fon vfage eſt dit *Index & Demonſtrator,* parce qu'on s'en fert pour monſtrer quelque choſe. Le 3. eſt appellé *Medius,* c'eſt à dire le doigt du milieu. Le 4. eſt nommé *Medicus & Annularis,* Medecin,parce que les anciens ſe feruoient de luy pour meſler les medicamens ; & Annulaire, parce qu'on porte volontiers les bagues en ce doigt là. Le 5, eſt appellé *Auricularis & minimus ;* Auriculaire, parce qu'on s'en nettoye & cure l'oreille ; & petit, parce qu il eſt le plus menu de tous.

Chaque doigt a trois os, qui articulez par ginglyme font trois iointures , defquelles la 1. eſt nommee en Grec *Procondylos,* la 2.

Condylos, & la 3. *Meracondylos.*

Au reste les mains sont deux. Car par tout
où la nature a peu, elle a fait le corps double.
Elle a donc fait deux mains, afin que l'vne
ayde & secoure l'autre. L'vne est dite la
main dextre, & l'autre la main senestre. On
appelle ceux qui s'aydent aussi bien de l'vne
que de l'autre, *Ambidextres* : la femme (si
on en croit Hippocrate) n'est point am-
bidextre. *Du Pied en general.*

CHAP. VII.

Diuision du pied. COmme la grande main comprend le
bras, le coude & la petite main, aussi
le grand pied comprend la Cuisse, la Iambe
& le petit Pied : Et comme la petite main se
diuise au carpe, au metacarpe & aux doigts;
Ainsi le petit pied se departit au Tarse, au
Metatarse & aux Orteils.

Son offi-ce. L'office du pied c'est le cheminer, & sa
vraye action le marcher, d'où il est nommé
Organum ambulatorium. Or le cheminer se
fait quand on appuye vn pied contre terre, & qu'on porte l'autre en deuant, ou bien
deçà ou delà. Le poser ferme est la premiere
action du pied : mais le porter deçà & delà,
est vne action commune à toute la jambe.
Afin que le pied puisse appuyer & tenir ferme le corps debout, Nature luy a donné
vne figure & composition telle que nous

la voyons : car elle l'a fait longuet & large , & l'a departy en plusieurs iointures &
orteils. Elle l'a fait longuet & large , afin
de poser plus fermement & également.
Toutesfois il est vn peu caue en son milieu ,
afin de marcher plus cómodémēt en toutes
sortes de lieux. Elle l'a aussi departy en plusieurs iointures & orteils, pour aider par leur
effort , & ferme appuy à mieux courir. Car
c'est merueille combien le corps est bien
plus asseurémēt porté & poussé en auant en
pressant & affermissāt les orteils cōtre terre.

Il y a vne telle ressemblance entre la main
& le pied, qu'on a veu plusieurs personnes,
qui n'ayans ne bras ne mains , faisoient auec
les pieds , tout ce qu'il leur eust fallu faire
auec les mains.

Des parties similaires du Pied.
C H A P. VIII.

LEs parties du pied sont ou similaires, ou
dissimilaires. Les similaires sont ou contenantes , ou contenuës. Les contenantes
sont les cinq descrites au 6. Liure. Les contenuës sont ou vaisseaux , ou muscles , ou os.

Les vaisseaux sont de trois sortes , veines,
arteres & nerfs. Les veines & les arteres *Les vais-*
naissent de la veine & de l'artere crurale. *seaux.*
Les nerfs sont quatre , qui viennent des trois
parties inferieures des lombes , & des quatre

superieures de l'os sacrum. La distributiõ de tous ces vaisseaux est representee au 4 Liu.

Des muscles, les vns meuuent la cuisse, les autres la jambe, les autres le petit pied, & les autres les orteils. Il en faut voir la description au 5. Liure.

Les mus-
cles.

Les os sont aussi en grand nombre, vn en la cuisse; deux en la jambe auec la rotule; sept au tarse: cinq au metatarse, & quatorze aux orteils: ausquels il faut adiouster les sesamoïdes. Ils sont descrits au 5. Liure.

Les os.

Des parties dissimilaires du Pied.

CHAP. IX.

LE grand pied se departit en la cuisse, en la jambe & au petit pied. La cuisse est dite *femur*, du verbe *fero*, parce qu'elle porte tout le corps. Elle est faite d'vn os seul, qui par en haut est articulé par enarthrose dans la boette de l'ischion, & par embas auec le tibia par ginglyme.

La cuisse.

La jambe est faite de deux os, desquels le plus gros, qui est l'anterieur, est nommé proprement *tibia*: & le plus menu, qui est le posterieur, *peroné.* Le tibia est articulé par en haut auec le femur par ginglyme: & par embas il y a vne grosse epiphyse qui fait le malleole interne, en laquelle se voit vne cauité profonde, qui reçoit l'Astragale, & vne autre qui reçoit l'epiphyse du peroné, qui fait le malleole externe.

La iam-
be.

Le petit pied souftient comme vne co- *Le petit*
lomne tout le corps, & eft le vray organe *pied di-*
du mouuement progreffif. Il eft diuifé en *uifé,*
trois, au pedion ou tarfe, au metapedion ou
metatarfe, & aux orteils.

Le tarfe n'a que fept os, encore que le *au tarfe,*
carpe en ait huict.

Le metatarfe en a cinq; la partie de def- *au meta-*
fous eft dite la plante du pied,& celle de def- *tarfe*
fus le col ou le dos du pied.

Les orteils font cinq, lefquels font tous *& aux*
trois rangees aux iointures,horfmis le poul- *orteils.*
ce qui n'en fait que deux. Tellement que
tous les os des orteils font quatorze, ioints
enfemble par ginglyme, lefquels ont auffi
des fefamoïdes,pour rendre les articulations
& la démarche plus fermes & affeurees.

Voilà en bref la defcription des iointures,
& la fin de ce fommaire. Or à Dieu, pro-
toplafte fouuerain de l'Vniuers, lequel
ayant cònftruit le corps humain totalement
admirable, Nous a infpiré la volonté & la
force d'en reprefenter les pieces en cét abregé : A D I E V (dif-je) tout-puiffant, tout
bon & tout fage, foit loüange, honneur &
gloire maintenant & à iamais. Amen.

Fin du 12. & dernier Liure de l'Anat. Françoife.

Hæc, fi difplicui, fuerint folatia nobis :
Hæc fuerint nobis præmia, fi placui.

PETIT TRAICTÉ
ANATOMIQVE
des Valuules,

Yant consideré, que tant en l'A-
natomie, qu'en la Saignee, &
aux autres operations de Chirurgie, il est souuent fait mention des Valuules, combien que la pluspart
des ieunes Chirurgiens ne soient gueres
informez de la nature & de l'vsage de ces
Valuules, qui sont de petites portelettes
membraneuses, faites comme pour appendices de la tunique des Veines;i'ay iugé qu'il
seroit fort à propos d'en adiouster icy vn
Traité fort succint, fait autrefois par vn sçauant Docteur en Medecine, & maintenant
reueu, corrigé, augmenté, & enrichy de
quelques Obseruations tres-vtiles, pour
l'instruction des Apprentifs de Chirurgie;
afin qu'estans bien instruits en cette matiere, ils ne facent point de fautes en leurs sai-
gnees, venans à rencontrer aux veines du
bras ou du pied, ces petites eminences, qui
pourroient les destourner, ou les faire faillir
en leur operation. I'espere aussi, que mõ dessein sera tant plus agreable à cette ieunesse

öeu Latine, pource que les liutes que nous
auons en François d'Anatomie, ou de Chirurgie n'en parlent que fort peu, ou point du
tout. Nous commencerons donc par leur
definition. Les Valuules font *de petits corps*
membraneux, eminens en la cauité des veines,
& faits d'vne portion de leurs tuniques, ayans
la figure d'vn sigma, lettre Grecque. Au lieu
qu'elles font, la veine paroift plus groffe, &
reprefente fur icelle comme des nœuds ou
petits boutons: ce qui fe void au bras, quand
on a ferré la ligature pour en tirer du fang.
On en trouue ordinairement deux, vne de
chaque coité, diftantes quelque peu l'vne
de l'autre, & oppofees l'vne à l'autre. Leur
principal vfage eft d'empefcher & d'arrefter
le cours & l'impetuofité du fang, courant rapidement çà & là dans les veines. Celles
qui font aux extremitez, empefchent que le
fang ne tombe en ces parties inferieures, ef-
chauffees par le mouuement & agitation du
corps, auec violence & impetuofité; de la
trop grande abondance duquel elles feroient
ou trop appefanties ou opprimees. Elles for-
tifient auffi les veines, & empefchent qu'elles ne fe dilatent trop, en retardant le cours
impetueux du fang, tandis que chacune partie fe nourrit. Mais aux veines du col, qui
vont au cerueau, la Nature y a mis des Val-

uules, de peur que la teste estant baissee, cette noble partie ne fust suffoquee par l'impetuosité du sang y accourant auec violence on les trouue dans la iugulaire interne & la ceruicale. *Fabricius ab Aquapendente*, docte Medecin & Professeur à Padouë, a composé vn liuret *des Valuules*, auquel il s'esbahit comment elles ont esté iusques à son temps incognuës, tât aux anciens qu'aux nouueaux Anatomistes, iusques là que pas vn n'en a fait aucune mention, & que mesme aucun ne les a veuës, auparauant l'an 1574. qu'elles furent par luy descouuertes, non sans grand excez de ioye & rejouïssance, en faisant la dissection Anatomique des veines. Mais i'ay remarqué, que ces epiphyses membraneuses de la tunique des veines ont esté long-temps auparauant ledit Autheur trouuees & cognuës des anciens & modernes, quoy qu'en die Adrianus Spigelius Professeur de Padouë, *liu. 5. chap. 1.* Ie ne parleray point de *Piccolominus*, noble & sçauant Italien, qui a descrit les Valuules des veines: Mais ie produiray *M. Iacques Syluius*, Professeur du Roy en Medecine à Paris, dés l'an 1540. lequel a precedé *Fabricius ab Aquapendente*, d'vn grand interualle de têps, aussi bien que de doctrine & de merite; Car ledit Syluius en son *Isagoge ou Introduction Ana-*

tomique, *liu. 1. chap. 4.* les a fort elegamment
descrites, encore qu'il ne les ait point appellees *Valuules*, mais seulement *epiphyses de mẽbranes*. Voicy les mots dudit passage. *Il y a
aussi (ce dit-il) des epiphyses de mẽbranes à l'entree de l'azygos, & assez souuent des autres
grands vaisseaux, comme des iugulaires, de ceux
des bras, des iambes, & au tronc de la veine caue
qui sort du foye. Elles ont mesme vsage que celles
qui sont aux vaisseaux du cœur ; c'est à dire, de
fermer les vaisseaux, & d'empescher l'abbord
trop impetueux ou le reflus du sang.* Et ne faut
point douter, que ces Valuules ont esté fort
bien cognuës des Anciens; ce qui se pourroit
prouuer de Ruffus Ephesius, *c. 23. lib. 1.* Hippocrate mesme, souuerain pere de la Medecine, semble auoir entendu parler d'icelles,
au liure de la nature des Os, quand il dit, qu'en
la veine du bras il y a vne mẽbrane spumeu-
se, qui occupe le milieu d'icelle. Ce qui ne
peut estre rapporté à autre chose qu'aux Valuules, qui sont tousiours deux ou trois en cette veine. *Au mesme liure,* il dit que la veine
crurale est semblable à vne sonde, estroitte
aux deux bouts, & large en son milieu; N'entend il pas par là les Valuules de cette veine
crurale, d'autant que la veine est tousiours
plus grosse & plus large à l'endroit où est la
Valuule?

Il se trouue des Valuules, & à la teste, & au thorax, & à l'abdomen, & aux extremitez *Iulius Casserius Placentinus*, Medecin de Padoüe, qui a elegamment escrit de l'Anatomie, raconte auoir remarqué en la teste, dans les arteres carotides, incotinent apres qu'elles sont entrees dans le cerueau, trois Valuules de chaque costé, couchees sur vn petit os longuet & troüé. La iugulaire interne & la ceruicale en ont chacune deux, qui regardēt du haut en bas, pour retenir & empescher que le sang ne monte trop violément au cerueau, & de peur que la teste estant baissee, & y accourant trop rapidement, il n'y face l'apoplexie, ou quelqu'autre maladie. La iugulaire externe n'a point eü besoin de Valuules, parce qu'elle n'entre point dans le cerueau, & qu'elle ne nourrit que les parties externes de la teste. *Casparus Bartolinus*, Medecin Danois, met vne Valuule au petit conduit cartilagineux, qui va de l'oreille au palais, laquelle empesche que les excremens qui sont sortis de l'oreille en la bouche, ne retournent de la bouche en l'oreille ; d'où vient, *dit-il*, qu'aux maladies des oreilles les masticatoires peuuent beaucoup seruir.

Les Valuules du thorax, sont ou dans ses veines, ou en ses visceres. En ses visceres comme au cœur, vers sa base, il y en a vne

qui fert comme de couuercle, conjoignant
la veine Caue auec l'artere veineufe, laquelle fe void au fœtus: car apres la naiffance elle
fe perd, & ne fe trouue plus, comme dit Galien *au* 15. *de l'vfage des parties, ch.* 6. Mais au
cœur mefme il y en a onze : fix au ventricule
droict ; fçauoir trois tricufpides en la veine
Caue; trois figmoïdes en la veine arterieufe: & cinq au ventricule gauche, fçauoir trois
en la grande artere, qui font figmoïdes ; &
deux en l'artere veineufe, fort femblables à
vne mitre d'Euefque. Ces Valuules ont efté
là mifes, pour empefcher que la matiere arriuee au cœur, ne reflue, vers le lieu d'où elle
vient:& que celle qui en eft fortie, n'y retourne. Dans fes veines il en a auffi. A l'entree
de la veine coronaire du cœur, il y en a vne,
toute femblable à celle, qui par anaftomofe
conjoint la veine Caue auec l'artere veineufe au fœtus ; & eft là mife, pour empefcher
que le fang qu'elle contient pour nourrir la
bafe du cœur, ne retourne en la veine Caue
par le continuel mouuement d'iceluy. Ainfi
tout à l'entree de l'Azygos s'y en trouuent
bien fouuent trois, comme veritablement ie
les ay veuës plufieurs fois, & en plus de dix
corps anatomifez : quelquefois neantmoins
il ne s'y en trouue que deux.

Ces Valuules ont efmeu de grands debats

entre les Anatomistes modernes, les vns le
nians, les autres les admettans. *Du Lauren.*
dit, que les Valuules de l'Azygos sont si
ctions chimeriques & pures niaiseries. *Bar-*
thol. Eustachius, Anatomiste Romain, *Car-*
canus Anatomiste de Boulongne, & *Thadæus*
Dunus s'en mocquent, & ne peuuent croire
qu'il y en ait. *Fabricius ab Aquapendente*
n'en a fait aucune mention en son liuret
des Valuules. Casparus Bartolinus Medecin Danois, *en ses Institutions Anatomiques,*
dit que c'est chose controuuee, ce que Hollier & Amatus Lusitanus se sont imaginez
de ces Valuules en l'Azygos, & asseure qu'il
n'y en a point, ny ne peut y en auoir. *Bauhin*
en son traicté *des parties similaires*, dit qu'il
ne les a peu rencontrer, ny aux hommes, ny
aux brutes: autant en dit Fallope *en ses Ob-*
seruations. Le mesme *Bauhin* les nie plus absolument *en son theatre Anatomique, liu. 2.*
ch. 8. Il y en a, dit-il, *qui mettent des Valuules*
à l'ëtree de l'Azygos, semblables à celles qui se
trouuent aux orifices des vaisseaux du cœur, qui
laissent entrer le sang de la veine Caue en icel-
le, mais ne l'en laissent pas sortir, ce que nous n'a-
uons iamais peu remarquer en nos Anatomies,
tant d'hommes que de brutes. Ioint que si vous
mettez vne cannule, & que vous souffliez dans
l'Azygos ouuerte par en bas, non seulemens
l'Azygos,

l'Azygos; mais auſſi la veine Caue s'enfleront &
groſſiront. C'eſt pourquoy, dit-il, il ne ſe faut arreſter à l'opinion de ceux qui diſent, qu'encore que l'on
ſaigne au bras, & qu'el on vuide la veine Caue, que
rien toutesfois ne peut eſtre tiré de l'Azygos, à
cauſe des Valuules, qui empeſchent que rien n'en
ſorte, pour retirer en la veine Caue.

Voila le party & les raiſons de ceux qui nient les
Valuules de l'Azygos, voicy ceux qui les admettent, en auſſi bon nombre, appuyez de bónes raiſons, & fauoriſez de l'experience, qui demonſtre
que véritablement il y en a au moins deux, & le
plus ſouuent trois. Monſieur Riolan, Medecin
de Paris, premier Medecin de la feuë Reine
Mere, Profeſſeur tres-celebre en Anatomie, &
l'Herophile de noſtre ſiecle, a preſque eſté le
premier qui les ait clairement demóſtrees, entre
les Anatomiſtes modernes, & qui les a coura-
geuſement defenduës contre les Medecins cy-
deſſus nommez, qui ne les vouloient admettre,
iuſques-là meſme, que Bauhin, n'oſant s'oppo-
ſer à la verité, aſſez euidente de ſoy-meſme, l'en
a ſimplement allegué autheur, ſans le refuter, ny
l'approuuer. Il les a deſcrites auec leur vſage fort
elegamment, en ſon Anthropographie, *liure 3. ch.*
8. diſant qu'elles ſont ordinairemét trois, la premiere deſquelles eſt à la ſortie de l'Azygos, les
deux autres vis à vis l'vne de l'autre en vne ſituation contraire, au milieu du tronc de ladite vei-

O o

ne, où elles empeschent le sang d'entrer en trop
grande quantité, & s'abbattent pour luy laisser
l'issue libre : & dit que quand il n'y en a qu'vne,
comme il se rencontre quelquefois, tels corps
sont fort sujets à la pleuresie.

Neantmoins ces Valuules de l'Azygos n'ont
pas esté tout à fait incognuës aux Medecins du
siecle passé, veu que quelques-vns d'entr'eux en
ont parlé, combien que pas vn n'en ait allegué
le vray vsage, tel que le descrit Monsieur Riolan. Apres *Amatus Lusitanus* en ses Centuries,
cent. 1. curat. 52. Iacques Hollier, grand Medecin de Paris, en sa Practique, *ch. 26. du 1. liure,
qui est de la pleuresie* en a parlé. *Saluus Sclanus,*
tres-excellent Anatomiste Neapolitain, lequel
viuoit enuiron l'an 1586. *au Commentaire* qu'il a
fait *sur le 21. Aphor. du 1. liure d'Hippocrate,* se
vante d'auoir recogneu de petites portelettes
membraneuses, ou Valuules, à l'entrée de l'A-
zygos, semblables à celles qui sont aux ventricules du cœur, à raison desquelles le sang, qui de la
veine Caue a coulé dans l'Azygos, ne peut de là
mesme retourner en la veine Caue : & adiouste
que cela estoit necessaire, d'autant que si les Valuules n'empeschoient le reflux du sang de l'A-
zygos en la veine Caue, les espaces des huict costes inferieures demeureroient priuez de nourriture : lequel tesmoignage de *Saluus Sclanus,* i'ay
tiré du liure de M. Moreau, tres-docte Medecin

de Paris, *de sanguinis missione in pleuritide*, pag. 13. lequel a esté imprimé à Paris en 1622. auec Apologie de Brissotus, traictant de mesme matiere, auquel se peut voir vn plus long discours du mesme Autheur. Mais pour reuenir à nostre propos, *Syluius* mesme grand Anatomiste, & Professeur à Paris, les auoit donné à cognoistre, quand il dit *en son Isagoge Anatomique, liure 1. ch. 1.* qu'à l'entrée de l'Azygos y a des epiphyses membraneuses, comme aussi aux veines iugulaires, en celles des bras & des jambes, &c. *Vesale* pareillement grand Anatomiste, *en son examen des Obseruations de Fallope, page 131.* auoüe qu'vn certain docte Medecin, nommé *Cananus*, luy a appris qu'il y auoit des Valuules en l'Azygos, & dans les emulgentes, comme aussi le tesmoigne *Albertus Salomon*, docte Alemand, *page 157. de sa derniere Anatomie*. C'est assez parlé touchant les Valuules de l'Azygos, & des diuerses opinions qu'en ont eu les recens Anatomistes. Venons maintenant à celles du ventre inferieur.

Des Valuules du ventre inferieur, les vnes sont dans les intestins, comme au commencemét du *ieiunum*, à l'implantation du meat cholidoque y en a vne, de peur que la bile ne remonte par iceluy en la vesicule. Au colon, y en a vne fort remarquable, grosse, & membraneuse, circulaire, & ayant la figure d'vn ongle, posee là pour empescher qu'il ne remonte rien des matieres fecales.

Q q ij

des gros boyaux aux petits, principalement en
vne grande euacuation, ou en vne conftipatiõ
de l'vrine, d'où pourroit s'enfuiure vne torfiõ
d'exeremens, cõme il arriue en l'iliaque paffion
ce qui feroit mortel, felon Hip. Cefte Valuule
efté deferite par Bauhin, en fon traitté des parties fimilaires traicté 2. ch. 26. & en fon theatr
Anatomique, *liu. 1 ch. 17.* où il fe vante d'en auoir
efté l'inuenteur. Varolius, Salomon Albertus,
Piccolominus, Ioan. Sigfridus, André du Laurens, Gregor. Horftius, *lib. de natura humana,*
Knoblochius *in diff. Anatomic.* Bartolinus, &
d'autres en ont auffi parlé. Le mefme Bauhin, *de*
partib. fimilarib. parte altera, cap. 26. & du Lau-
rens, liure 6 de fon Anatomie, queft. 24. difent qu'il
y en a vne au col de la veficule du fiel, pour empefcher le reflus de la bile aux lieux dont elle eft
partie. D'autres en mettent vne en chaque cofté
de la veffie, à l'implantatiõ des vreteres, qui empefche que l'vrine ne retourne de la veffie aux
reins; mais il femble qu'il n'en eftoit guere de
befoin, veu l'infertion oblique des vreteres en la
veffie. D'autres, comme Columbus, en mettent
aux orifices des veines mefaraiques, alleguans
pour leur raifon, que cela deuoit eftre ainfi, pour
empefcher la forte du chyle qu'elles auoiet fuc-
cé, pour eftre porté au foye, & conuerty en fang,
pour la nourriture des parties. Mais cela ne me
femble guere vray-femblable: car fi ces Valuules e-
ftoiet, cõme veut Columbus, le chyle mefme en-

re tout crud, ne pourroit estre porté au foye, ni
distributió du sang elabouré au foye, ne pourroit estre faite aux parties inferieures, & ainsi les
reïns seroiët priuez de leur nourriture. D'ou
ensuit que ceste obseruation de Columbus n'est
point approuuee, à laquelle repugne aussi le flux
hepatique, lequel ne pourroit iamais estre, s'il y
auoit des valuules aux veines mesaraïques, qui
empeschassent & retinssêt ce degorgemët d'humeurs. D'autres en ont remarqué dâs les emulgê-
tes en forme triâgulaire: côme aussi dâs le trôc de
la veine caue couchee sur les vertebres du dos.
Aux extremitez il y a aussi des Valuules, comme dans les veines, sçauoir en la capacité interne des veines des bras & des jambes, semblables
aux Valuules sigmoïdes du cœur, dessus & dessous derriere les glandules des aisselles & des aines, posees immediatement à l'entree des vaisseaux, & qui atteignent presque iusqu'à la moitié
de la cauité des veines, quelquefois deux d'vn
costé, & vne de l'autre côme au milieu, respon-
dant aux deux premieres, & ainsi du reste. Voila
ce que i'auois à dire des Valuules. Ie prie le
Lecteur de le prendre en bonne part. Qui en
voudra dauantage, voye dans *Salomon*, *Albertus*,
Fabricius ab Aquapendente, *Bauhin*, *&c. M.*
Riolan, qui en ont plus amplement traïcté.
Toutesfois auant que finir, ie donneray aduis
aux Iunes Chirurgiens, qu'ils ayent à prendre

soigneusement garde à la situation de ces Valuules, & de faire l'ouuerture de la Veine tousjours vn peu au dessus de la Valuule, ou vn peu
loind'icelle, en cas qu'il faille faire l'ouuerture
au dessous, de peur qu'en faisant autrement, le
sang ne coule pas bien, ou point du tout, voire
mesme, de peur qu'il ne se face quelque thrombus au bras, dont le patient seroit peu content, &
le Chirurgien mesme en pourroit aussi estre sca-
dalisé, sans qu'il y eust autrement de sa faute.

Pour toutes les Valuules des parties internes, la
science en est reseruee aux Medecins, qui par la
frequente lecture des œuures d'Hippocrate &
de Galien, comprendront aisément tous les my-
steres que la Nature a mis dans l'ordre des parties, & dans le flus & reflus du sang qui se fait
dans les grands vaisseaux, dont la connoissance
leur est absolument necessaire, pour entendre
plusieurs difficultez de Medecine fort curieuses,
qui naissent tous les iours en la practique sur la
circulation du sang de laquelle a depuis peu amplement traicté *Gulielmus Haruæus*, docte Medecin du Roy d'Angleterre, & son Professeur
en Anatomie à Londres, en son liure *De motu
cordis & sanguinis in animalibus*, qui est vn traicté
fort gentil & curieux, & qui fait ample foy de la
solidité de l'esprit de son Autheur. Il sera bon
aussi de voir ce qu'en ont escrit sur le mesme sub-
iet Iacques de Primerose, sçauãt Medecin François, & *Emilius Parisanus*, Medecin de Venize.

Le premier Liure explique les Preceptes generaux de l'Art Anatomique, & contient douze Chapitres.

1. La definition d'Anatomie.   *fueillet.*
2. Diuifion d'Anatomie.   5
3. Du fubiet de l'Anatomie.   7
4. Des vtilitez de l'Anatomie.   9
5. De l'ordre de l'Anatomie.   04
6. De l'adminiftration Anatomique. 18
7. La definition d'Homme & de partie. 25
8. La diuifion de partie felon Hippocrate. 29
9. La diuifion des parties en nobles & ignobles. 40
10. La diuifion en fimilaires & & diffimilaires. 32
11. Autres diuifions de parties qui fe lifent dans les Autheurs, 43
12. Combien de chofes on doit confiderer en chaque partie. 45

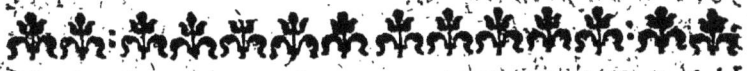

Le fecod Liure reprefente l'Hiftoire des Os, & contient quarante quatre Chapitres.

1. La definition d'Os.   55

Oo iiij

TABLE

4. De la forme de l'os.

5. De la cause efficiente de l'os.

6. De la matiere de l'os.

5. De la cause finale des os. 60

6. Des marques de l'os sain ou malade. 61

7. Des differences des os. 61

8. Des parties des os. 64

9. De la composition des os. 68

10. Denombrement de tous les os. 72

11. Des os & sutures du crane. 74

12. De l'os coronal. 78

13. Des os putaminaux. 79

14. Des os des temples. 80

15. Des osselets de l'oreille. 81

16. De l'os occipital. 82

17. De l'os sphenoide. 84

18. De l'os ethmoide. 85

19. Du zygoma. 87

20. Des os de la maschoire superieure. 88

21. Des os de la maschoire inferieure. 89

22. Des dents. ibid.

23. Des cautez du crane. 94

24. De l'uskyoide. 96

25. De l'espine. 97

26. Des vertebres du col. 101

27. Des vertebres du dos. 102

28. Des vertebres des lombes. 105

29. De l'os sacrum. ibid.

30. Du coccyx ou cropion. 104

31. De l'os anuien. 105

32. De l'os du sterum. 106

33. Des costes. 107

34. De l'omoplate ou espaules. 108

35. Des os ilium, ischion & pubis. 109

DES CHAPITRES.

36. De l'humerus ou bras. 112
37. Du coude & du rayon. 113
38. Des os de la main. 115
39. De l'os de la cuisse. 116
40. Des os de la jambe. 117
41. De la rotule. 118
42. Des os de l'extreme-pied. 119
43. Des os sesamoides. 122
44. Recapitulation de tous les os. 123

Le troisiesme Liure traicte des Cartilages,
des Ligamens, des Membranes & des
Fibres, & contient 18. Chapitres.

1. La Definition de cartilage. 126
2. Les vsages du cartilage. 128
3. Les differences du cartilage. 130
4. Des cartilages de la teste. 131
5. Des cartilages du tronc. 132
6. Des cartilages de l'espine. 134
7. Des cartilages de la poictrine. 135
8. Des cartilages des iointures. ibid.
9. Definition de ligament. 136
10. Les differences des ligamens. 137
11. Des ligamens de la teste. 138
12. Des ligamens du tronc. 140
13. Des ligamens des iointures. 141
14. La definition de Membrane. 144
15. Les differences des Membranes. 146
16. Denombrement des principales Membranes. 148
17. La definition de fibre. 150
18. Les differences des fibres. 152

Le quatriefme Liure explique l'Hiftoire des Veines, des Arteres & des Nerfs, & contient douze Chapitres.

1. La definition de veine.
2. Les differences des veines.
3. Description de la veine porte. 161
4. La veine caue defcendante. 168
5. La veine caue afcendante. 171
6. La definition d'artere. 178
7. Description de la groffe artere. 183
8. Des vaiffeaux qui l'accompagnent & couurent. 187
9. La definition du Nerf. 190
10. Differences des Nerfs. 193
11. Des Nerfs du cerueau. 195
12. Des Nerfs de l'efpine. 200

Le cinquiefme Liure contient l'Hiftoire des Chairs, & a 46. Chapitres.

1. La definition, differences & vfages des chairs. 208
2. De la chair des vifceres. 210
3. De la chair particuliere à chaque partie. 211
4. De la chair des glandes. 214
5. La definition du mufcle. 215
6. Des parties du mufcle. 219
7. Des mouuemens & actions des mufcles. 222
8. Des differences des mufcles. 226
9. Du mufcle large. 230
10. Des mufcles frontaux & occipitaux. 231
11. Des mufcles des paupieres. 232

DES CHAPITRES.

12. Des muscles de l'œil. 234
13. Des muscles des levres. 235
14. Des muscles du nez. 237
15. Des muscles de l'oreille. ibid.
16. Des muscles de la maschoire inferieure. 239
17. Des muscles de l'os hyoide. 241
18. Des muscles de la langue. 243
19. Des muscles du larynx. 244
20. Des muscles de l'epiglotte. 246
21. Des muscles du pharynx. 247
22. Des muscles de l'vuule ou luette. 248
23. Des muscles de la teste. 249
24. Des muscles du col. 250
25. Des muscles de l'omoplate. 252
26. Des muscles du bras. 253
27. Des muscles du coude. 256
28. Des muscles du rayon. 257
29. Des muscles du carpe. 258
30. Des muscles de la main. 259
31. Des muscles des quatre doigts. 261
32. Des muscles du poulce. 265
33. Des muscles de la respiration. 266
34. Du diaphragme. 270
35. Des muscles des lombes. 271
36. Des muscles de l'epigastre. 272
37. Des muscles des testicules. 276
38. Du muscle de la vessie. 277
39. Des muscles de la verge. 278
40. Des muscles du clitoris. ibid.
41. Des muscles du siege. 279
42. Des muscles de la cuisse. 280
43. Des muscles de la iambe. 283
44. Des muscles du pied. 285
45. Des muscles des orteils. 288
46. Des muscles du poulce. 290

Le 6. Liure deſcrit les parties qui miniſtrent
à la nutrition & contient 27 Chapitres.

1. Diuiſion generale du corps humain. 295
2. Diuiſion du ventre inferieur. 294
3. De la cuticule. 299
4. De la peau. 301
5. De la graiſſe. 306
6. Du pannicule charneux. 310
7. De la membrane commune des muſcles. 311
8. Des muſcles de l'epigaſtre. 312
9. Du peritoine. ibid.
10. Des vaiſſeaux umbilicaux. 314
11. Denombrement des parties du ventre inferieur. ibid.
12. De l'epiploon. 316
13. Des boyaux en general. 319
14. Des menus boyaux. 324
15. Des gros boyaux. 328
16. Du meſentere. 330
17. Du pancreas. 331
18. De la veine porte. 333
19. Du ventricule ou eſtomach. ibid.
20. Des parties diſſimilaires du ventricule. 338
21. Du foye. 341
22. De la veſicule du fiel. 347
23. De la ratte. 349
24. De la veine caue deſcendante. 353
25. Des reins. ibid.
26. Des vreteres. 361
27. De la veſſie de l'vrine. 363

DES CHAPITRES.

Le septiesme Liure descrit les parties qui ministrent à la generation, & contient quinze Chapitres.

1. De la necessité des parties genitales.   369
2. Des vaisseaux qui preparent la semence.   372
3. De l'epididyme.   373
4. Des testicules.   374
5. Des vaisseaux eiaculatoires.   377
6. Des parastates & prostates.   378
7. Du membre viril.   380
8. Des vaisseaux de la Femme qui preparent la semence.   384
9. Des vaisseaux eiaculatoires.   385
10. Des testicules.   386
11. Des parties similaires de la Matrice.   387
12. De l'orifice externe de la Matrice.   392
13. Du col de la Matrice.   396
14. De l'orifice interne de la Matrice.   400
15. Du fonds ou corps de la Matrice.   401

Le huictiesme Liure descrit l'Histoire du Fœtus humain, & contient 14. Chapitres

1. Quelles choses sont requises à la generation.   403
2. Quelle est la Matrice aux femmes grosses.   405
3. Des cotyledons.   407
4. De l'arriere-faix.   409
5. Des vaisseaux vmbilicaux.   412
6. De la semence.   416
7. Du sang menstruel.   420
8. De la conception.   424
9. De la faculté formatrice.   426

10. De la nutrition du Fœtus.   434
11. De la vie du Fœtus.   437
12. Des facultez animales du Fœtus.   440
13. De la situation du Fœtus.   443
14. De l'Enfantement.   446

Le neufiesme Liure descrit les parties Vitales, & contient 18. Chapitres.

1. Description du thorax & de ses parties.   455
2. Des mammelles.   457
3. Des parties charnuës du thorax.   460
4. Des parties osseuses du thorax.   Ibid.
5. De la pleure & du mediastin.   461
6. Du diaphragme.   462
7. Des parties contenuës au thorax.   465
8. De la veine caue ascendante.   466
9. De la grosse artere ascendante.   Ibid.
10. Du pericarde.   467
11. Du cœur.   468
12. Des parties du cœur.   475
13. Des poulmons.   481
14. Du corp nommé thymus.   486
15. Du col & de ses parties.   Ibid.
16. De la trachee artere.   487
17. Du larynx, de la glotte & epiglotte.   488
18. De l'œsophage ou gosier.   490

Le dixiesme Liure represente les parties
Animales, & contient 11. Chapitres.

1. De la figure, magnitude, & situation de la teste.   493
2. Diuision de la teste en ses parties.   495

DES CHAPITRES.

3. Des cheueux ou poil.   496
4. Des parties contenantes communes.   500
5. Du pericrane.   ibid.
6. Du crane.   502
7. Des deux meninges.   ibid.
8. Du cerueau.   505
9. Des parties du cerueau.   507
10. Du cerebelle.   514
11. De la médulle ſpinale.   516

L'onzieſme Liure deſcrit les Organes des
ſens, & contient huiĉt Chapitres.

1. Des parties de la Face.   520
2. De la compoſition de l'œil en general.   521
3. Des parties externes de l'œil.   524
4. Des parties internes de l'œil.   528
5. De l'oreille.   537
6. De l'organe de l'odorat.   541
7. De la bouche.   543
8. De la langue.   547

Le douzieſme Liure repreſente l'Hiſtoire
des Iointures, & contient 9. Chapitres.

1. La diuiſion des iointures.   550
2. Des parties de la main en general.   551
3. De l'vſage, figure & compoſition de la main.   552
4. Des parties ſimilaires de la main.   554
5. Des ongles.   556
6. Des parties diſſimilaires de la main.   563
7. Du pied en general.   566
8. Des parties ſimilaires du pied.   567

TABLE DES CHAPITRES.

9. Des parties dissimilaeres du pied. 568
Petit Traiclé Anatomique des Valuules. 570

Fin de la Table des Liures & Chapitres.

EXTRAICT DV PRIVILEGE du Roy.

PAr grace & Priuilege du Roy il est permis à Mᶜ GVILLAVME SAVVAGEON Docteur en Medecine, Aggregé au College des Medecins à Lyon, de faire imprimer vn Liure qu'il a reueu, corrigé & augmenté ; intitulé l'Anatomie Françoise de Gelée, pendant l'espace de sept ans. Et defenses à tous Libraires & Imprimeurs de l'imprimer, mesmes le vieil ; alterer & contrefaire celuy que ledit Sauuageon aura faict imprimer, à peine de huict cens liures d'amende, ainsi qu'il est contenu audit Priuilege. Donné à Paris le vingt & vniesme Nouembre 1643. Signé CROISET.

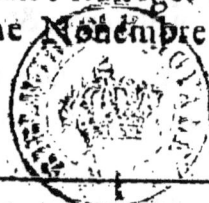

Acheué d'imprimer pour la premiere fois le deuxiesme Decembre 1644.